Entspannungstraining in der Rehabilitation

Grundlagen und Anwendung der gezielten Selbstentspannung

Eberhard P. Müller

spitta verlag

Anschrift des Autors:

Stud.-Professor Eberhard P. Müller
Institut für Sportwissenschaft und Sport der
Rheinischen Friedrich-Wilhelms-Universität Bonn
Nachtigallenweg 86
53127 Bonn-Venusberg (d)

Graf-Zeppelin-Straße 50
53757 St. Augustin (p)

CIP-Kurztitelaufnahme der Deutschen Bibliothek

Müller, Eberhard P.:
Entspannungstraining in der Rehabilitation : Grundlagen und Anwendung
der gezielten Selbstentspannung / Eberhard P. Müller. - Balingen : Spitta-Verl., 2000
ISBN 3-932753-99-2

ISBN 3-932753-99-2

Ammonitenstraße 1, 72336 Balingen
Satz.Digitaldruck Kranzbühler, 72459 Albstadt-Lautlingen
Druck: Laub Elztal
Printed in Germany

Inhalt

Geleitwort

Das Ende der Periode des unbeschränkten optimistischen Fortschrittglaubens an die allumfassende technische »Machbarkeit« zeigt sich zunehmend auch in der Einstellung des Menschen seiner Physis gegenüber im gesundheitlichen ebenso wie im krankheitlichen Bereich. Der Patient von heute will zunehmend nicht nur mehr gewissermaßen »chirurgisch repariert« bzw. »chemisch (sprich: pharmakologisch) gereinigt« werden, er möchte selbst etwas zu seiner Gesundheit beitragen. Die Tatsache, daß die traditionelle Behandlung mit »Operation und/oder Pille« für den Patienten unbefriedigend bleibt und einer Ergänzung bedarf, zeigt sich im Augenblick in besonderem Maße in der Entwicklung der ambulanten Herzgruppen; Gruppen, in denen sich Patienten zusammenfinden, um die Folgen ihrer Herzkrankheit gemeinsam zu bewältigen.

Die erste dieser Gruppen wurde in der Bundesrepublik 1965 gegründet. Bis zum Jahre 1980 hatten sich nur 200–300 solcher Gruppen etabliert. Seither läßt sich eine Explosion beobachten. Die derzeitige Zahl liegt bei 1250[1]. Inzwischen gibt es fast in jeder größeren Stadt eine oder mehrere dieser Gruppen. Diese Entwicklung ging keineswegs primär von den Ärzten aus, an vielen Orten wurde sie von Patienten initiiert. *Carola Halhuber* hat in diesem Zusammenhang von einer »Abstimmung mit den Füßen« gesprochen.

Inhaltlich sollten diese Gruppen das ganze Spektrum der Rehabilitation umfassen, das von *Max Halhuber* mit dem Begriff der »umfassenden Nachsorge« umrissen wurde. Dies bedeutet, daß versucht werden sollte, den Patienten unter Berücksichtigung seines Defektzustandes möglichst optimal wieder psychisch, sozial und körperlich mit den Anforderungen seines Umfeldes in Einklang zu bringen. Mit einem gewissen Bedauern sehen wir, daß dieser interdisziplinäre Ansatz in der Praxis häufig auf die »Koronarsportgruppe« reduziert wird. Dies hat mehrere Gründe. Zum einen ist der Sport generell ein unheimlich attraktives Medium, zum anderen findet der Patient sein Bedürfnis nach aktiver Selbstbehandlung besonders augenfällig in der körperlichen Aktivität verwirklicht. Darüber hinaus bieten die Sportbünde mit ihrer optimalen Infrastruktur ein ideales Medium zur Verwirklichung solcher Gruppen.

So positiv diese Entwicklung aus der Sicht der Bewegungstherapie ist, so bedauerlich ist es, daß hier andererseits die zusätzlichen Aspekte der Rehabilitation häufig zu kurz kommen. Rehabilitation darf auf keinen Fall einseitig erfolgen, die Anspannung im Sport muß durch Entspan-

1) Ende 1999 ca. 6000 (Anmerkung des Autors).

nung ergänzt werden. Der Grund, daß die Entspannungstechniken, die besonders für die Streßbewältigung des Herzinfarktpatienten wichtig sind, bisher so wenig verwirklicht sind, liegt auch darin, daß über sie viel zuwenig qualifiziertes Lehrmaterial vorliegt.

Hier schließt Prof. Müller eine wichtige Lücke. Er ist in diesem Bereich ein hervorragender Fachmann, der selbst aktiv in der Betreuung der ambulanten Herzgruppen tätig ist. Er ist von daher in der Lage, die Entspannungstechniken den Bedürfnissen der Herzgruppen anzupassen. Ich hatte inzwischen schon mehrfach Gelegenheit, mit Prof. *Müller* gemeinsam Lehrgänge in der Ausbildung von Ärzten für ambulante Herzgruppen durchzuführen und habe ihn dabei als exzellenten Fachmann kennengelernt, der ein hervorragendes Wissen zu vermitteln hat. Man muß ihm dankbar sein, daß er sich die Zeit genommen hat, die wichtigsten Punkte aus diesem Wissen heraus zur Vervielfältigung für alle Herzgruppen zu Papier zu bringen.

Ich bin sicher, daß das vorliegende Buch von allen Patienten, Übungsleitern und Ärzten in den Herzgruppen als wichtige Bereicherung aufgefaßt werden wird.

Prof. Dr. med. R. Rost (†)

Einleitung

Entspannungsmethoden haben sowohl in der Prävention als auch in der Rehabilitation von Krankheiten unterschiedlicher Genese ihren festen Platz gewonnen. Vor allem in der Rehabilitation von koronaren Herzkrankheiten sind sie zum integrativen Bestandteil der Anschlußheilbehandlung geworden, und in den ambulanten Koronargruppen, neuerdings auch Herzgruppen genannt, entspannen sich die Teilnehmer am Koronarsport entweder in Verbindung mit dem sportlichen Training oder in spezifischen Gruppenveranstaltungen mit Hilfe der etablierten Entspannungsmethoden.
Die vorliegenden Zusammenstellungen basieren auf Reflexionen und Erfahrungen des Verfassers mit Koronargruppen, Volkshochschulkursen und Lehrgängen mit unterschiedlichen Adressatengruppen.

Somit wendet sich die Schrift in erster Linie an die Übungsleiter und die Teilnehmer aus diesem Bereich, jedoch ist jeder weitere Interessent sicherlich durchaus in der Lage, aus den Inhalten und Erläuterungen das für ihn Gemäße zu sondieren. Entspannung ist nicht nur möglich und notwendig für Rehabilitanden, auch Gesunde und überhaupt Menschen, die sich um einen Spannungsausgleich im Alltag und im Beruf bemühen, finden in den folgenden Kapiteln entsprechende Grundlagen, Hinweise und praxisrelevante übertragbare Erfahrungen.
Es sind in den folgenden Ausführungen nur die theoretischen Voraussetzungen berücksichtigt worden, die als praktisch relevant angesehen werden können und die zur Verdeutlichung der Abläufe und Entspannungseffekte dienen. Für eine weitere Vertiefung des Wissens um Entspannung in Theorie und Praxis ist die Nutzung der in dem Literaturanhang aufgelisteten Bücher zu empfehlen.

Aus der Vielzahl der möglichen Methoden ragt das Schultzsche Autogene Training heraus. Dieser Entspannungsmethode gebührt auch in der Rehabilitation besondere Aufmerksamkeit, denn sie ist wie kaum eine andere Technik wissenschaftlich durchforstet worden, und ihr Anwendungsspielraum ist erheblich. Ihr Bekanntheitsgrad steigt in zunehmendem Maße. Jedoch verlangt sie einen systematischen, didaktisch-methodisch fundierten Lehrweg und schließlich auch einen versierten Ausbildungsleiter. Die Weiterentwicklungen und Modifikationen der konzentrativen Selbstentspannung, wie *Schultz* (86) sein Autogenes Training auch nannte, bieten insbesondere den Reha-Gruppen relative und spezifische Möglichkeiten.

Die im weiteren vorgestellten Methoden sind offener im Ablauf und in der Systematik. Nach relativ kurzer Einführung und Adaptation führen z.B. die Methoden des Psychohygienetrainings, der Tiefmuskelentspannung, der Meditation und der Musikentspannung in Gruppenveranstaltungen und im häuslichen, individuellen Üben zu unmittelbaren, angenehmen Entspannungszuständen. Besonders die Entspannung mit Musik, die ohnehin im Alltag mehr oder weniger üblich ist, soll in diesem Zusammenhang hervorgehoben werden; ein jeder, der sich diesem Metier widmet und sich mit dem Prinzip Entspannung befaßt, sollte sich der idealen Möglichkeiten von Musik bewußt werden und sie nutzen.

Entspannung im Sinne der Reduktion von Spannung kann sich in vielfältigen Erscheinungsformen und Wirkungsweisen präsentieren. Im folgenden sollen diejenigen im Vordergrund stehen, die zur körperlichen und geistigen Ausgeglichenheit und zu positiven Verhaltensweisen führen.

Theoretische Grundlagen und Begriffe

Entspannung

Aus der Arbeit in den Koronargruppen ist bekannt, daß die **Teilnehmer,** vor allem die jeweils neuen, oft verspannt oder gehemmt erscheinen. Die ohnehin schon vorhandenen, sich auf Negativerfahrungen gründenden Hemmungen werden häufig durch die Initialangst vor den Aktivitäten in der Sportgruppe verstärkt. Nervosität, motorische Unruhe, körperliche Unausgeglichenheit, Verspannungen, die sich im Auftreten äußern, Unzufriedenheiten oder zu hohe Erwartungen an die Wirkung des Trainings beeinträchtigen den Einstieg und die Arbeit in der Gruppe. Erst allmählich kommen neben den positiven Wirkungen der Gemeinschaft, der Informationen durch die anderen Kursteilnehmer und den Kursleiter, durch das eigene Erleben und die Erfahrungen des Sporttreibens im Miteinander auch die spannungslösenden Effekte des Sports allgemein zum Tragen.

Das **sportliche Training** bietet ideale Möglichkeiten für das Entstehen von Entspannungszuständen und -empfindungen. Es muß freilich optimal dosiert, differenziert, an den spezifischen Möglichkeiten der Teilnehmer orientiert und von räumlichen, organisatorischen Voraussetzungen begünstigt sein, damit ein entsprechendes entspanntes Übungsklima herrscht.

Entspannungseffekte in körperlich-psychischer Hinsicht können jedoch nur entstehen, wenn die Arbeit nicht erschöpft, sondern nur leicht ermüdet und die physiologische Ermüdung durch kürzere oder längere aktive und passive Pausen unterbrochen wird. Die Pulsmessungen tragen zu Einschätzungen bei. Die Entspannung in den Pausen verbessert sich entweder im langsamen Gehen oder durch Einnehmen von entspannenden Haltungen, durch Gespräche miteinander oder mit dem Kursleiter, aber auch durch informierende Bestätigungen des Arztes nach dem Puls- und Blutdruckmessen.

Die **körperliche Belastung** kann zu Entspannungszuständen führen, die sich nicht nur im Lösen von muskulären Verkrampfungen andeuten, sondern auch psychisch ein Wohlbefinden, ja sogar euphorische Zustände hervorrufen können (die jedoch oft durch den Kursleiter gebremst werden müssen). Allgemein führt die Tatsache, daß man sich körperlich belastet und seinen Kreislauf ohne übermäßige negative Empfindungen aktiviert hat, daß man sich überhaupt überwunden hat, zum allgemeinen Wohlbefinden der Kursteilnehmer und damit auch zur psychophysischen Entspannung.

Nach allgemeiner Auffassung kann **Entspannung** als ein Zustand *physischer und psychischer Gelöstheit* auftreten und sich in körperlichen Empfindungen der Wärme, Schwere oder auch Leichtigkeit und den psychischen Zuständen der Gelassenheit, Behaglichkeit, des Wohlbefindens insgesamt äußern und führt zumeist zu positiven Verhaltensweisen. Man fühlt sich »einfach wohl« und ist sich selbst sowie anderen gegenüber heiter, zufrieden und gelassen.

Im **Entspannungszustand** wird der enge Zusammenhang zwischen Körper und Geist offenbar. Der Körper, z.B. die Skelettmuskulatur, kann nicht entspannt sein, wenn der Mensch psychisch belastet ist und umgekehrt. So kann ganzheitliches Entspannungsbemühen sowohl im Psychischen als auch im Physischen ansetzen. Hier unterscheiden sich die etablierten Entspannungsmethoden, die körperlich und aktiv orientiert sein können (z.B. Tiefmuskelentspannung) oder psychisch mit mehr oder weniger passiv betonten Anteilen (z.B. Autogenes Training, Meditationsverfahren) bzw. als gemischte Verfahren wirken (Musiktherapie, Bewegungstherapie).

Entspannung wirkt regenerativ und kompensatorisch im Ausgleich von körperlichen und geistigen Belastungen, von Erregungen und Emotionen. Obwohl Spannungen verschiedener Genese im Leben des Menschen ihre Bedeutung haben oder als biologisch notwendig angesehen werden müssen, ist doch der Ausgleich sinnvoll. Störungen im dynamischen Wechsel von Spannung und Entspannung beeinträchtigen nicht nur das Gleichgewicht in psychischen, somatischen und vegetativen Funktionskreisen, sie etablieren sich als Krankheiten im Sinne der Definition der Weltgesundheitsorganisation.

Psychische Belastungen, schon das Vorstellen von belastenden Situationen und Problemen, Emotionen und Affekte (Furcht, Angst, Ärger, Wut, Aufregung) bewirken u.a. eine Spannungszunahme in der Muskulatur und beeinträchtigen das Vegetativum. Im Normalfall baut sich diese **Spannung** wieder ab, wenn sie nicht mehr opportun ist. Doch sie kann auch bestehen bleiben und zur persönlichen Norm werden, zum individuell erhöhten Grundtonus mit erhöhten organischen funktionellen Reaktionen und veränderten muskulären Zuständen beitragen. Erscheinungsformen sind infolgedessen u.a. vegetative Dystonie, Organneurosen, sympathikotone Verhaltensweisen oder auch »nur« Veränderungen in den Bewegungen und Haltungen (verkrampfte, schlecht koordinierte Bewegungen, gespannte Haltungen und Einschränkungen in der Beweglichkeit).

Entspannung ist sowohl das *Lösen eines angespannten Zustandes* als auch das *Umschalten auf Ruhe*. Sie ist ein angenehmes körperliches und geistiges Gefühl der Ruhe und Erholung; sie ist eine äußerlich zeitliche und innerlich seelische Pause. Entspannung ist *Regeneration*. Entspannung wirkt entstressend. Es kann sowohl die Gesamtsituation sein, in der sich der entspannende Mensch befindet – sich z.B. in seinem Garten mit seiner Arbeit oder bei seiner Familie und Bekannten wohl fühlt –, die entspannend wirkt, als auch das direkte Entspannen durch individuelle Möglichkeiten (i. S. naiver Methoden), die sich jeder selbst entwickelt, oder die sog. Entspannungsmethoden, die insgesamt die Gefühle der Entspannung, der Ruhe und des Wohlbefindens aufkommen lassen.

Entspannungsmethoden werden gegenwärtig in zunehmendem Maße auch in der Rehabilitation angewendet, um zur Wiederherstellung und Stabilisierung der Gesundheit beizutragen. *Rehabilitation* als die Wiedereingliederung in die Gesellschaft mit Hilfe einer umfassenden Betreuung und Versorgung durch medizinische, psychologische und soziale Maßnahmen ist sehr komplex geworden.

Vor allem gibt es im Bereich rehabilitativer Maßnahmen zwei Problemfelder, in denen Entspannung bzw. ihre Methoden und Techniken wirksam werden können. Es sind dies *Streß* und

Angst, deren negative Effekte in Verbindung mit dem Infarkt- oder Krankheitsgeschehen evident sind. Sowohl Streß mit dem Gefolge von körperlichen und psychischen Beeinträchtigungen als auch Angst, die spezifisch und allgemein den Gesundungsprozeß beeinflussen kann, lassen sich durch Entspannung reduzieren oder abbauen.

Streß

Der zum Modewort aufgerückte und allenthalben benutzte Begriff »Streß« weist mittlerweile eine ziemliche Bedeutungsvielfalt auf. Unter Streß versteht man die Belastung, die als Belastung empfunden wird. Im Grunde genommen drückt er nichts anderes aus als »Beanspruchung«, doch impliziert er vor allem die jenseits einer gewissen Toleranz liegende Belastung, die mit mangelnden Kompensations- oder ungenügenden Anpassungsfähigkeiten verbunden ist.

Belastungen sind normalerweise und nicht nur im Sport positiv zu werten, denn aus ihnen resultieren Anpassungsprozesse, die zu einer verbesserten Leistungsfähigkeit führen. Sie werden häufig bewußt gesucht, um den Organismus zu stärken und widerstandsfähiger zu machen. Aus dem Bereich der Bewegungstherapie oder des Gesundheitstrainings kennen wir dafür unzählige Beispiele. Dort werden bestimmte Umstellungen des Organismus und Veränderungen in der Funktion sowie im Aufbau beteiligter Organsysteme angestrebt. Belastungsreize rufen dabei Reaktionen hervor, die Substanzen oder Kräfte im Körper abbauen bzw. verbrauchen. Dem Abbau folgt jedoch eine organische Erneuerung oder ein Wiederaufbau, wobei das Neue, das Restaurierte über dem alten Niveau liegen kann. Ohne diese Bedingungen gäbe es kein Tolerieren unterschiedlicher Umweltbedingungen. Prävention und Rehabilitation durch körperliches Training basieren auf ihnen.

Liegt die Belastung über den organischen sowie psychischen Möglichkeiten und Fähigkeiten und häufen sich die Belastungsreize, so spricht man von Streß. Ist der Organismus nicht mehr in der Lage, sich anzupassen, wirkt dieser Streß schädigend.

Der Streßforscher *Selye* (91, 92) stellte zwei Typen von Streß vor, den positiven Streß (Eustreß), den er als lebensnotwendig ansieht, und den negativen Streß (Disstreß), der schädigt und zerstört. Ob sich bestimmte Umstände als positiv oder negativ erweisen, hängt von der Individualität des einzelnen ab, von subjektiven Einstellungen, von Erfahrungen und von der Persönlichkeit. Fehlender Streß kann ebenso negativ wirken, das Wohlbefinden beeinträchtigen oder krank machen wie übermäßiger Streß. Sport oder allgemeine Belastung können Streß bedeuten, gleichzeitig jedoch auch Streß und seine Folgen reduzieren. **Streß kann heilen und krank machen.**

Die lebenswichtige Funktion des Stresses wurde von *Cannon* (13) beschrieben, als er von »Angriffs- und Fluchtmustern« sprach. Die organischen Reaktionen wurden von *Vester* (106) überzeugend am Beispiel des Urmenschen dargestellt, der auf Bedrohung mit Angriff oder Flucht reagierte und damit auf organisch-physiologische Aktivationspotentiale zurückgreifen konnte, im Gegensatz zum modernen Menschen, der, durch gesellschaftliche Zwänge oder Verhaltensnormen bedingt, nicht mehr so »natürlich« reagieren kann.

Jedoch sind die vegetativ-organischen Reaktionen ähnlich. In der Streß- oder Bedrohungssituation werden überlebenswichtige Körperfunktionen (Blut- und Sauerstoffversorgung, Herz-Kreislauf-Funktionen, Atmung, Muskulatur, Haut, Blutzusammensetzung u.a.) für Angriff und Flucht mobilisiert und momentan unwichtige Funktionen (Tätigkeit der Verdauungsorgane oder Sexualität) gestoppt. Obwohl die heutigen Streßsituationen sich von den ursprünglichen unterscheiden, sind die physiologischen Reaktionen dennoch die gleichen. Jedoch fehlen jetzt zumeist die entsprechenden Kompensationsmuster, vor allem diejenigen, die sich aus Bewegungen und körperlichen Aktivitäten ergeben.

Entstressen kann sich der Mensch vor allem durch Bewegung und durch Entspannung. Natürlich spielen weiterhin auch kognitive, rationale Möglichkeiten und Einstellungen eine Rolle. Dies wird am Beispiel des Sozial- oder Lärmstresses deutlich: Die abendliche Reparatur an einer Gartenlaube wird von den Nachbarn je nach Einstellung zum Lärmverursacher unterschiedlich bewertet und folglich als Streß oder Nichtstreß empfunden. Streßtoleranz ist sehr subjektiv.

In der Genese vieler Krankheiten, aber vor allem des Herzinfarktes, wird der Streß als ein wichtiger **Risikofaktor** angesehen, und präventive oder therapeutische Maßnahmen sind u.a. auch darauf angelegt, den Streß oder streßauslösende Bedingungen zu reduzieren.

Entscheidend für die Mitglieder der ambulanten Koronargruppe ist das Subjektive am Streß und am Streßerleben. Vor allem der Aspekt der individuellen Sichtweise ist für sie maßgebend, die Bewertung dessen, was für den einzelnen Streß bedeutet. Jeder empfindet und reagiert hier unterschiedlich.

Im Sinne des Streßforschers *Lazarus* (51) ist jede Reaktion im Streßgeschehen, bewußt oder unbewußt, das Ergebnis einer Einschätzung. Die **Bewertung von Situationen und individuellen Handlungsmöglichkeiten** spielt in dieser Theorie vom Streß eine wesentliche Rolle. Darin wird zwischen einer 1. Bewertung (primary appraisal), einer 2. und einer Neubewertung unterschieden.

In der 1. Bewertung prüft der Betroffene zunächst, ob die spezifische Situation für sein Befinden neutral bzw. ungünstig ist oder gar negativ, also Streß bedeutet und das Wohlbefinden reduziert.
Wird eine aktuelle Situation als bedrohlich eingeschätzt, so kann Angst entstehen. Solche Bedrohungen können sich nicht nur aus konkreten Tatsachen und Umständen ergeben. Es ist durchaus möglich, daß sie nur gedanklich, in Vorstellungen und aus der Reflexion über das Ereignis subjektiv als solche empfunden werden. Hat die Person die Situation subjektiv als bedrohlich erachtet, so prüft sie in einer weiteren Bewertung die Mittel und Wege ihrer Bewältigung.

Entscheidend für das Entstehen von Streßphänomenen oder Angst ist der gesamte komplexe Prozeß von Bewertungen, Reflexionen und gedanklich vorgestellten Konsequenzen, in den persönliche Erfahrungen und individuelle Haltungen hineinragen.

Da Bewertungen sehr subjektiv und folglich auch falsch sein können, sind sie u.a. kognitiv, verstandesmäßig, zu korrigieren. Aber ihre Wirkung kann ebenso über Haltungen und Einstellungen abgeschwächt werden, so daß z.B. Ängste nicht entstehen oder sich abbauen.

Hierbei bieten vor allem die etablierten Entspannungsmethoden günstige Beeinflussungsmöglichkeiten, die zusätzlich die sog. **Vorsatzbildung** (s. S. 123 ff.) favorisieren (z.B. Autogenes Training, Psychohygienetraining, Aktivtherapie). Mit ihrer Hilfe können sich sowohl allgemeine Verhaltensweisen und Einstellungen ändern (durch Relativierungstendenzen oder Indifferenzhaltungen) als auch spezifische Bewältigungsmuster entwickeln – auch in der Streßprophylaxe und zur Angstreduktion bei Koronargruppenteilnehmern.

Die Möglichkeiten der **Streßreduktion durch Bewegung** sollen hier gleichfalls erwähnt werden. Bewegung im Alltag bzw. sportliches, richtig betriebenes Training bietet in der Koronarsportgruppe gute Chancen, die Risikofaktoren Streß und Bewegungsmangel abzubauen.

Jedoch muß man unter dem Aspekt der Streßreduktion in den bewegungsbetonten und sportlichen Aktivitäten weitere Möglichkeiten herausstellen: Es sind neben den entspannenden Wirkungen von Bewegungen vor allem die Erfahrungen mit dem eigenen Körper und die Begegnung mit anderen Menschen.

Die neuen Erfahrungen mit dem eigenen Körper führen
- u.U. zu Verhaltensänderungen: Sauna, Massage, Bäder; geändertes Ernährungsverhalten; kontrolliertes Verhältnis zu Genußmitteln; neues Freizeit- und Urlaubsverhalten,
- zur Fähigkeit der Relativierung und Einordnung der eigenen Belastungsmöglichkeiten: Leistung in Abhängigkeit von Alter, Geschlecht, Konstitution und gesundheitlichem Zustand; Berücksichtigung der individuellen Entwicklungen, der Berufs- und Familiensituation,
- zur Erweiterung der allgemeinen Handlungsfähigkeit: Transfer von Trainingswirkungen und -erfahrungen auf Alltagssituationen; motorische Fertigkeiten, konditionelle Fähigkeiten (z.B. Radfahren, Treppensteigen) und koordinative Fähigkeiten (z.B. Reaktionsvermögen, Gleichgewichtsfähigkeit) werden verbessert und erhöhen die allgemeine Handlungsfähigkeit.

Die neuen Erfahrungen mit anderen Menschen
- ergeben sich aus der Tatsache, daß das Ausüben von Sport und das Üben von Entspannung sich u.a. in der Gruppe vollzieht, in homogenen Gruppen, aber auch in alters- und geschlechtsheterogenen Gruppen.
- In gemeinsamer Kommunikation und Kooperation, in Geselligkeit und gemeinsamem Beisammensein können sich neue soziale Verhaltensweisen entwickeln, die insgesamt durchaus streßreduzierend und stabilisierend wirken.
- Dabei spielen affektive, emotionale Faktoren eine wesentliche Rolle. Freude, Spaß, Helfen und Unterstützen, Aspekte des Rhythmischen, Kreativen, Musischen und Spielerischen sind die positiven Elemente bewegungs- und entspannungsbetonter Gruppenaktivitäten.

Angst

Heidegger nannte die **Angst eine »Grundbefindlichkeit« des Menschen.** Jeder Mensch, der gesunde und der kranke, hat in seinem Leben schon einmal mehr oder weniger Angst erfahren, Angst in einer Gefahrensituation, Existenzangst, Todesangst, soziale Angst, Leistungsangst und andere Ängste.

Angst ist nicht ausschließlich ein individuelles, isoliertes Problem, sondern resultiert vielfach aus der sozialen Situation, aus dem Verhältnis des einzelnen zu seiner sozialen Umwelt. Aus dem Alleinsein heraus mit all seinen Problemen ist sie genauso erfahrbar und erklärbar wie aus den Beziehungen zum Partner, zur Familie. Sie kann berufs- oder ausbildungsbezogen sein und in angenehmen wie unschönen Situationen entstehen, im Alltag, im Urlaub und im Arbeitsleben auftreten.

Die Tatsache, daß nicht nur der einzelne die Angst an sich erfährt, sondern auch diverse Wissenschaftsbereiche wie Psychologie, Medizin, Soziologie, Theologie u.a. dieses Phänomen zum Inhalt ausgedehnter Forschungen machen, unterstreicht ihre Bedeutungsvielfalt. Und schließlich beziehen sich zahlreiche therapeutische Ansätze und Bemühungen auf Angstreduktion und -bewältigung. Es ist sogar die Rede von einem Anti-Angst-Training (38).

Im Alltagsgebrauch des Wortes Angst gibt es offensichtlich kaum Probleme. Jeder weiß, was damit gemeint ist, und die meisten Menschen besitzen mehr oder weniger ausgeprägte Eigenerfahrungen. Angst als unangenehmer oder bedrohlicher, von Emotionen begleiteter Zustand entsteht aus der Konfrontation mit dem Ungewissen, das im eigenen Handeln oder in Umweltereignissen liegt, deren Ausgang offen und bedrohlich sein kann. Diese Angst ist oft begleitet von vegetativ bedingten körperlichen Reaktionen wie Schwitzen, Frieren, Zittern, schnellem Atmen und Herzklopfen. Angst wird als unangenehmer Zustand wahrgenommen und subjektiv von anderen psychischen Phänomenen unterschieden.

Als Ursache der Angst sind weniger konkrete Objekte anzusehen als vielmehr die Erwartung negativer Folgen und Nachteile. Die Frage, ob eine reale Gefahr besteht, ist weniger bedeutsam. Allein die subjektive, persönliche Bewertung einer Situation als bedrohlich kann zur Entstehung von Angst führen.

Die meisten Deutungen der Angst enthalten die Aussage, daß sie sich darstellt bzw. einhergeht mit einem starken Erregungsanstieg bei der gedanklichen Vorausnahme oder der aktuellen Wahrnehmung von Bedrohungen.

Jede allgemeine Definition des Begriffs wird dadurch erschwert, daß Angst individuell ist, individuell erfahren und subjektiv bewältigt wird und sich auch in den subjektiven Empfindungen steigern kann. Bei der Suche nach einem stabilen Begriff mit fundierter Definition stößt man auf weitere Schwierigkeiten, da unterschiedliche Erklärungen und Sichtweisen bestimmte Eigenheiten und Schwerpunkte betonen. So definieren lerntheoretische Ansätze die Angst anders als kognitiv oder tiefenpsychologisch orientierte Theoretiker.

Man sollte dann doch dem Vorschlag von *Lorenz* (58) folgen und »den Versuch aufgeben, zu einer einheitlichen, abstrahierbaren, in einem einzigen abstrakten Begriff faßbaren Definition der Angst und der Quellen der Angst zu kommen«.

Es gibt wohl nicht *die* Angst, sie ist immer spezifisch und individuell. Das Subjektive ist schwer zu beschreiben oder zu bewerten. Vor allem vier Aspekte können in eine *Charakterisierung* einbezogen werden:

- Geistige und gedankliche Aspekte:
  Damit ist gemeint, daß gedankliche Prozesse, die von Wahrnehmungen, Vorstellungen, Reflexionen und Bewertungen getragen werden, die Angst eines Menschen bestimmen. Hierbei spielen Eigenerfahrungen eine wesentliche Rolle.

- Emotionale Aspekte:
  Angst besteht oder verbindet sich mit subjektiven Empfindungen, Gefühlen, Stimmungen, Affekten und Emotionen. Eine Art des Unwohlseins wird erlebt, die sich in Mißempfindungen äußert.

- Physiologische Aspekte:
  Diese Mißempfindungen zeigen sich in körperlichen, vegetativ und zentralnervös bedingten Erregungen, die in Verbindung mit hormonellen Wirkungen bestimmte Körperfunktionen (Herzfrequenz, Blutdruck, Durchblutung, Atmung, Verdauung, Muskeltonus u.a.) beeinträchtigen bzw. aktivieren.

- Verhaltensbezogene Aspekte:
  In Angstsituationen verändert sich das Verhalten des Menschen. Es kann zur völligen Passivität kommen (vor Angst wie gelähmt) oder in übertriebene Aktivitäten münden, die in der Streßforschung mit Flucht- oder Angriffsreaktionen verglichen werden.

Von Angst geleitete Reaktionen oder Bewegungen sind häufig paradox und ungesteuert oder widersprechen einer sinnvollen Handlungsweise. Oft auch ist die Handlungsfähigkeit gehemmt oder gestört. Denken und Handeln sind fast immer blockiert.

Die Begriffe **Angst und Furcht** werden zumeist synonym gebraucht, vor allem im Alltag. Die Wissenschaft differenziert. Ob dies praktisch sinnvoll oder wissenschaftlich notwendig ist, sei an dieser Stelle nicht erörtert. Will man jedoch therapeutisch wirksam werden, sollten die Nuancen bekannt sein, denn Angst ist wohl primär als *Emotion* und Furcht mehr kognitiv i. S. einer bestimmten Vorstellung zu sehen.

Die Unterscheidung zwischen Angst und Furcht geht aus Tabelle 1 hervor.

Furcht	Angst
Gegenstand der Furcht ist bestimmt: Furcht ist gegenstandsgebunden.	Gegenstand der Angst ist unbestimmt: Angst ist gegenstandslos.
Furcht ist ein einzelnes Gefühl (Affekt).	Angst ist eine Stimmung (Grundbefindlichkeit nach *Heidegger*).
Furcht bezieht sich auf die Wirklichkeit (Realangst nach *Freud*).	Angst bezieht sich auf die Möglichkeit (neurotische Angst nach *Freud*).

Tab. 1 Unterscheidung zwischen Furcht und Angst (31)

In bestimmten Situationen reagieren manche Leute intensiver und häufiger mit Angst als andere. In der aktuellen Diskussion wird deswegen innerhalb der Angst zwischen Zustands-(state-)Angst und Eigenschafts-(trait-)Angst unterschieden.

Die einen reagieren mit Angst aufgrund einer entwickelten ausgeprägten Disposition (trait), die anderen mehr durch und in der realen Situation (state).

Die *Zustandsangst* bezieht sich auf spezifische Situationen mit Anfang und Ende und ist charakterisiert durch subjektive Gefühle von Spannung, Sorge und Nervosität in diesem Moment.

Die *Eigenschaftsangst* – Angst als Eigenschaft der Person – wird allgemein mit Ängstlichkeit bezeichnet und auch im Alltag so genannt. Sie stellt sich dar als ein stabiles, durchgängiges Merkmal mit erhöhter Sensibilität für Angst, als allgemeine Angstneigung. Der Ängstliche reagiert auf bestimmte Reize häufiger und intensiver als der Nichtängstliche, er schätzt bestimmte Situationen als bedrohlicher ein. Ursache ist oft ein geringeres Selbstwertgefühl, das sich jedoch wieder stabilisieren kann, auch durch Entspannungsmethoden mit entsprechendem Selbstsicherheitstraining und der Entwicklung von Selbstvertrauen.

In diesem Zusammenhang sollte der pathologische Angstzustand, die Phobie, auch gelegentlich »neurotische Angst« genannt, erwähnt werden und vor allem auch die Angstneurosen, die ähnlich sich auf pathologische Formen der Angst beziehen. Sie sind u a. für die Bereiche der Psychiatrie relevant und deswegen nicht in unseren Themenkreis einzubeziehen.

Die Teilnehmer der ambulanten Koronargruppen haben Angst, mehr oder weniger. Es ist nicht nur die permanente Angst vor dem Reinfarkt, die sich als Eigenschaftsangst offenbart und sich als Ängstlichkeit im Verhalten und Auftreten äußert. Vor allem aus den ersten Stunden des Bewegungstrainings in den Übungs- oder Trainingsgruppen kennen wir die verspannten Haltungen und verkrampften Bewegungen, die mit dem Lauschen nach innen, dem Aufsuchen der Reaktionen des gesamten Organismus einhergehen. Bewegungen als Ausdruck und Spiegel des verkrampften Inneren lockern sich erst allmählich, nicht immer in den ersten Sportstunden. Dies dauert oft länger, und erst nach positiven Erfahrungen mit den anderen in der Sportgruppe, nach Gesprächen mit dem Kursleiter und Bekräftigungen durch den anwesenden Arzt, vollziehen sich Lockerungen und Lösungen von Spannungen und Angst.

Doch im Gespräch taucht sie immer wieder auf, auch in den *Entspannungsgruppen*. Das Neue, wie oft im Leben, macht Angst, auch die Situationen in den Entspannungsübungen sowie die neuen Entspannungsempfindungen können durchaus anfangs ängstigen oder verunsichern. Manche fragen nach den ungewohnten Empfindungen im Entspannen, die meisten bleiben stumm. Manchmal bleiben die Teilnehmer auch aus den Entspannungsgruppen weg. Vielleicht wird ihnen vieles bewußt, und es ist schwer, dies zu bewältigen. Dann kann sich auch die Angst verstärken. Und hier helfen Gespräche, Einzel- und Gruppengespräche, die anfangs erläutern und theoretisieren, später auf das Individuelle und Spezifische des einzelnen eingehen und Ängste abbauen.

Der **Kursleiter oder Übungsleiter** sollte dabei eingangs die theoretischen, physiologischen Hintergründe der Entspannungssensationen erläutern, aber auch Eigenerfahrungen einbringen und erläuternde Beispiele vorstellen. Es ist nicht ungeschickt, wenn er dabei auch persönliche Ängste gesteht, die er irgendwann einmal bewältigen mußte. Damit gewinnt er mehr emotionale Nähe als über formales Wissen.

Die Angst der Teilnehmer kann sich durchaus auf den Übungsleiter übertragen. Sie verbindet sich dann möglicherweise mit der Angst vor der eigenen Unzulänglichkeit, die es u.U. auch beim Arzt geben könnte. Und welcher Übungsleiter kennt nicht die Zweifel an sich selbst und die Gedanken an ein Beenden der Arbeit in der AKG! Sicherlich ist auch hier für beide Seiten ein umfassendes kommunikatives Verhalten angezeigt. Gespräche können zumindest die Angst mindern.

In Abwandlung einer alten Erfahrung ist es durchaus wahrscheinlich, daß ängstliche Übungsleiter ängstliche Teilnehmer erziehen. Folglich sind Konsequenz und Kompetenz vonnöten, um die Angst zu reduzieren. Die Persönlichkeit des Kursleiters, sein Auftreten und seine Kontakte zu den Teilnehmern, Menschlichkeit, Freundlichkeit und Herzlichkeit wirken dabei besonders positiv.

Gleichwohl ist die Angst in der Gruppe existent, in unterschiedlichen Ausprägungen und Intensitäten, existentielle Angst, Angst vor dem Sterben. Hilflosigkeiten und Unsicherheiten, auch Depressionen sind spürbar. Auf vieles verzichten zu müssen, und dazu die Angst – hier braucht der Kursteilnehmer Hilfe und Verständnis. Ihn quält u.U. die Furcht vor Untersuchungen (z.B. bei der Koronarangiographie), vor Komplikationen und Schmerzen; ihm macht die Ungewißheit im Umkreis der Krankheit zu schaffen. »Und jeder Arzt sagt was anderes« – wieviel Ausweglosigkeit zeigt sich in dem Stoßseufzer!

Auch die Angst des Partners, die aus der Inkompetenz und dem Unvermögen, nicht direkt helfen zu können, abzuleiten ist, kann den Teilnehmer verunsichern. So, wie viele auch Probleme haben, mit dem Partner über die Angst zu sprechen, so äußern sich die Teilnehmer anfänglich recht selten in Diskussionsversuchen und tun sich schwer, über ihre Probleme zu sprechen. Das klappt erst nach einiger Zeit des gemeinsamen Entspannens. Es kommt jedoch auch vor, daß im Anschluß an irgendein Entspannungserlebnis spontan wichtige Bemerkungen fallen, die dann aufgegriffen werden sollten.

Wie im Koronarsport gelingt es auch mit Entspannungsmethoden – und nun sollen kurz etwas Physiologie und der Zusammenhang zwischen Körper und Psyche angedeutet werden –, die Beziehungen zwischen Angst und hormoneller Regelung zu durchbrechen. Katecholamine führen u.a. zu einem vermehrten Sauerstoffverbrauch im Herzmuskel mit anschließend möglichem Auftreten von Angina-pectoris-Zuständen. Von besser trainierten Kursteilnehmern wird diese Katecholaminaktivität besser toleriert, und der Abbau von Ängsten und Spannungen wird allmählich im Verlauf der Entwicklung von Entspannungsfähigkeiten offensichtlich. Auch dadurch legitimieren sich unsere Entspannungsmethoden.

Im Rahmen des *Anti-Angst-Trainings,* wie es häufig genannt wird, spielt die *muskuläre Entspannung* eine wesentliche Rolle, sie ist unvereinbar mit Angst und streßbedingter Aktivierung und wirkt jeder nervösen Überreizung entgegen.

Die Möglichkeiten der Angstreduktion liegen im Eingestehen der Angst, in der psychischen Konfrontation mit der Angst in Verbindung mit Entspannung (s.u., systematische Desensibilisierung [111]), im mentalen Training, in den Entspannungsübungen selbst, im Kontakt mit bekannten und vertrauten Menschen und in der Kleingruppenarbeit.

Daneben haben sich in jüngster Zeit die Hinweise auf die sog. *naiven Techniken* gehäuft. Diese entstammen dem privaten Erfahrungsbereich und entwickelten sich individuell aus erlebten Situationen, die man mit eigenen Mitteln bewältigte. Sie werden ausschließlich subjektiv bewertet und angewendet. Sie gehören in den Bereich der Alltagsbewältigung und können kaum verallgemeinernd in Gruppen angewendet werden. Lediglich wenn die Diskussion in diese Richtung führt und Kursteilnehmer darüber berichten, wie sie sich psychisch stabilisieren oder Angst abbauen und dabei Übertragungsobjekte wie Maskottchen anwenden oder an bestimmte Verhaltensweisen glauben, kann man auf diese Problematik eingehen, ohne zu maßregeln.

Die Gründe der Angst liegen zumeist im Menschen selbst. Man sollte die Angst weder bagatellisieren noch traumatisieren; sie ist, wie eingangs erwähnt, eine Befindlichkeit des Menschen, und diese kann sich wandeln.

Die systematische Desensibilisierung

In einer Vielzahl von wissenschaftlichen Arbeiten wurde die Funktion der muskulären Entspannung überprüft. Sowohl für die Frage, ob Entspannung allein bereits Angst mindern könne, als auch in der Frage der generellen Notwendigkeit der muskulären Entspannung für den Erfolg einer Angsttherapie gibt es widersprüchliche Ergebnisse. Die allgemeine Praxis der Entspannungsmethoden und ihrer oft »naiv«-positiven Bestätigungen durch die Teilnehmer sprechen generell für die Angstreduktion durch Entspannung.

In einer Arbeit zum »Anxiety-Management-Training« von *Suinn* und *Richardson* (97) wird bekräftigt, daß Entspannung auch allein Angst reduzieren kann. Ihrer Ansicht nach sollen die Patienten die Fähigkeit erwerben, die Wahrnehmung und Einschätzung unangepaßter Verhaltensweisen zu verbessern, um dann den Einsatz der Entspannung selbstregulatorisch zu organisieren. Ihr Vorschlag zielt auf eine *selbständige* Bewältigung von Angstsituationen ab im Gegensatz zur systematischen Desensibilisierung.

Zahlreiche Arbeiten beweisen allgemein die Überlegenheit komplexer, umfassender Desensibilisierungsverfahren, in denen allerdings jeweils die Entspannung ein wichtiges Element darstellt.

Die systematische Desensibilisierung (SD) nach *Wolpe* (111) gehört zu den klassischen Techniken der Verhaltenstherapie und sollte nur vom versierten Psychologen angewendet werden. Sie sei hier jedoch der Vollständigkeit halber erwähnt, da in dieser Methode vor allem auch ängstliche Koronargruppenmitglieder Hilfe finden könnten.

Das Ziel auch dieser Verhaltenstherapie ist es, unangepaßtes Verhalten zu verändern, negative Gewohnheiten abzuschwächen oder abzubauen sowie neue Gewohnheiten und Verhaltensweisen zu entwickeln.

Angst ist für *Wolpe* die Basis aller Neurosen. Aus unangepaßter, unbewältigter Angst entwickeln sich nach seiner Theorie somatische Störungen, motorische Beeinträchtigungen, Zwänge, Kontaktprobleme, Depressionen, Phobien und Neurosen.

Auf der Grundlage des Reiz-Reaktions-Schemas folgt *Wolpe* dem Prinzip der Gegenkonditionierung. Er geht davon aus, daß eine nicht erwünschte Reaktion dann verlernt oder abgebaut wird, wenn die Vorstellung oder Darstellung des angstauslösenden Reizes in zeitlicher Nähe zu den Reaktionen erfolgt, die mit Angst nicht vereinbar sind. »Die mit Angst unvereinbaren Reaktionen sind muskuläre Entspannung, sexuelle Reaktionen und Eßverhalten. Wenn eine dieser angsthemmenden Reaktionen in Gegenwart eines aversiven (angsterzeugenden) Reizes hervorgerufen werden kann, so schwächt sie die ursprüngliche Verknüpfung zwischen diesem Reiz und der Angstreaktion. Sie kann dann bei entsprechend häufiger Auslösung mit immer größerer Wahrscheinlichkeit auftreten und die Angstreaktion immer unwahrscheinlicher machen« (38). Einfach ausgedrückt, **Entspannung mindert Angst; Entspannung verhindert Angst.**

Die für *Wolpe* geeignete Methode im Sinne einer solchen Gegenreaktion ist die *progressive Relaxation* (Tiefmuskelentspannung) nach *Jacobson*. Die systematische Desensibilisierung umfaßt im allgemeinen drei getrennte Operationen bzw. Schritte. Es sind dies (111):

1. Training in tiefer Muskelentspannung
2. Erstellung von Angsthierarchien
3. Gegenüberstellung von Entspannung und angsterzeugenden Reizen aus den Hierarchien.

Entspannung ist nach *Wolpe* (111) die Voraussetzung für eine erfolgversprechende Behandlung. Zu diesem Zweck verkürzte er die progressive Relaxation und nutzt sie für seine Zwecke. Es gibt keine festgelegte Reihenfolge innerhalb der Entspannungsübungen bezogen auf bestimmte Muskelgruppen, nur sollte sich darin eine gewisse Systematik erkennen lassen. Der schwierige Bereich für das Gelingen der systematischen Desensibilisierung ist die Erstellung einer Hierarchie von Angstzuständen, d.h., Ängste aus einem bestimmten Themenkreis werden rangmäßig geordnet, von leichten zu schweren. Begonnen wird damit, daß der Betreute zunächst **gedanklich** mit einem Angstereignis geringer Intensität konfrontiert wird, weil dadurch gewährleistet ist, daß die Entspannung stärker ist als die Angst und diese abbaut. Je feiner dann in Folge die Angstitems gesteigert werden, desto besser werden sie mit Hilfe der Entspannung desensibilisiert. Die Desensibilisierung höherer Angstitems erfolgt erst dann, wenn die leichteren Angstsituationen angstfrei bewältigt wurden. Die systematische Desensibilisierung geschieht nur in der Vorstellung. **Auf die Vorstellung aversiver Angstsituationen wird mit Entspannung reagiert.** Aus Gründen der Ökonomie werden die Items (die jeweiligen Angstsituationen) gedanklich dargeboten. Damit werden Schwierigkeiten, die durch das Aufsuchen der realen Situation entstehen können, vermieden, obwohl diese an sich therapiewirksamer wären.

Nach *Huber* (38) besteht die **systematische Desensibilisierung** aus folgenden *Schritten:*

1. Der Patient entspannt sich, so gut er kann.
2. Im Zustand der Entspannung bekommt er die Anweisung, eine positive und angenehme Vorstellung auszubilden.
3. Anschließend beginnt er mit der Vorstellung der schwächsten Angst in der Angsthierarchie.
4. Sofern die Vorstellung eine Angstreaktion hervorruft, gibt der Patient ein zuvor verabredetes Zeichen.
5. Der Therapeut gibt die Anweisung, die Vorstellung wieder abzubauen und wieder zu entspannen.
6. Die Prozedur wird mit derselben Vorstellung so oft wiederholt, bis sie keine Angst mehr auslöst.
7. Schließlich folgen auf die gleiche Weise die folgenden Vorstellungen.
8. Den Abschluß jeder Sitzung bildet die zu Beginn entwickelte angenehme Vorstellung.

In dem Zusammenhang sollte auch auf die Möglichkeit der **kognitiven Desensibilisierungen** hingewiesen werden, die darauf abzielen, angsterzeugende Selbstaussagen durch positive zu ersetzen. Auch hier wird die Angsthierarchie erstellt und ein Entspannungstraining durchgeführt, in dem die Atmung eine Rolle spielt. Im Gegensatz zur systematischen Desensibilisierung nach *Wolpe* wird dabei nicht abgebrochen, wenn der Teilnehmer Angst zeigt. Er soll sich vorstellen, wie er die Angstsituation bewältigt, d.h. Atmungs- und Entspannungstechniken einsetzt und positive Selbstinstruktionen entwickelt. Der Kursteilnehmer übt hier die Überwindung der Angst.

Diese psychotherapeutischen Methoden bieten sicherlich dem Teilnehmer der ambulanten Koronargruppe gute Möglichkeiten. Sie sollte jedoch ausschließlich durch den erfahrenen Psychotherapeuten erfolgen.
Die besten Informationen finden sich bei *Wolpe* selbst (38, 39).

Inhalte und Ziele der rehabilitativen Arbeit

Aus der Erkenntnis heraus, daß Streß, Angst und körperliche Spannung zusammen sich fast ausschließlich negativ auf den Menschen auswirken, ergeben sich in der rehabilitativen Arbeit folgende übergreifende Inhalte und Ziele:

- Das positive Erleben des eigenen Körpers und die Sensibilisierung für angenehme Empfindungen und Erfahrungen, die aus der körperlichen Entspannung herrühren

- Die Stabilisierung im Psychischen

- Der Abbau von Ängsten

- Die Entwicklung eines bewußten Gesundheitsverhaltens in allen Bereichen des Alltagslebens

- Die Entwicklung von neuen Verhaltensweisen insgesamt und neuen Einstellungen zur Bewältigung der veränderten Lebenssituation

- Die Entwicklung von neuen Selbsteinschätzungen der eigenen Möglichkeiten und Grenzen in Alltagsbelastungen oder im Koronarsport

- Schaffung einer neuen Grundlage für Wohlbefinden und Lebensfreude i.S. der Erhaltung oder Schaffung von Lebensqualität.

Organisch-physiologische Reaktionen durch Entspannungsmethoden

Bevor unsere verschiedenen Entspannungsmethoden vorgestellt werden, seien kurz ihre spezifischen Wirkungen angedeutet.

Die meisten der Methoden sind mehr oder weniger geeignet, die folgenden Entspannungseffekte hervorzurufen. Da indessen das Autogene Training mit seinen einzelnen Übungen am gründlichsten untersucht worden ist, beziehen sich viele Aussagen darauf. Allgemein wird deutlich, daß die jeweiligen Wirkungen nicht isoliert verlaufen, sondern im Physischen, Psychischen und Vegetativen einander durchaus entsprechen können. Hier existieren eindeutige Relationen. *Stokvis* (96) bezeichnet den Zusammenhang körperlicher und psychischer Erscheinungen als *psychophysische Totalität des Menschen*. Er konnte z.B. in elektroenzephalographischen Untersuchungen nachweisen, daß, sobald die Muskulatur entspannt ist, die Reagibilität auf effektive Reize einer Veränderung unterliegt.

Ebenso wurde für Entspannungseffekte eine bedeutsame motorisch viszerale Wechselbeziehung nachgewiesen: Spannungsveränderungen der Skelettmuskulatur beeinflussen die Tätigkeit des Zentralnervensystems und damit Funktionen, die mit der Arbeit der inneren Organe verbunden sind.

Entspannungsmethoden machen sich diese Verbindung zunutze und erstreben über die leicht zu erzielende muskuläre Entspannung die Ganzkörperentspannung und die sog. organismischen Umschaltungen. Zu den bekanntesten *physiologischen Veränderungen* zählen:

1. **Tonusverlust der Skelettmuskulatur**
In der Entspannungssituation verändert sich die Sensibilität der Muskelspindeln, die für die Spannung innerhalb der Muskelfasern zuständig sind. Vor allem durch die Schwereübungen wird eine Senkung der Muskelspannung erreicht. Dabei sinkt der Grundtonus jedoch nur auf eine bestimmte Mindestspannung ab, die nicht unterschritten werden darf. Es kann keine totale muskuläre Entspannung geben, ein bestimmter Biotonus muß erhalten bleiben.

2. **Periphere Gefäßerweiterung**
In Verbindung mit dem o.g. Tonusverlust der Muskulatur entsteht eine Vasodilatation (Erweiterung) der Gefäße. Erstes fühlbares Anzeichen dafür ist ein Kribbeln in den Fingern, gefolgt von Wärmeempfindungen in den Händen, in den Armen oder Füßen. Diese Gefäßentspannung erfolgt durch eine Verminderung des sympathischen Antriebes in der Körperperipherie und gilt als ein sicherer Beweis für die physiologische Wirkung der jeweiligen Entspannungsmethode.

Die damit verbundene Wärmeentwicklung bzw. der Temperaturanstieg von etwa 2 °C kann mit geeigneten Meßinstrumenten nachgewiesen werden. Im Gegensatz dazu werden Veränderungen der Körperkerntemperatur im Sinne einer Absenkung festgestellt. Meistens kann außerdem ein steigender Hautwiderstand registriert werden, der den insgesamt niedrigen Aktivitätszustand widerspiegelt. Hier liegen besondere Möglichkeiten für Biofeedbackverfahren.

3. **Die Atemregulation**
Die Atmung wird in Entspannungszuständen langsamer und gleichmäßiger. Die Reduzierung der Atemfrequenz stellt sich schon während der Schwereübung (im Autogenen Training) ein und setzt sich bis zur Atemübung selbst fort. Parallel zur Frequenzminderung steigt die Atemtiefe an, und die Bauchatmung nimmt zu.

4. **Die Kreislaufregulation**
In einer Vielzahl von Untersuchungen über den Einfluß von Entspannungsbedingungen auf die Herzarbeit stellte man einen geringen Frequenzabfall von 4–6 Schlägen pro Minute fest. Andere Frequenzänderungen wurden kaum ermittelt. Allgemein fällt die relativ stabile Gesamtsituation des Kreislaufverhaltens während des Entspannens auf. Sie ist insgesamt die Folge und Ausdruck der Ruhestellung und der relativen Bewegungslosigkeit, unter denen es abläuft. Die positive Kreislaufsituation resultiert des weiteren aus der Tonusminderung der Muskulatur sowie der Gefäßentspannung mit entsprechender Thermoregulation.

Die Formel »Herz schlägt ruhig und gleichmäßig« ist auf keinen Fall darauf angelegt, eine Änderung der Frequenz herbeizuführen; sie intendiert vielmehr den gleichmäßigen Herzschlag. Bei Koronargruppenmitgliedern wirken zusätzliche Stabilisierungen durch Medikamente.

Entspannungsmethoden haben zudem im Durchschnitt ausgleichende und normalisierende Wirkungen auf den Blutdruck (mit Ausnahme übermäßig betriebener Tiefmuskelentspannungen).

5. **Veränderungen in der Hirnstromaktivität**
Das Elektroenzephalogramm (EEG) ist in der Lage, zuverlässige Belege für die Wirkung von Entspannung auf das Zentralnervensystem zu liefern. Veränderungen der Frequenz und der Amplitude von Hirnstromwellen, die in etwa dem Schlafzustand entsprechen, zeigen in Abhängigkeit vom Übungszustand Anzeichen der Beruhigung. Sie resultieren insgesamt aus einer Reduzierung afferenter und efferenter Reize und Impulse, sind gut meßbar und für Biofeedbackverfahren geeignet.

6. **Der Grundumsatz**
Der Energieumsatz eines absolut ruhenden und nüchternen Menschen wird im Entspannungszustand gesenkt. Durchweg wurden Senkungen zwischen 6 und 31% festgestellt.

Im Verhalten aller physiologischen Entspannungsparameter scheinen sich bestimmte Eigengesetzlichkeiten zu stabilisieren, die entweder unabhängig voneinander oder gemeinsam mit anderen auftreten, insgesamt jedoch in der Lage sind, die Gesamtsituation des Übenden positiv zu beeinflussen. Entspannungsmethoden bewirken zumeist Zustände, in denen *Normalisierungen wichtiger Körperfunktionen* in Verbindung mit Aktivitätsverringerungen festzustellen sind. Die im Gefolge von Entspannungsmethoden auftretenden psychischen Veränderungen werden im Verlauf der Darstellung der einzelnen Methoden integrativ vorgestellt. Es handelt sich dabei um diejenigen Qualitäten, die gemeinhin als Effekte der Entspannungstechniken gelten, wie z.B. Ruhe, Gelöstheit, Gelassenheit, Abschaltenkönnen, geistige Frische und Gefühle der Erholung.

Didaktisch-methodische Überlegungen zur Ausbildung von Entspannungsmethoden in der Gruppe

Allgemeines

Es gibt Entspannungsmethoden unterschiedlichster Genese mit differierenden Inhalten und Abläufen und unterschiedlichen Ansätzen. Die etablierten Methoden, die sich dadurch auszeichnen, daß sie vorgegebene festgelegte Abläufe und Inhalte nutzen, können physiotrop (auf Entspannung des Körpers gerichtet sein), psychotrop (Entspannung im Psychischen bewirken) oder integrativ (psychophysisch) orientiert sein. Ihnen gegenüber stehen die sog. naiven Methoden (z.T. schon enthalten in den etablierten formalen Verfahren), die individuelle, subjektive Möglichkeiten des einzelnen nutzen und mehr oder weniger systematisch anwenden. Allen zu eigen und somit also durchaus anwendbar in den AKG ist das **Ziel** der **Kontrolle bzw. Senkung des physiologischen und psychologischen Erregungsniveaus und der Erhöhung der Anpassungsfähigkeit an Belastungen.**

Dies könnte als **Lernziel** die gesamte Ausbildung bestimmen und leiten. Wenn im folgenden über die Ansätze und Möglichkeiten der Entspannung durch Entspannungs- oder psychoregulative Methoden berichtet werden soll, so muß stets in Betracht gezogen werden, daß die Gesamtsituation und die komplexe Entspannung des Koronargruppenteilnehmers vor allem durch das dosierte körperliche Üben und Trainieren in der Gruppe und im Alltagsleben, durch Gespräche und das soziale Miteinander in der Gemeinschaft, durch das Wohlbefinden in der Entspannungsstunde und nach der Belastung der Sportstunde sowie durch das damit erworbene Selbstvertrauen und Lebensgefühl umfassend beeinflußt werden können.

Die Entspannungsmethoden nehmen im Rahmen der allgemeinen Rehabilitation sowie der Sporttherapie im besonderen den ihnen gebührenden Platz ein. Ihren Bezug zum Koronarsport erhalten sie insofern, als sie in den AKG zumeist vom speziell ausgebildeten Kursleiter oder Übungsleiter und in zeitlicher Nähe zum sportlichen Training durchgeführt werden.

Lernziele

Die Absichten und Ziele des Koronarsports lassen sich im wesentlichen auf das Entspannungstraining übertragen und werden auch hier zu leitenden Prinzipien des Handelns. Diese Lernziele lassen sich beziehen auf den körperlichen, affektiven, kognitiven und sozialen Bereich.

Körperlicher Bereich

Der Kursleiter oder Übungsleiter einer ambulanten Koronargruppe arbeitet mit einer Anzahl von Kursteilnehmern, die mehr oder weniger körperlich und psychisch verspannt oder belastet sind. Das Ereignis des Herzinfarktes mit den entsprechenden Begleitumständen hat das Verhältnis zum eigenen Körper beeinträchtigt. Angst und Spannungen wirken sich offensichtlich oder unterschwellig noch nach längeren Zeiträumen auf das Verhalten und den Körper aus. In Verbindung mit dem Koronarsport, der mit den Mitteln der sportlichen Belastung arbeitet, nutzen die Entspannungsmethoden den Körper in seinen unterschiedlichen Ruhepositionen aus, um zu einem veränderten positiven Verhältnis zum eigenen Körper zu gelangen. Der Kursteilnehmer soll in die Lage versetzt werden, seinen Körper in all seinen Teilen wahrzunehmen, Spannungen abzubauen und in Ruhe und Bewegung zu entspannten Verhaltensweisen zu gelangen. Dies erhöht die Toleranz von Alltagsbelastungen in Verbindung mit dem affektiven Bereich.

Affektiver Bereich

Als ein wesentliches Ziel der Arbeit in den AKG kann die Wiederherstellung der psychischen Stabilität und des Selbstvertrauens in Verbindung mit der Entängstigung angesehen werden. Wohlbefinden entwickelt sich aus neuen Erfahrungen und Einstellungen zum eigenen Körper. Entspannungsmethoden und körperliche Entspannungsübungen tragen u.a. zum seelischen und körperlichen Wohlbefinden bei; Selbstvertrauen und Selbstwertgefühl werden gestärkt. Die Freude am gemeinsamen Üben wird zum tragenden Element der Gruppenarbeit. Auch die Arbeit mit Entspannungsmethoden führt im Emotional-Affektiven in Verbindung mit einer verbesserten psychischen Gesamtsituation zu »Erfolgserlebnissen«, obwohl dieser Begriff in diesem Kontext wohl nicht üblich sein sollte.

Kognitiver Bereich

Im Kognitiven liegen die Ziele im Kennenlernen, Erkennen, Erklären und Beurteilen von therapeutischen und rehabilitativen Möglichkeiten der Entspannung und der Entspannungsmethoden in Verbindung mit der Krankheit und der Sporttherapie. Der Kursteilnehmer erwirbt Wissen, Informationen und Einsichten über physiologische Zusammenhänge innerhalb des Entspannungstrainings. In Praxis und Theorie erlangt er Kenntnisse über das Verhältnis von Spannung und Entspannung, über Streß und Streßreduktion, über die Auswirkungen der Entspannungsmethoden auf körperliche Zustände und neue Verhaltensweisen. Er lernt, das Prinzip Entspannung zu relativieren und in seine Lebenssituation einzuordnen.

Sozialer Bereich

Im sozialen Bereich wird die enge Verflechtung zum Affektiven offenbar. Wohlbefinden strahlt auf das Individual- und Sozialverhalten aus. Es kommt innerhalb der Entspannungsgruppe, die meist auch Sportgruppe sein kann, zu Sozialkontakten.

Die allen gemeinsame Erfahrung des Infarktes und die daraus resultierende Notwendigkeit der Veränderung von bestimmten Lebensweisen mit all ihren Problemen ist ein wesentliches verbindendes Element der Gruppe. Im Gefolge der nach Entspannungen sich ausbreitenden Wohlbefindlichkeiten entwickelt sich das Gefühl der Gemeinschaft, des Zusammengehörens, dem sich kaum ein Teilnehmer entziehen kann. Mit Hilfe der Gruppe lernen die Kursteilnehmer, sich zu eigenen Problemen zu äußern, für andere offen zu sein, Selbstsicherheit zu erlangen und auch sich in die Gemeinschaft einzubeziehen und andere zu akzeptieren. Insgesamt entwickelt sich eine Gruppe von einander wohlgesinnten Freunden, in die auch der Kursleiter einbezogen wird.

Insgesamt ergibt sich aus diesen mehrschichtigen Zielsetzungen für den Teilnehmer der Entspannungsgruppe die Möglichkeit,
- Entspannungsmethoden kennenzulernen und zu praktizieren,
- diese Methoden mit ihren Effekten in den Alltag zu übertragen,
- Wissen zu erwerben, das sich in veränderte Verhaltensweisen und Einstellungen transponiert,
- sich affektiv-emotional zu stabilisieren und u.U. zu einem geänderten positiven Sozialverhalten zu gelangen.

Die Gruppe

Entspannungsmethoden in der Gruppe laufen nicht ohne Probleme ab, die sich aus der Situation und *Zusammensetzung der Gruppe,* aus der *Person des Gruppenleiters* und aus dem *Übungsstoff* oder den Trainingsinhalten herleiten lassen. Somit sei im folgenden auf einige Problemkreise und aktuelle Fragenkomplexe hingewiesen:

Die Gruppe, als eine Anzahl von Menschen mit gemeinsamer Interaktion und Kommunikation und gemeinsamen Motivationen und Zielen, hat sich in unserem Falle schon etabliert oder ist im Begriff, sich zu entwickeln. Der einzelne ist Mitglied einer Interessengemeinschaft. Obwohl jeden Kursteilnehmer eine ähnliche Motivation zur Teilnahme an den Gruppenaktivitäten veranlaßt, bleibt doch jeder ein Individuum mit subjektivem Erleben und persönlich privatem Lebenshintergrund, individuellen Lebenserfahrungen, mit unterschiedlichen Gesundheitsgrundlagen und aktuellen Befindlichkeiten. Diese seine Existenz äußert sich in seinem Handeln und Erleben und dem Auftreten in der Gruppe. Dies kann sich durchaus ändern, und das spüren wir oft in den Koronargruppen. Der einzelne bleibt jedoch immer Individuum, ganz gleich wie sich die Gruppe entwickelt und wie die Gruppe ihn akzeptiert und aufnimmt.

Diese Tatsache muß der Kursleiter reflektieren und akzeptieren, ob er mit der Gruppe Sport treibt, Entspannung vermittelt oder mit ihr anderen Aktivitäten nachgeht.

Nicht nur die allgemeine Haltung zur Gruppe oder zu den Entspannungsstunden ist divergent, auch die Übungsbemühungen der einzelnen Mitglieder, ihre Erfahrungen, Berichte, Fragen und Resultate der Entspannung sind immer individuell und subjektiv, obwohl dem außenstehenden Betrachter eine Entspannungsstunde stets recht harmonisch vorkommt. Hinter diesem scheinbar harmonischen äußeren Bild verbergen sich sehr unterschiedliche und differenzierte Effekte. Diese muß der Übungsleiter antizipieren und reflektieren. Er muß sich ein Bild über die Wirkung und über die Akzeptanz seiner Entspannungsmethoden, über seine Arbeit schlechthin machen.

In der Pädagogik und in der Soziologie unterscheidet man
- geschlossene Gruppen, die Teilnehmer bleiben über die Dauer des Kurses hinweg zusammen und entwickeln sich gemeinsam in den Stufungen der Lehrinhalte, und
- offene Gruppen, in welche die Teilnehmer nach Bedarf und Situation kommen und gehen.

In den Entspannungsgruppen können sich beide Formen entwickeln.

Offene Entspannungsgruppe

Eine offene Entspannungsgruppe ist durchaus möglich, wenn die Kursteilnehmer eine quasi Grundausbildung absolviert, im häuslichen Üben konsequent durchgehalten haben und gelegentlich ihre Fähigkeiten wieder auffrischen wollen. Gruppenbeziehungen entwickeln sich kaum, das »Rezept« steht im Vordergrund. Der einzelne verhält sich reservierter, und die so wichtigen Gruppengespräche über subjektive und objektive Entspannungserfahrungen bleiben rar.

Geschlossene Entspannungsgruppe

Die Form der geschlossenen Gruppe ist für Teilnehmer und Kursleiter der Entspannungsgruppe optimal. Hier bilden sich Gemeinsamkeiten im Verhalten und Atmosphärischen. Nach einer Orientierungsphase entwickeln sich positive Verhaltensmuster zwischen den Kursteilnehmern und im Verhältnis zum Gruppenleiter. Die Teilnehmer akzeptieren sich und andere in der gemeinsamen Gruppensituation. Die Gruppe wird so stabil, daß sich eine Art von Gruppenstruktur entwickelt und positive Kommunikationen ermöglicht. Eigenerfahrungen und Probleme der Entspannungssituation werden eingebracht und verändern das Informationsniveau und entsprechende Verhaltensmuster. Das Verhältnis Männer zu Frauen = 5:1 (in VHS-Gruppen etwa 1:1) hat nach eigenen Erfahrungen für die Gruppenentwicklung keine negativen Auswirkungen. Befragungen zur optimalen Gruppenstärke ergaben, daß 15 Teilnehmer die ideale Gruppe bilden könnten. Diese Größe ist für Gruppenteilnehmer und Kursleiter überschaubar und ermöglicht, daß gruppendynamische Prozesse ablaufen. Berichte über das eigene Üben sind dann noch möglich und für alle verständlich, und der Kursteilnehmer verliert die anfangs meist dominierenden Hemmungen, vor der Gruppe über sich zu sprechen oder sich direkt an den Kursleiter zu wenden. Die geschlossene Gruppe stellt insofern erhöhte Anforderungen an den Kursleiter, als sich individuelle Probleme ergeben können, die Kompetenz und Auseinandersetzung mit dem Stoff, der Methode und den Belangen der Teilnehmer verlangen. Hier kann die Gruppe, die sich u.U. auch als Selbsthilfegruppe verstehen kann, sich zum psychotherapeutischen Instrument entwickeln, auf jeden Fall aber die menschliche Begegnung in den Vordergrund rücken.

Der Kursleiter

Der Kursleiter oder auch Übungsleiter, man könnte ihn auch als »Kursbegleiter« bezeichnen, ist zunächst der Fachmann, der mit Hilfe seiner Fachkompetenz und Erfahrung die Entspannungsmethoden mit allen sich daraus entwickelnden komplexen Möglichkeiten und Problemen vermittelt. Als kompetenter Therapeut, versierter Pädagoge, informierter Physiologe und spezialisierter Psychologe »verläßt er sich nicht auf Kunstgriffe, sondern auf sich selbst; er benützt seine Kenntnisse, Geschicklichkeit und totale Lebenserfahrung, die in seiner Person integriert sind, und seine Wahrnehmung der jeweiligen Situation« (79).

Häufig ist eine gesunde Portion »common sense« wichtiger als eine wissenschaftlich begründete Aussage und Entscheidung. Menschliches Verhalten und viel Einfühlungsvermögen sind in der Diskussion mit den Übenden notwendig. Ein Kursleiter, der nur Verfahrensweisen und Methoden kennt und anwendet und sonst selbst von ihnen unberührt bleibt, läuft Gefahr, von den Kursteilnehmern nicht akzeptiert zu werden. Er könnte andererseits auch durch seinen persönlichen Stil die Gruppe strapazieren, wenn er zu viel redet. Hält er sich wiederum zu sehr mit Erläuterungen zurück, gibt es Fehlentwicklungen im Wissens- und Übungsbereich oder im Gruppenverhalten. Es können sich sogar Widerstände ihm gegenüber entwickeln. Widerstände sind gelegentlich durch Ängste bedingt, sie provozieren bestimmte Abwehrmechanismen der Teilnehmer und verhindern Entspannungseffekte. Hier sind oft Intuition und spontane Reaktionen des Übungsleiters notwendig, aber auch Wissen um diese Probleme.

Der Kursleiter muß sich selbst einbringen und auch über sich selbst sprechen; er muß auch Entspannung vorleben können. Im Auftreten, in Mimik, Gestik und Sprache sollte er versuchen, entsprechend zu wirken. Schon seine Stimme sollte er differenziert einsetzen; Entspannungsinstruktionen und -formeln unterscheiden sich von erläuternden und vitalisierenden Informationen während des Belastungsteils im Sport. In den trainingsbetonten Teilen der Sportstunde sollte er natürlich aktivierend, stimulierend arbeiten und u.U. die meisten Übungen, vor allem die Gymnastikübungen und die Spielformen mitmachen. Das hilft ihm überdies, die Belastung richtig einzuschätzen und zu dosieren.

Entspannungstexte hingegen sollten ruhig und gelassen gesprochen werden. Inwieweit die Stimme eine gewisse Suggestivkraft besitzen sollte, läßt sich nicht endgültig festlegen. Bewußt versuchte Suggestivwirkungen können als störend, wenn nicht gar als peinlich empfunden werden. Die leicht betonte, etwas gedehnte und mit Pausen durchsetzte übliche Sprechweise des Kursleiters reicht sicherlich aus. Es scheint u.U. geeignete und weniger geeignete Stimmen dafür zu geben.

Ob der Kursleiter die Übenden während des sportlichen Teils der Trainingseinheit oder auch in den Entspannungsübungen duzt oder mit »Sie« anredet, hängt von seinem Verhältnis zur Gruppe ab und vom Gruppenklima. In den Entspannungsmethoden kann das »Du« eventuell zu unbewußten Widerständen, Ablehnungen und damit zu Verspannungen führen und damit das Entspannungsbemühen beeinträchtigen.

Die Fachtermini entstammen normalerweise der Therapie, und physiologische, psychologische Erläuterungen werden eingefärbt von diesem Wissensbereich. Trotz dieser Vorgaben ist es günstiger, wenn der Kursleiter sich in seinem *Sprachschatz* der »Normalsprache« bedient und nicht von Therapie spricht, sondern von Üben und Entspannen.

Der Kursleiter repräsentiert auch hier in der Entspannungsgruppe unterschiedliche Rollen. Er verkörpert in seiner Person den Fachmann, der Wissen und Fähigkeiten vermittelt, und die formale Autorität, die organisiert, führt und bestimmte Normen vertritt. Er beeinflußt von außen die Gruppe und fördert gruppendynamische Prozesse. Er fördert die Individualität der einzelnen in der Gruppe und bringt gleichzeitig seine eigene Individualität mit ein, denn er ist zugleich Privatperson mit eigenen Interessen, Emotionen, Ansichten und Erlebnisweisen. Indem er diese nicht unbedingt unterdrückt, sondern in seine Übungsstunde mit einfließen läßt, kann er gegenseitiges Vertrauen wecken, das Gruppengefühl stärken, das gemeinsame Gruppenziel erreichen. In der Pädagogik spricht man von unterschiedlichen Lehrertypen oder Unterrichtsstilen. In unserem Rahmen ist wohl derjenige, der dem demokratischen Lehrertyp mit demokratischem Unterrichtsstil entspricht, der sicher geeignete Kursleiter.

Subjektive Ausprägungen und individuelle Interessenschwerpunkte sind beim Übungsleiter natürlich möglich. Er wird immer bestimmte Schwerpunkte setzen können und spezifischen Neigungen bezüglich der Auswahl seiner Methoden und Vorgehensweisen nachgehen. Er versteht sich als Berater der Kursteilnehmer und als Organisator von Lernprozessen.

Doch hier in den Entspannungsgruppen wechseln die Rollen sogar zeitweilig. Auch der Kursleiter kann zum Lernenden werden und die Rolle des Fachmannes aufgeben, wenn im gegenseitigen Miteinander Erfahrungen ausgetauscht werden und gruppenbezogene Prozesse oder spezifische Teilnehmerprobleme dominant werden. Dann muß der Kursleiter resonant sein, d.h., er muß aufnehmen können, sich einfühlen und auch mitmachen können in dem, was vorgeschlagen wird oder was als Problem auftaucht.

Es existieren ideale Vorstellungen vom Übungsleiter, die durchaus Abweichungen vertragen. Man stellt sich ihn als selbstsicher vor, der Klang seiner Stimme deutet dies an. Worte und einfache Ausdrucksweisen sollten die Gefühle freundschaftlicher Beziehungen und Vertrauen ausdrücken. Seine seelische Verfassung des Wohlbefindens und der Zufriedenheit überträgt sich auf die Teilnehmer. Unbedingte Notwendigkeiten sind vor allem die *Eigenerfahrungen* des Kursleiters auch *im Bereich der Entspannungsmethoden*. Im Verein mit fundierten theoretischen Kenntnissen (Physiologie, Psychologie und Pädagogik) mit Stimme, Sprache, Auftreten und Einfühlungsvermögen entwickelt er damit im Teilnehmer Fähigkeiten, Fertigkeiten und die Überzeugung, daß sich durch die erworbene Entspannungsfähigkeit die gesundheitliche Situation verbessert.

Erfolge bzw. Verbesserungen stellen sich in der Rehabilitation beim Gruppenteilnehmer aus der ambulanten Koronargruppe nicht so schnell ein wie beim Gesunden. Das Training ist für ihn komplexer, komplizierter und gleichzeitig spezifischer, weil es sich an bestimmten Defiziten und krankheitsbedingten Entwicklungen orientieren muß, die es zu kompensieren gilt. Dies macht den Kurs für den Übungsleiter aber auch interessant und lehrreich.

Es empfiehlt sich für ihn, Aufzeichnungen und Protokolle anzufertigen oder eine Nachbereitung in irgendeiner Form zu vollziehen. Eine vertiefende Lektüre entsprechender Fachliteratur kann ihm eine zunehmende fachliche Sicherheit gewährleisten. Und bei bestimmten problematischen Entwicklungen sollte er mit der gesamten Gruppe versuchen, Lösungen gemeinsam zu finden oder in Problemfällen den Teilnehmer zu einer Konsultation z.B. beim Psychotherapeuten anzuregen.

Auch dem Kursteilnehmer sollte angeraten werden, zumindest in der Lernphase entweder Protokoll über das häusliche Üben zu führen oder bestimmte Beobachtungen und die damit verbundenen Fragen schriftlich zu fixieren und in der Übungsstunde vorzutragen.

Wenn der Kursleiter gelegentlich seine privaten menschlichen Probleme, seine Gefühle, Vorlieben, Interessen und Ansichten hervortreten läßt, gewinnt er hier die so notwendige Nähe.

Persönliche Meinungen sollte er meist gelten lassen und auf die Vorstellungen der Gruppe eingehen. Er kann auch bei bestimmten Fragen die Fachleute in der Gruppe direkt ansprechen. Der Kursleiter wird am meisten akzeptiert, der nicht nur wegen seines Fachwissens, sondern aufgrund seines Auftretens und Verhaltens imponiert.

Insgesamt sollte der Übungsleiter in der Entspannungsgruppe folgenden Anforderungen gerecht werden:

1. Er muß die Entspannungsmethode, die er lehrt, selbst an sich erfahren haben.
2. Er muß die Methode, die er vermittelt, theoretisch fundieren können und das entsprechende Hintergrundwissen dafür besitzen.
3. Er muß die (Negativ-)Wirkungen einer Methode einschätzen können und ihre Grenzen kennen.
4. Er muß seinen Unterricht systematisieren und methodisch gestuft aufbauen.
5. Er muß freundlich und höflich, gelassen und tolerant bleiben.
6. Er muß seine Grenzen kennen und eingestehen, auch vor der Gruppe.
7. Er muß versuchen, die Teilnehmer mit ihren persönlichen Problemen kennenzulernen, u.U. auch außerhalb der Arbeit in der Entspannungsgruppe.
8. Er sollte aktiv und anregend auf die Kursteilnehmer wirken, doch nicht dominieren. Ist die Gruppe gefestigt und der Übungsstoff entwickelt, kann er vermehrt in den Hintergrund treten.
9. Er sollte langsam und deutlich sprechen und seine Stimme wohldifferenziert einsetzen.
10. Er sollte sich selbst einbringen und seine Eigenerfahrungen wirken lassen.
11. Nicht zuletzt sollte der Sporttherapeut **Entspannung vorleben können**!

Das Üben

Das Üben orientiert sich an den jeweiligen *Übungsinhalten,* aber auch an den formalen *Übungsvoraussetzungen.*

Der Übungsstoff bzw. die Übungsinhalte bestehen in unserem Falle aus den Entspannungsmethoden. Entspannung läßt sich, wie erwähnt, auf unterschiedliche Weise erreichen. Die im folgenden dargestellten Methoden bevorzugen unterschiedliche Ansätze und reichen von der relativ einfachen, aber wirksamen Gesichtsentspannung bis zum Autogenen Training oder der Entspannung durch Musik. Somit steht der Kursleiter vor dem Problem der Auswahl.

Als positiv hat sich bewährt, *eine* Methode in den Mittelpunkt der Gruppenarbeit zu stellen. Diese wird dann über einen längeren Zeitraum (evtl. $^1/_2$ Jahr) systematisch gelehrt und praktiziert.

Daneben werden andere Formen vorgestellt und geübt. Das Kennenlernen weiterer Möglichkeiten bringt den Kursteilnehmer in die Lage, daraus eigene subjektive Ansätze zu entwickeln, die ihm neben den etablierten Methoden (wie etwa Autogenes Training oder Tiefmuskelentspannung) oft weitere angenehme und schöne Entspannungserfahrungen und -wirkungen gewährleisten.

Das **Üben in der Gruppe** ist dem Einzellernen vorzuziehen. Das bedeutet jedoch nicht, daß die Teilnehmer das tägliche Üben als Hausaufgabe vernachlässigen sollten. Zumindest am Anfang, in den ersten Wochen und Monaten sollte täglich 1–2mal zusätzlich geübt werden. Üben in gleicher Weise, unter gleichen Bedingungen zur gleichen Tageszeit begünstigt den Lerneffekt. Das Lernen und Wiederholen unter gleichen oder ähnlichen Bedingungen gilt als wichtiger Grundsatz wesentlicher Lerntheorien. Lernen und Üben sollen in unserem Fall nicht zwanghaft, gewollt und erfolgsorientiert ablaufen. Wenn es mal nicht »läuft«, dann abbrechen und nach Stunden oder am nächsten Tag wiederholen. Es sollte jedoch systematisch in das Tagesregime eingebaut werden; morgens, nach dem Aufstehen, kann man gut üben; mittags halbiert man damit die Tagesermüdung, und abends verbessert man u.U. das Einschlafen.
Im Laufe des Entspannungslernens entwickelt sich gewissermaßen eine *»Entspannungsmentalität«,* vor allem im Alltag, die sich nicht nur in entspannten Körperhaltungen und Bewegungen äußert, sondern direkt Entspannung sucht in entsprechender Musik, in Gesprächen oder körperlichen Betätigungen. Man verhält sich entspannt in Diskussionen oder Konfrontationssituationen und atmet erst einmal tief durch, ehe man aktiv reagiert, oder achtet auf Entspannung des Gesichts oder der Hände, was durchaus nicht heißen muß, daß die Reaktivität reduziert ist.

Für den Kursleiter bedeutet das, dieses Verhalten vorzuleben und im Auftreten, in Mimik, Gestik und Sprache entsprechend zu wirken.

Wird das Entspannungstraining in Kombination mit dem Koronarsport betrieben, so liegt der günstige Zeitpunkt für das Erlernen in der Gruppe u.U. im *Schlußteil der Sportstunde*. Es gibt auch Gruppen, die vorher üben, wenn organisatorische Voraussetzungen es verlangen.

Ist vorher körperlich trainiert worden, so wird eine *ausklingende Phase* notwendig, die zum Entspannen überleiten soll. Durch ein Abklingen der Belastung, durch vorheriges ruhiges Gehen mit anschließenden Gesprächen und Diskussionen über theoretische Grundlagen des Entspannungstrainings werden aktivierte physiologische Prozesse (Herzfrequenz, Atmung u.a.) sich wieder der Ausgangsnorm nähern und die Entspannung begünstigen. Unmittelbares Entspannungsüben nach der Belastung verbietet sich von selbst. Die Pause zwischen Belastung und Entspannung sollte mindestens 15 Minuten betragen und kann dem Aufbau der Entspannungsutensilien dienen (Stühle, Liegen, Matten, Kopfkisssen, Schlummerrollen). Wegen günstigerer orthostatischer Verhältnisse könnten nach sportlichen Belastungen Übungshaltungen im Sitzen bevorzugt werden. Obwohl Turnhallen nicht durchweg dafür prädestiniert sind, sollte sich eine Atmosphäre von Behaglichkeit entwickeln.

Optimal und hilfreich sind hier auch die Vorbereitung und die psychische Einstellung auf die Entspannung durch entspannende Musik.

Auch die Raumtemperatur und die Frischluftzufuhr sind wesentlich. Manche Teilnehmer bedecken sich mit einer leichten Wolldecke. Einengende Kleidung ist zu öffnen; Schuhe sind, wenn möglich, auszuziehen. Kontaktlinsenträger, die bei geschlossenen Augen ein Brennen verspüren, üben mit geöffneten Augen und konzentrieren sich dabei auf einen Punkt im Raum oder an der Decke. Brillen werden abgenommen. Niesen, Husten, Jucken sollte man nicht unterdrücken.

In der *Vorbereitung des häuslichen Übens* haben sich sowohl ein Spaziergang an frischer Luft als auch ein vorheriges Bad ohne Abkühlung bewährt. Darm und Blase sollten entleert sein und das Üben nicht durch extreme Außengeräusche beeinträchtigt werden.

Beim Üben in der Gruppe kann das **Übungstempo** zum Problem werden, evtl. kann der Kursleiter das Sprechtempo an der eigenen Atmung orientieren. Dabei sind die Teilnehmer zu beobachten. Mit zunehmender Entspannung wird deren Atmung langsamer und tiefer und verlagert sich zur Bauchatmung. Die Augenlider werden ruhig und die Lippen leicht geöffnet. Man liegt ruhig, ohne Schluckreflexe.

Tonbandarbeit im Entspannungstraining ist problematisch. Man kann zwar u.U. entspannter sein, wenn man damit allein übt und sein Gesicht und sein Aussehen besser »ablegen« kann. Auch verbindet sich mit der eigenen Tonbandstimme der Eindruck, daß man selbst Effekte bewirkt. Doch die eigene Stimme findet man nicht immer sympathisch. Andererseits entwickeln sich Abhängigkeiten von der Technik. So wird in der Literatur vielfach vor der Nutzung von Schallplatten und Kassettenrecordern gewarnt, vor allem, wenn der Trainierende sie ohne vorherige Rücksprache mit dem Leiter der Gruppe im häuslichen Üben verwendet. Hier wird im eigentlichen Sinne nicht autogen trainiert. Die Teilnehmer fühlen sich u.U. allein gelassen, der Kursleiter kann dann nicht helfen.

Die Konserve berücksichtigt kaum die individuellen Voraussetzungen der Übenden, den Atemrhythmus, die Sprechweise, das Übungstempo, die nötige Dauer der Formelabstände und die Zeit für die Realisierung der jeweiligen Formelinhalte.

Problematisch könnte außerdem die Tatsache sein, daß die bequeme Verwendung auditiver Medien dazu führt, sich ausschließlich und auf Dauer darauf zu verlassen.

Eventuell kann man ihnen die Funktion von Gedächtnishilfen konzedieren; auch Ausbildungslücken nach einer Abwesenheit vom Unterricht kann man damit sicherlich schließen. Voraussetzung dafür ist freilich, daß der Kurs in Übereinstimmung mit dem Vorbild abläuft, z.B. sollte sich der Ausbilder exakt an die Vorgabe halten. Dies ist jedoch beim Autogenen Training generell üblich.

Allgemein zu empfehlen ist die Einbeziehung von Musik mit Hilfe von Tonträgern in die Entspannung. Davon wird später noch die Rede sein (s. S. 167 ff., Musikentspannung).

Im allgemeinen bewirken Entspannungsmethoden im wesentlichen die folgenden **physiologischen Adaptationen** und Veränderungen, die allen Übenden und den Teilnehmern der AKG speziell zugute kommen:

- Gleichmäßigkeit, Vertiefung, Verlangsamung der Atmung, Umschaltung auf die Bauchatmung
- Beruhigung oder Senkung der Herzfrequenz (beim Anfänger, zunächst oft psychisch bedingte Erhöhung, Initialangst, die sich abbaut)
- Spannungsverlust innerhalb der Skelettmuskulatur
- Gefäßdilatation in der Peripherie
- Vegetative Umschaltung in Richtung Vagotonie
- Anstieg des Hautwiderstandes
- Normalisierung des Blutdruckes
- Veränderung der Hirnströme in schlafähnliche Zustände.

Im **Psychischen** erleben die Teilnehmer die Zustände der Ruhe und Gelassenheit sowie der geistigen und körperlichen Frische, Reduktion von Angst und Spannung, Abnahme von Nervositäten und innerer Unruhe, Abbau von Ein- und Durchschlafstörungen, Verbesserung der Beziehungen zur Umwelt und zum/r Partner/in, schnelle Regeneration nach Belastungen, Linderung von Schmerzen, das Lösen und Lockern von Verspannungen, Verbesserung der Konzentrationsfähigkeit, die Annahme des eigenen Körpers, Verbesserung der Körperwahrnehmung, Steigerung der allgemeinen Leistungsfähigkeit, Verbesserung der Vitalität und der umfassenden Lebensqualität.

Zu intensive Reaktionen wie übermäßige Schwere oder Wärme kann man **regulieren** und durch Ballen der Fäuste mit unterschiedlich starken Kontraktionen regelrecht steuern. Man bekommt sich gewissermaßen wieder in den Griff. Auch sofortiges Zurücknehmen kann sie korrigieren.

(Bei der Vorstellung und Erklärung der Schwereübung äußerte eine Teilnehmerin ziemliche Bedenken. Sie habe während ihrer Kur den Kurs im Autogenen Training aufgegeben, da sie zwei Tage lang unangenehme Schweregefühle im rechten Arm gespürt habe. Erkundigungen erbrachten, daß der dortige Kursleiter das Zurücknehmen vergessen hatte!)

Bei Unruhezuständen, Unwohlsein oder Angstzuständen sollte der Kursteilnehmer generell zurücknehmen und mit dem Kursleiter darüber sprechen. In solchen Fällen, die relativ selten auftreten, kann ein befreiendes Gespräch sehr sinnvoll sein.

Aus einer **Befragung** in unseren Gruppen ergab sich, daß die Mehrzahl der Teilnehmer sich entspannt und erholt, ruhig und gelassen, körperlich und geistig frisch fühlt. Kaum jemand unter 60 Übenden bezeichnete sich als unruhig und nervös, gereizt oder zerschlagen. Zu einem geringen Teil gaben sie an, sich nach der Entspannung regelrecht müde zu fühlen. Wahrscheinlich führten sie das Zurücknehmen zu passiv aus oder wollten die Entspannung zeitlich weiter ausdehnen und vielleicht auch dazu benutzen, um gut einschlafen zu können. Um gut in das Schlafen zu gelangen, muß man auf keinen Fall zurücknehmen.
Im wesentlichen zeigt das allgemeine Verhalten der Teilnehmer **positive Veränderungen.** Sie entwickeln neue Vorstellungen vom eigenen Körper. Sie nehmen sich an, wie sie sind, wie der Körper ist. Sie lernen, ihren Körper zu beherrschen und werden körperlich sensibilisiert (Fühlen der Körperteile, Spüren von Wärme und Schwere). Verhaltensbezogene Wirkungen nach außen, soziales Verhalten und dergleichen resultieren vornehmlich aus den sog. formelhaften Vorsätzen (vgl. S. 123). Insgesamt entwickelt sich das Bedürfnis und die **Fähigkeit zur Entspannung und zur Verhaltensänderung.**

Grundlegende Thesen zum Entspannungstraining

Ein Entspannungstraining sollte von spezifischen Grundvoraussetzungen und Vorüberlegungen ausgehen, die sowohl die Planung als auch die Durchführung bestimmen können. Gemeint sind damit vor allem folgende Thesen:

1. Entspannung ist Spannungsreduktion.
2. Entspannungstraining ist Konzentrationstraining.
3. Entspannen ist Geschehenlassen und
4. Entspannungstraining ist Körperwahrnehmungstraining.

Entspannungstraining ist Spannungsreduktion

Entspannung total ist kaum möglich. Entspannung voll und ganz (siehe auch Seite 14 ff.) als absolutes Phänomen gibt es weder im Organismischen noch in den Tätigkeiten des Zentralen und Vegetativen Nervensystems, also den entspannungsrelevanten Systemen. In den meisten Entspannungsverfahren spielt vor allem die Muskulatur als größtes autonomes Körperorgan eine wesentliche Rolle. Sie kann durchweg der Auslöser und der Wirkungsbereich von Entspannung sein und im gesamten Körper zu entsprechenden Reaktionen führen. Doch dabei ist nicht zu übersehen, daß stets und ständig ein Rest von Erhaltungsspannung bestehen bleibt – in der Muskulatur, in den Gefäßen, in den Zellen, in Regulationen und Steuerungsprozessen, in umfassenden organismischen Systemen.
Dem Anfänger kann diese Tatsache am Beispiel der »Autogenen Entladung« (nach *Schultz*) besonders bewußt werden. Als Übender kennt er das plötzliche heftige Zusammenzucken bestimmter Muskelgruppen in der Tiefentspannung oder auch außerhalb des Entspannens während des Schlafens. Dort kann es passieren, daß er sich auf dem Weg zu einer angenehmen Entspannung dem Grundtonus, auch Biotonus oder Erhaltungstonus genannt, nähert. Um zu ver-

hindern, daß dieser Biotonus generell unterschritten wird, greifen spannungskontrollierende Mechanismen (Muskelspindeln, die den Muskelfasern zugeordnet sind) in die Arbeit der Muskulatur regulativ ein. Bedingt reflektorische »Verschaltungen« setzen dabei spürbare Kontraktionen, also Bewegungen, in einem Arm, einem Bein oder wo auch immer in Gang, die im Schlaf oder in der Entspannungsphase mit einem plötzlichen Zusammenschrecken wahrgenommen werden. Sie sind ein Anzeichen dafür, daß der »Normotonus« wieder hergestellt wurde, in dem sich Spannung und Entspannnung im Gleichgewicht befinden. Der oder die Gestörte kann in den meisten Fällen wieder einschlafen und der Übende seinen Entspannungsprozeß wieder fortführen. Ihm wird auf diesem Wege aber vor allem bestätigt, daß er in der Lage sein kann, sich muskulär zu entspannen.

In der Entspannungsgruppe ist es im allgemeinen auch unser Anliegen, Spannungen abbauen zu können bzw. zu regulieren. Aber vor allem Entspannung zu spüren, zu genießen und bei Bedarf entstehen zu lassen, kann zu einer wichtigen Grundlage der individuellen Lebensgestaltung werden.

Entspannungstraining ist Konzentrationstraining

Man muß sich konzentrieren können, will man sich entspannen. Konzentration gilt als eine wichtige Voraussetzung für den Erwerb von Entspannungsfertigkeiten. Schon *Schultz* bezeichnete in seiner Monographie das Autogene Training als »konzentrative Selbstentspannung«.

Konzentration ist dort ein selbstinduziertes Geschehen, das nicht eigentlich durch Wollen oder Müssen geregelt werden kann. Es setzt vor allem eine bewußte Aufmerksamkeit und Wachheit voraus und gestattet Verlagerungen und Einengungen der Hinwendung auf unterschiedliche Bereiche, z.B. auf innere Prozesse, Bewußtseinsinhalte, Empfindungen, Gefühle, Gedanken, aber auch auf äußere Objekte, Ziele und Geschehnisse (siehe Übungen im Abschnitt Körperwahrnehmung).

In unserer Absicht, die Möglichkeiten von Entspannung im Gefolge einer Krankheit auszuloten und die Therapie zu optimieren, versuchen wir ganz konkret, individuelle Zustände zu erfühlen und z.B. im Autogenen Training gezielt die Atmung oder das Herz in unseren Übungen »anzusprechen« und uns konzentriert mit ihren Reaktionen zu befassen. Mit Hilfe eines versierten Arztes können wir sie entsprechend einordnen in das Rehabilitationsgeschehen. Es kann durchaus geschehen, daß die Konzentration auf die Schwere und Wärme der Arme oder Beine in den Übungen des Autogenen Trainings u.U. auch die Befindlichkeit unseres Herzens positiv beeinflussen kann. Konzentration und konzentratives Bemühen kann vielseitig sein und beinhaltet Wahrnehmung, Aufmerksamkeit und, wie die Amerikaner sagen, Achtsamkeit (bodymindedness).
Konzentration steht, wie das o.g. Beispiel zeigt, in unserem Interessensbereich im engen Zusammenhang mit der Wahrnehmung des eigenen Körpers (siehe unten).

Um sich auf den Körper und seine Befindlichkeiten zu konzentrieren oder aber auch die Effekte von Entspannung zu deuten, ist es nötig, die eigene Aufmerksamkeit lenken zu können. Geeignete Übungen dafür sind die Hinwendungen auf entsprechende Körperteile wie die rechte Hand, die linke Fußsohle, die Stirn oder auf das Gesicht. Konzentration dahin kann auch dazu führen, daß dort bestimmte physiologische Prozesse spürbar werden. Gleichzeitig lassen sich in der relativen Bewegungsruhe der Rückenlage, die als Entspannungshaltung dafür geeignet ist, außerdem die Wirkungen entsprechender Außenreize reduzieren oder negieren.

Weiterführend läßt sich sagen, daß Formen tiefer Konzentration, wie unterschiedliche Meditationen, in unseren Gruppen sicherlich für Interessierte möglich sind. Sie setzen indessen Motivation, Disziplin, bewußtes Lernen und regelmäßiges Üben voraus, das bestenfalls in einer gut geführten separaten Arbeitsgemeinschaft vorhanden sein kann.

Entspannungstraining ist Geschehenlassen

In Verbindung mit der o.g. Konzentration wird es deutlich, daß derjenige, der sich hinlegt, um sich endlich entspannen zu **wollen,** sich eigentlich schon auf dem **falschen** Wege befindet. Ein zu starkes Bedürfnis, dies zu tun, kann schon zu mehr oder weniger bewußten Verspannungen führen und das Entspannen erschweren. Wir kennen dies aus vielen mühseligen Versuchen, endlich schlafen zu können. Bewußtes Schlafenwollen verhindert das Einschlafen. Im Autogenen Training heißt die **autosuggestive Formel dafür »Schlaf völlig gleichgültig, Ruhe angenehm«.** Eine solche paradoxe Intention, wie es heißt, führt gewissermaßen durch die Hintertür zum Einschlafen. Es bringt mehr, dabei die Ruhe als den höheren Wert anzusehen. Der Versuch, bewußt und gewollt zu entspannen, kann genau so schwierig sein wie der, schlafen zu wollen. Auch Relaxation braucht oft eine indirekte Annäherung, d.h. sich nicht mit dem Ziel zu befassen, sondern nur mit dem Weg und den Möglichkeiten des Dorthingelangens unter Einbeziehung von Bewußtheit und Achtsamkeit.

Geschehenlassen meint auch, sowohl im Üben als auch in vielen Situationen des alltäglichen Lebens, die uns so oft störenden Geräusche, Lärm, Düfte oder bestimmte Situationen so **anzunehmen** wie sie sind. An vielem kann man nichts ändern. Man kann vieles wahrnehmen, sich bewußt machen, was es sein könnte. Und das Flugzeug über uns sehen und hören wir so, wie es fliegt, und nehmen es so an. Wir können dies nicht ändern. Wir können lediglich versuchen, unsere Einstellung den Dingen gegenüber zu beeinflussen oder zu ändern. Das ist schon viel. Geschenlassen bringt uns oft weg von negativen Beeinflussungen und Wirkungen. Dabei ist mit Geschehenlassen nicht Resignation gemeint und heißt natürlich auch nicht, daß man alles im Leben geschehen läßt und mit Gleichgültigkeit »behandelt«. Ebenso oft ist es natürlich genau so wichtig, aktiv zu handeln oder angemessen zu reagieren.

Vieles läßt sich lernen und üben und im rechten Maß anwenden. Und Geschehenlassen erfordert Geduld und Wartenkönnen, bis Effekte spürbar werden – im Alltag und im Entspannungsüben.

> **»Entspannung ist nicht etwas, das du tust. Es ist eine natürliche Reaktion, die du zuläßt. Entspannung ist das, was übrig bleibt, wenn du aufhörst, Spannung zu erzeugen.«** *(Joel Levey)*

Entspannungstraining ist Körperwahrnehmungstraining

Die Fähigkeit, den eigenen Körper wahrzunehmen, bildet die Grundlage für variable Entspannungsmöglichkeiten. Wer sich und seinen Körper in Ruhe oder Bewegung nicht wahrnehmen kann, wird im Entspannungstraining auf Schwierigkeiten stoßen. Deswegen bilden unterschiedliche Körpererfahrungen, wie sie sich z.B. im Sport oder im motorischen Lernen und Üben im wesentlichen durch die Entwicklung konditioneller und koordinativer Fähigkeiten und Fertigkeiten herausbilden, auch die Basis der Herausbildung von Entspannungsfähigkeiten. Eine derartige Schaffung dieser Voraussetzungen ist die eine Seite des Entspannungslernens.

Die andere Seite ergibt sich aus unserer funktionierenden Sensorik mit ihren jeweiligen Analysatoren, nämlich den optischen, akustischen, taktilen, statiko-dynamischen und kinästhetischen Analysatoren, die zu einer entsprechenden Informationsaufnahme und -verarbeitung vor allem im zentral-nervösen System beitragen können. Sie machen entsprechende **Körperwahrnehmungen** möglich, wie z.B. die Lagebefindlichkeiten des Körpers insgesamt und seiner Teile im speziellen, wie die Wärme und Schwere im Körper, die Spannungs- und Entspannungszustände, die Körperhaltung, die Wahrnehmung der Körpergrenzen sowie das gesamte sich neu entwickelnde Körperschema des sich im Entspannungszustand befindlichen Körpers. Die daraus resultierenden psychischen Befindlichkeiten wie Sichwohlfühlen, innere Lösung und Gelassenheit, Ruhe und Wohlbefinden, Geduld, positive Grundstimmungen, Interesse am Körper und seinen Reaktionen sind die eigentlich logische Folge. Darauf aufbauend können sich starke Affekte, emotionale Labilitäten, Prüfungsängste und Ängstlichkeiten schlechthin, Schlafstörungen und Unruhezustände mindern.

Lowen (59) spricht in Verbindung mit der Körperwahrnehmung von »Selbstentdeckung« und behauptet weitgehend und komplex, daß »jeder Mensch sein Körper ist«.

In den Übungs- und Trainingsgruppen im Bereich der Rehabilitation können wir die Körperwahrnehmung im Sinne dieser **Selbstentdeckung** schulen und entwickeln. Die Teilnehmer und Patienten lernen dabei ihren Körper neu kennen, können erleben, wie ihr Körper nach der Krankheit unter den Bedingungen einer körperlichen Belastung positiv reagieren kann, wie er sich verändert und wie sich Spannungen und Ängste abbauen. Und der Sporttherapeut erweist sich als pädagogisch versiert, der nicht nur das Gehen, Laufen, Spielen und die Gymnastik therapeutisch nutzt und physiologische Anpassungsprozesse einleitet, sondern in jeder Trainingsstunde Aufmerksamkeiten für den Körper weckt, auch für die sich ändernden Reaktionen der inneren Organe. Und er sollte aber vor allem auch in vielen Bewegungsabläufen bewußt auf die Möglichkeiten hinweisen, den Körper in seinen Teilen nur zu spüren, die Arme, Beine, das Gesicht, die Finger usw. einfach nur aufzusuchen und wahrzunehmen, sei es im Gehen, Stehen oder Sitzen, in der Rückenlage oder im Rollen eines kleinen Tennisballes unter der Fußsohle im Stand mit offenen oder mit geschlossenen Augen.

Und eine ganz entscheidende Rolle spielt dabei die Atmung. **Atembewußtheit** bildet die Grundlage vieler Entspannungsansätze und Meditationen. Von der fernöstlichen Medizin bis zu westlichen Entspannungsformen, überall steht die Achtsamkeit auf Ein- und Ausatmung an zentraler Stelle. Den Atem zu beobachten heißt in einer chinesischen Aussage, unsere Art zu leben beobachten.
Dieser Einstieg über das **Bewußte** entwickelt Sensibilitäten für den Körper, führt zum Annehmen des eigenen Körpers, so wie er ist. Er führt auch dazu, sich kennenzulernen und unterscheiden zu können, warum und wodurch er sich krank und unwohl oder auch zufrieden, froh und gesund fühlt. Doch ohne körperlich bewußte Vorbereitung und ohne die Entwicklung von Körperwahrnehmungsfähigkeiten ist das Entspannungstraining erschwert, übrigens auch beim gesunden Menschen.

In der Schaffung dieser notwendigen Voraussetzungen ist folgende **methodische Orientierung** möglich:

1. Schulung der Körperwahrnehmung im aktiven Bewegen (vorwärts, rückwärts, seitwärts usw.).
2. Wahrnehmung von Spannung und Entspannung in Ruhe und Bewegung in gymnastischen Übungen und in Möglichkeiten, die man z.B. auch aus der Progressiven Relaxation ableiten kann (siehe dort).
3. Körperwahrnehmungen durch einfache, individuelle körperorientierte Beobachtungen in Alltagshandlungen – sich auch im Alltag für den Körper interessieren und sensibilisieren (ohne hypochondrische Überzeichnungen).
4. Wahrnehmung des körperlichen Umfeldes in Ruhe und in Bewegung (Geräusche, Licht, Musik, Gerüche oder innere Reaktionen wie Herzschlag, Atem, Verdauungsreaktionen, Schwitzen, Frieren u. dgl. m.).
5. Wahrnehmen von eigenen Bewußtseinsinhalten, Gedanken, Ideen, inneren Bildern und Vorstellungen in Ruhe und bei Bewegungen.
6. Wahrnehmen von regenerativen Prozessen im Körper beim Ausruhen nach Belastungen.
7. Wahrnehmen der Anwesenheit und des momentanen Verhaltens von Partnern und Mittrainierenden.

Auf solchen in dieser Weise entwickelten Sensibilitäten kann jegliches **Entspannungstraining,** vor allem auch unter Einbeziehung von Reflexionsphasen aufbauen, z.B. mit Hilfe der folgenden **Körperwahrnehmungsübungen.**

Der eigene Körper

Körpererspüren in der Bewegung
Im Gehen oder im langsamen Laufen werden bestimmte Körperbereiche, deren Bewegungen oder Bewegungsabläufe beobachtet. Ganz bewußt erspüren wir die Fußsohlen, die Fußballen, die Unterschenkel, die Knie, das Gesäß, den Bauch, den Brustkorb, die Schultern, den Kopf und die Kopfhaut, die Stirn, das Gesicht insgesamt.

Im Gehen können dazu bestimmte Arm- und Beinbewegungen ausgeführt (Pendeln, Schwingen, Kreisen) oder bestimmte Gebärden und Gesten ausprobiert werden: asiatischer Gruß mit vor dem Gesicht zusammengelegten Händen, Drohen oder Winken mit den Händen, freudige oder ängstliche, drohende oder aggressive Gebärden und Haltungen.

Wie sitze ich?
Im Sitzen auf einem Stuhl »auskundschaften«, wie ich sitze, hinten an der Rückenlehne oder vorn, aufstehen und hinsetzen. Wie sitze ich? Wie stehe ich? Was spüre ich? Beine, Arme, Kopf, Rücken und Bauch beobachten.

Körperhaltungen
Verschiedene Stellungen und Haltungen werden eingenommen und durchgespürt: Streckstand, Seitgrätschstand, Quergrätschstand, Hockstand, Kniestand, Grätschsitz, Strecksitz, Hürdensitz,

Rücken-, Bauch- und Seitenlage, die »Kerze«, der Lotussitz usw. Mit jeweils unterschiedlichen Arm-, Bein- und Handhaltungen.

Kopfhaltung
Im Gehen durch den Raum die Atmung und den Kopf bzw. die Kopfhaltung beobachten. Körper wahrnehmen und den Unterschied im Fühlen und Empfinden des Körpers bzw. der inneren Einstellung dazu bei angehobenem und gesenktem Kopf beobachten. Die Differenz liegt unter Umständen zwischen optimistisch/positiver Einstellung (Kopf hoch) und negativ/pessimistisch/fast depressiver Haltung bei gesenktem Kopf.

Atmen
Wahrnehmung des Atmens im Brustkorb, in der Bauchdecke, in den Flanken in Ruhe und Bewegung. Damit kann man sich auch aktiv der Energie bewußt werden, die durch das Atmen in die Körperzellen gelangt und positive Energie einatmen sowie in der Vorstellung verbrauchte ausatmen.

Aufspüren des Pulses
bzw. der Pulswelle in diversen Entspannungshaltungen. Am ehesten fühlt man den Puls natürlich beim Handauflegen auf dem Brustkorb oder oberhalb des Handgelenks an der Daumenseite. Bei konzentrierter Hinwendung auf die Bauchdecke kann man auch dort die Pulswelle spüren und als angenehm empfinden.

»Open Focus Exercise«
werden folgende Übungen genannt. Sie stammen aus den USA, wo in bestimmten Therapien zum Zweck der Verbesserung der Körperwahrnehmung u.a. versucht wird, Körperräume und Körperentfernungen zu schätzen. Einige solcher Übungen:

»Stelle dir die Entfernung zwischen Stirn und Kinn vor. Erspüre die Entfernung zwischen der rechten und linken Schulter, zwischen dem Daumen und dem kleinen Finger, zwischen dem Ellbogen und der Schulter, zwischen dem linken und dem rechten Ohr, zwischen Knie- und Fußgelenk, zwischen den Schulterblättern, die Region zwischen den Nieren. Stelle dir den Raum in der Mundhöhle vor. Stelle dir das Volumen des Brustkorbes vor oder des Bauches, den Raum der Lungen u.dgl. mehr.« Entsprechende Übungen lassen sich individuell entwickeln.

Seilchenspüren
Ein Seilchen auslegen und darauf balancieren, vorwärts, rückwärts, seitwärts, sehend und blind. Barfuß ausführen und dabei die Fußsohle wahrnehmen.

Heben und Senken
der gestreckten Arme von der Tiefhalte in die Vorhalte im Wechsel, dasselbe auch neben dem Körper auf und ab. Dabei auf die Atmung und auf den Körper insgesamt achten.

»Urlaub im Sand«
In der Rückenlage den Körper wahrnehmen. Sich vorstellen, im warmen Sand zu liegen und Sonne und Wind zu spüren. Wo berührt mein Körper den Sand und wo spüre ich den warmen Sand? Wo sind die Druckstellen und die Vertiefungen im Sand?

Haltungswechsel
Aus der sicheren Rückenlage langsam aufrichten und über den Sitz und über die Bankstellung in den stabilen Grätschstand gelangen, dort entspannt stehen, den Körper insgesamt und in seinen Teilen beobachten. Die Körperwahrnehmung kann durch ein leichtes Pendeln und Schwingen des gesamten gestreckten Körpers unterstützt werden. Im Schwingen nach links und rechts pendeln wir uns in ein Monotonieerleben ein, das für uns sehr entspannend sein kann. Den gleichen Weg langsam zurück in die angenehm ruhige Rücken- oder auch Bauchlage, in der wir den gesamten Ablauf mit Wohlbefinden reflektieren und nachempfinden.

Pendeln
Pendeln im Sitz auf einem Stuhl, und dort auf der vorderen Stuhlkante. Mit offenen oder geschlossenen Augen schwingt der Oberkörper langsam nach links und rechts, dann nach hinten und vorn; und schließlich pendelt der Oberkörper in einem leichten Trichterkreisen, in welchem der Kopf einen kleinen Kreis (von oben gesehen) beschreibt.

Kopfarbeit
Im Sitzen langsam Kopf heben und senken, auch seitwärts, und beobachten.

Fersentanz
Im Sitz auf einem Stuhl beide Fersen im Wechsel oder gleichsinnig vom Boden anheben und wieder abstellen. Die Fußspitzen bleiben liegen. Dasselbe und dabei den Kopf vorbeugen und wieder anheben. Beine und Kopf im Gegenrhythmus; nicht allzu schnell.

Tennis verkehrt
Im Stand einen Tennisball unter einer Fußsohle rollen und kreisen, mit Druck oder ganz weich, schnell oder langsam, unter dem Längs- oder Quergewölbe, bis an die Zehen und zurück; an den Rändern entlang oder durch die Mitte. Danach Wechsel des Standbeines.
Bei allen Bewegungen beobachten, was ich tue, was ich empfinde, bei offenen und bei geschlossenen Augen. Und reflektieren: was ist danach anders?

Wärmesuche
Der Übende legt eine Hand auf den Oberschenkel und erspürt den leichten Auflagedruck, evtl. auch die Wärme der Hand oder des Oberschenkels. Nach einigen Minuten die Hand zurückziehen und der vorher dort gelegenen Hand auf dem Oberschenkel nachspüren, d.h. den Druck, die Form, die Wärme nachempfinden und wirken lassen. Dies erfordert eine ziemliche Konzentration, die auch späteren Entspannungsbemühungen zugute kommen kann.

Mit dem Körper des Partners

Taktile Wahrnehmungen
Partner A »malt« dem sitzenden oder auf dem Bauch liegenden Partner B mit dem Finger bestimmte Formen auf den Rücken (Kreis, Viereck, Zahlen, Buchstaben, Wörter), die von B erkannt werden sollen.

Muskeln anspannen und entspannen
A berührt bestimmte Muskelbereiche von B kurz mit der Hand. B versucht, diese Muskeln kurz anzuspannen.

Dasselbe, jedoch die berührten Muskeln werden bewußt entspannt, d.h., die Spannung wird herausgenommen. Wichtig sind auch hierbei die entsprechenden Nachempfindungen.

Körperspüren
A liegt auf dem Bauch, B sitzt daneben. B legt seine (ihre) Hände auf das Kreuzbein von A. A spürt den Ort der Hände auf.
B legt eine Hand auf das Gesäß von A, die andere in den Nacken.
B legt die obere Hand auf den Kopf von B, die untere nacheinander langsam auf den Oberschenkel, das Gesäß, die Nierengegend, zwischen die Schulterblätter usw. Jeweils berichten, wo die Hände liegen.

Insichhängen
Im Stand beugt A den Oberkörper langsam nach vorn und läßt die Arme locker hängen. B prüft die Lockerheit der Schultern, der Arme, des Kopfes usw. mit leichten Druckbewegungen oder leichtem Durchwalken der verschiedenen Körperbereiche. Auch leichtes Ausklopfen erleichtert die Aufgabe von A, seinen Körper langsam und bewußt zu erspüren.

Schneidersitz
A sitzt bequem und locker im Schneidersitz mit geschlossenen Augen. B kniet dahinter, legt seine Hände auf die Schultern von A und kreist oder pendelt A hin und her.

Doppelschneidersitz
A und B sitzen mit den Rücken gegeneinander, bewegen sich in ähnlicher Weise und erfühlen über den eigenen Rücken den Rücken des Partners in verschiedenen ruhigen Bewegungen.

Beinlockern
Partner A liegt auf dem Rücken, B erfaßt beide Beine von A und zieht, schüttelt und führt leichte kreisende Bewegungen mit ihnen aus.

»Ziehen und Dehnen«
A zieht dem in Rückenlage liegenden B das linke Bein mit beiden Händen vom Knöchel aus leicht in die Länge, vibriert es leicht und legt es vorsichtig ab. Dann zieht er den Diagonalarm (rechts) von B in die Länge, lockert ihn etwas und legt ihn diagonal ab, dann das rechte Bein behandeln und den linken Gegenarm.
Der behandelte Partner B bleibt danach etwas liegen und genießt seinen entspannten Körper. Erst dann Partnerwechsel.

Bierdeckelsuche
A legt dem in Bauch- oder Rückenlage liegenden Partner B einen oder mehrere Bierdeckel leicht auf unterschiedliche Körperbereiche. B versucht, die Deckel aufzuspüren und teilt deren Lage und Ort mit; er zählt die Deckel und versucht auch zu fühlen, wenn mehrere Deckel sich übereinander an einem Punkt befinden.

Selbstmassage
Auch Massageübungen können einzeln oder partnerweise geübt werden. Sie sind in lockerer Kleidung möglich, und es wird mit leichtem Streichen, Kreisen, Klopfen und Vibrieren gearbeitet. Man kann mit dem Kopf beginnen, zum Gesicht übergehen, mit den Ober- und Unterarmen fortsetzen und bis zu den Füßen gelangen.

Schließlich kann man als Abschluß eine Übung aus dem Qigong versuchen: Im aufrechten Stand kreisen dabei die übereinandergelegten Handflächen im Uhrzeigersinn unterhalb des Nabels über die eigene Bauchdecke, teilen sich nach einigem Kreisen, gleiten über die Flanken nach hinten in den Bereich der Lendenwirbelsäule und streichen die Nierengegend im Auf und Ab leicht und ruhig aus und kehren nach vorn in die Ausgangsposition zurück. Bei bewußter Hinwendung auf den Bauch werden dort angenehme Wärmeempfindungen spürbar.

Zeitlupenübung
Wir stellen uns vor, daß unsere Bewegungen in Zeitlupe ablaufen, wie wir das aus Filmen kennen. Zum Beispiel können wir das Gehen oder das Laufen ganz langsam ausführen und dabei versuchen, die einzelnen Teilbewegungen simultan oder sukzessiv, in ihrer Gleichzeitigkeit oder im Nacheinander der Impulse, Bewegungen und Abläufe wahrzunehmen. Das kann sowohl in bestimmten Fortbewegungsformen erfolgen oder in einfachen gymnastischen Abläufen oder Übungsfolgen. Wichtig ist es, sich ganz ruhig mit den einzelnen Abläufen gedanklich zu befassen und die dabei entstehende Ruhe aufzunehmen.

Das Prinzip der Langsamkeit in der Körperwahrnehmung

Beginnen wir zunächst mit einigen **Erfahrungen aus der Arbeit** eines Herzsportgruppenleiters in einer relativ gut belastbaren Herzsport-Trainingsgruppe, die nach dem Kölner Modell trainierte und deren Mitgliedern der normale Ausdauerteil als Bestandteil der Sportstunde nichts Neues war. Im Ausdauerbereich hatte es jeder Teilnehmer gelernt, sein Tempo und seine Belastung einzuschätzen, individuell zu wählen und auch mit Gehstrecken mischen zu können. In der nun hier zur Debatte stehenden Stunde hatte der Leiter die Teilnehmer der Abwechslung wegen in vier Gruppen zu je sechs aufgeteilt. Sie sollten in Staffelform zwanzig Runden in der Turnhalle laufen oder auch gehen. Dabei sollte die Gruppe selbstorganisiert dafür sorgen, daß ein jeder allein und entsprechend seinen momentanen Befindlichkeiten eine oder mehrere Runden laufen oder gehen und auch den Wechsel mit dem nächsten individuell bestimmen konnte.

Der Sporttherapeut war entsetzt über das, was geschah. Es war ein Schock für ihn, erleben zu müssen, daß die meisten Läufer oder Geher nach dem Prinzip des Gewinnenwollens oder Siegenmüssens »ihr Bestes gaben« – und das, obwohl der Übungsleiter vorher genau und mit mahnendem Unterton in der Stimme erklärt hatte, daß jeder sein Tempo und seine ihm gemäße Belastung suchen solle, also so, wie das bisher in den vorhergehenden Stunden im normalen Ablauf üblich war. Doch nun – und völlig ungewöhnlich – führte die Zugehörigkeit zu einer Mannschaft zu der Absicht, gewinnen und das Beste geben zu wollen.

In der Diskussion über das Erlebte machte der Therapeut den nun ebenso entsetzten »Herzsportlern« klar, daß er »ab sofort kündigen werde«, denn er selbst habe versagt und sein pädagogisches und auch therapeutisches Ziel in der Gruppe nicht erreicht. Er habe zwar immer wieder und in allen Trainingsstunden darauf hingewiesen, daß jeder vor allem eines aus der Sportstunde in den Alltag hinüberbringen sollte, nämlich die Fähigkeit, sich bezüglich seiner Belastungsfähigkeit richtig einzuschätzen. Doch die Leistungsorientierung der Teilnehmer war stärker – und das in einer Rehabilitationsgruppe für Herzpatienten!

Der Sporttherapeut durfte natürlich nicht gehen, und in den nächsten Stunden wurde ernsthaft an dem Problem gearbeitet. Es wurde dann auch recht bald relativ unproblematisch, sich mannschaftsorientiert zu verhalten. Denn jeder lernte von neuem, sich in jeder gegebenen Situation ganz individuell und in Anpassung an seine Befindlichkeiten und an die vom Arzt getesteten Vorgaben zu belasten. Es wurde aber auch erreicht, so zu laufen und zu gehen, daß während der Belastung jeder in der Lage sein konnte, sich und seinen Organismus **wahrzunehmen** und zu beobachten (z.B. Atmung und Herzfrequenz, Befindlichkeiten im Bereich des Bewegungsapparates und der Temperaturregulation). Vor allem gelang es den Teilnehmern aber auch, das, was um sie herum geschah und existierte, mit allen entsprechenden sinnlichen Wahrnehmungen aufzunehmen. Das führte dann auch dazu, daß vor allem kürzere Gehstrecken ganz langsam zurückgelegt wurden, fast in Zeitlupe, und daß sich dabei Beobachtungen ergaben, die vorher im normalen Laufen oder schnellen Gehen nicht möglich gewesen waren.

Diese nun neu praktizierte Vorgehensweise bietet sich nicht zuletzt auch für solche Gruppen an, denen die Möglichkeit gegeben wird, im Freien zu trainieren und mit einem gewissen Maß an entwickelter **Achtsamkeit** nach *Kabat-Zinn* noch weitere **positive Effekte des langsamen Laufens** auszunutzen.

In unserer Wahrnehmungsschulung wird es nun hierbei möglich, innerhalb der **langsamen** Bewegungen des Gehens und Laufens die Fülle der Eindrücke aus der Umgebung, die gehend oder laufend erlebt wird, mit ihren Geräuschen, Gerüchen und objektiv vorhandenen Objekten aufzunehmen. Und das geschieht gemeinsam und kommunikativ mit all den anderen Gruppenmitgliedern, mit denen man sich auch während der geringen Belastung unterhalten kann. Auf diese Weise kann man auch den noch immer vorhandenen Leistungsdruck abbauen, die Belastung dosieren, physiologische Reaktionen erspüren, Beobachtungsfähigkeiten fördern, bisher ungewohnte Wahrnehmungserlebnisse erschließen und neue Wohlbefindlichkeiten genießen.

Den wenigen uneinsichtigen Teilnehmern, die noch immer unpassende Tempi durchzuhalten versuchen, kann man mit entsprechenden Zeitvorgaben helfen (natürlich ohne einen Zeitdruck entstehen zu lassen), ihr individuelles und gemäßes Tempo zu finden. Ebenso kann man mit der Orientierung an der jeweils spezifischen Herzfrequenz arbeiten.

Praktikable Möglichkeiten der **wahrgenommenen Langsamkeit** als Vorbereitung auf das spätere Entspannungstraining ergeben sich weiterhin aus einer bewußt und ruhig durchgeführten Gymnastik am Ort und in der Bewegung.

Von der **»Beschleunigung«** gelangen wir dabei über die »Entschleunigung« in die **Langsamkeit.** Wir können schon bekannte und geübte Bewegungen und Abläufe bremsen und bis in bestimmte Verharrungen und Ruhehaltungen reduzieren.
Bewegungen mit gleichen oder ähnlichen Grundteilen lassen sich relativ leicht langsam und konzentriert durchführen. Wir finden sie in der Gymnastik, z.B. das Schwingen und Kreisen der Arme und Beine, das Pendeln und Schwingen vorwärts und rückwärts, seitwärts neben oder vor dem Körper, Achterkreisen und Gegenkreisen, simultan oder nacheinander ablaufende Bewegungen der Arme und Beine.

Langsame Bewegungen machen Abläufe deutlich. Besonders das Gegenkreisen der Arme, das vor allem auch koordinativ anspruchsvoll sein kann, läßt sich auf der Grundlage interessanter Wahrnehmungen erarbeiten. Während der Bewegung ablaufende muskuläre Anspannungen und Entspannungen, Belastungsempfindungen und körpereigene Reaktionen addieren sich zu Wahrnehmungskomplexen, die letzten Endes, wenn die konditionellen Grundlagen dafür vorhanden sind, zu Entspannungszuständen in der beanspruchten Körperpartie führen können.

Das Gehen wurde schon an anderer Stelle als eine ideale Zeitlupenübung angepriesen. Auch bestimmte Formen des Tanzens, vom Volkstanz bis zum meditativen oder Autogenen Tanz, in denen die Körperwahrnehmung, die Selbstwahrnehmung, das Empfinden und die Feststellung, sich im Hier und Jetzt zu befinden, sich gut entwickeln lassen, führen zu ruhigen Entspannungssituationen. Eine entsprechend geführte und erfahrene Gruppe taucht gern in solche Erfahrungen ein, von denen in Folge ein systematisches Entspannungstraining nur profitieren kann.

Für Interessenten und Anhänger der Langsamkeit bietet sich ganz besonders das aus dem Tibetanischen stammende »Kum Nye« an, das ausgezeichnete »Übungen zur Stärkung der Gesundheit«, so heißt es im Titel, enthält, und die Langsamkeit als Prinzip erhebt sowie vor allem auch die Richtung in meditative Entwicklungen einschlägt. Dort gibt es 115 umfassende Übungen, von denen einige in unseren Herzgruppen schon praktiziert wurden:

Fliegen (98, Übung 22)

»Stelle Dich hin, die Füße stehen etwa 10 cm auseinander, der Rücken ist gerade aufgerichtet, und die Arme hängen entspannt. Hebe die Arme langsam seitwärts hoch, bis sie senkrecht nach oben zeigen. Die Handrücken berühren sich fast, und die Finger sind gestreckt. Schließe die Augen, und fühle die Empfindungen von Energie in Deinem Körper. Entspanne die Oberschenkel und achte darauf, daß die Wirbelsäule so wenig wie möglich nach hinten gebeugt ist. Bewege nun die Arme langsam wieder auseinander. Laß den Abstand zwischen ihnen allmählich größer werden und die Arme ganz langsam wieder herabsinken. Nimm Dir für die Abwärtsbewegungen eine ganze Minute Zeit. Achte bei den Bewegungen auf Deine Gefühlslage, so als ob Du mit dem inneren Auge der Sinne sehen würdest. Laß Energie in Dein Herzzentrum hineinfließen. Vielleicht kannst Du Empfindungen von Wärme und Energie fühlen, die Deine Arme und Hände umgeben.

Hebe nun die Arme wieder langsam hoch. Nimm Dir auch für diese Bewegung eine ganze Minute Zeit. Erforsche den Fluß der Energie: Du kannst versuchen, vom Herzzentrum aus Energie durch die Finger nach außen fließen zu lassen. Benutze den gleichmäßigen langsamen Rhythmus der Armbewegung, wenn möglich im Gleichklang mit dem Herzschlag, dazu, den Fluß der Energie noch weiter zu verstärken. Wenn die Arme wieder senkrecht nach oben zeigen, dann strecke sie ganz leicht. Halte dabei die Oberschenkel und Beine so entspannt wie möglich. Diese Streckung klärt und beruhigt den Geist; vertiefe Dich dabei ganz in Deine Empfindungen.

Führe diese Bewegung neunmal aus. Versuche, die Bewegung möglichst noch langsamer werden zu lassen. Sitze zum Abschluß der Übung fünf Minuten oder länger. Empfinde weiter den Fluß der Energie. Diese Übung besänftigt den unruhigen Strom der Gedanken und regt Gefühle im Herzzentrum an«.

Körper und Geist aufeinander abstimmen (98, Übung 56)

»Lege Dich so auf die rechte Seite, daß das linke Bein auf dem rechten aufliegt. Der rechte Arm liegt mit der Handfläche nach unten gerade ausgestreckt auf dem Boden. Lege den Kopf auf den rechten Arm und den linken Arm mit der Handfläche nach unten auf die Körperseite. Achte darauf, daß der Körper in einer geraden Linie liegt.

Halte die Beine gerade ausgestreckt, und beuge beide Fußgelenke so, daß die Zehen in Richtung auf den Kopf zeigen. Strecke langsam das linke Bein und den linken Arm so, als ob Du sie länger machen wolltest. Strecke sie noch weiter, und hebe nun langsam den linken Arm und das linke Bein hoch, bis der Arm senkrecht nach oben zeigt und das Bein so hoch ist, wie es Dir ohne Anstrengung möglich ist. Halte dabei die Fußgelenke weiterhin gebeugt. Atme sanft und gleichmäßig durch Mund und Nase, und stimme die Bewegungen von Arm und Bein so aufeinander ab, daß sie beide zur gleichen Zeit am Endpunkt der Bewegung ankommen.

Laß anschließend den Arm und das Bein wieder sanft nach unten sinken. Bewege Dich dabei so langsam wie möglich, damit Du mehr empfinden kannst, und laß die Streckung weiterhin bestehen. Entspanne Dich, und ruhe Dich eine Minute lang aus. Wiederhole diese Bewegung anschließend noch zweimal. Ruhe Dich nach jeder Wiederholung kurz aus. Drehe Dich dann auf die linke Seite, und führe die Bewegung dreimal mit dem rechten Arm und dem rechten Bein aus. Ruhe Dich nach jeder Wiederholung kurz aus.

Zum Abschluß der gesamten Übung drehe Dich auf den Rücken, und ruhe Dich fünf bis zehn Minuten lang aus. Benutze die Ruhezeit dazu, um Dich noch mehr in die durch die Bewegung hervorgerufenen Empfindungen zu vertiefen.«
(Weitere interessante Übungen bei *Tarthang Tulku*, Kum Nye, Fischer Ratgeber 12758.)

Die Dogs-Übung
Ausgehend von einem Ansatz des Psychotherapeuten *W. Dogs*, der auf der **Wahrnehmung des sicheren Bodens** aufbaut und die dadurch entstehende körperliche und psychische Sicherheit therapeutisch ausnutzt, können im vorbereitenden Wahrnehmungs- und Entspannungstraining verschiedene Entspannungshaltungen **langsam** und vorausdenkend ausgenutzt werden.

Aus der Sicherheit des Sichentspannens in einer bestimmten Haltung bemüht sich der Übende mit Hilfe der je neu gewonnenen und wahrgenommenen stabilen Sicherheit über verschiedene Lageveränderungen in eine weitere Entspannungshaltung. Zum Beispiel bewegt sich der Entspannungssuchende aus dem Sitzen in das sichere Stehen oder aus der Rückenlage in die Bauchlage und von dort in die Bankstellung.
Das alles kann mit geschlossenen Augen geschehen. Labile Menschen oder vor allem Hypotoniker können die Augen gelegentlich öffnen und wieder schließen oder sich von Anfang sehend in die neuen Entspannungshaltungen hineinbewegen, um so etwaige orthostatische Probleme vermeiden zu können und sich sicher zu fühlen. Solche lagebedingten Gleichgewichtsprobleme sind die gleichen, die viele erleben, wenn sie sich morgens zu schnell aus der Schlafhaltung aufrichten, aus dem Bett springen und danach »Sternchen sehen«.

Die neu erreichte Haltung wird zunächst bewußt wahrgenommen, der Körper wird in allen seinen Teilen erspürt und mit Schwere und Wärme »versorgt«. Etwa drei bis fünf Minuten reichen dafür aus. Der Kursleiter gibt sodann die Anregung, sich gedanklich mit der nächsten möglichen Haltung zu befassen, sich zu überlegen, wie man dorthin gelangen und welche einzelnen Bewegungen und Lageveränderungen man vornehmen könnte, wie man damit beginnt, ob mit den Beinen oder den Armen oder nur mit Körperdrehungen usw. Ist dies alles reflektiert, antizipiert und geplant, kann der Übende versuchen, mit sehr langsamen Bewegungen dorthin zu gelangen. Und dort beginnt aufs neue das weitere, sich wiederholende Wahrnehmen des Entspanntseins.

Sehr angenehm ist es dabei, sich z.B. im sicheren und stabilen Stand mit schulterbreit gegrätschten Beinen langsam ein wenig nach links und rechts im ganzen Körper gestreckt zu wiegen, hin und her und her und hin, und aus einem monotonen Bewegungsrhythmus sich wiederholende Entspannungs- und Ruheeffekte direkt auf sich wirken zu lassen und zu genießen.

Und dies haben erwiesenermaßen unsere Herzgruppenmitglieder immer und immer wieder nachgefragt und sichs dabei wohlsein lassen.

Aufbau und Verlauf der Übungsstunde

Übungsstunde für Anfänger

Eine Entspannungsstunde innerhalb eines zusammenhängenden Kurses für Anfänger könnte folgendem Verlaufsschema entsprechen:

1. Einführung oder Wiederholung von Übungsbereichen
2. Befragung zu Problemen, Diskussionen und Beantwortung durch den Kursleiter (KL)
3. Ableitung allgemeiner Erkenntnisse und Erfahrungen aus den spezifischen Berichten und Problemen der Teilnehmer
4. Neueinführung und theoretische Grundlegung
5. Üben des Neuen und Hinweise für das häusliche Üben.

Die folgenden Beispiele aus der Praxis des Autogenen Trainings sollen dies verdeutlichen:

Zu 1.: »Wir haben in den letzten Stunden die Schwere- und Wärmeübung aus dem Autogenen Training kennengelernt. Wichtig ist hierbei, daß Sie sich konzentrativ dem rechten Arm zuwenden. Es ist auch möglich, sich nur auf den rechten Handrücken oder die Finger zu konzentrieren. Sie können diesen Bereich bewußt fühlen oder spüren oder sich irgendwie plastisch vorstellen, dann entstehen die Empfindungen der Schwere oder Wärme« usw.

Zu 2.: »Hat jemand Probleme mit der Wärmeempfindung?« TN: »Ich spüre nur ein leichtes Kribbeln, mehr nicht!« KL: »Diese Empfindung ist ein sicherer Einstieg in ihre Wärmeempfindung, die sich demnächst bei weiterem Üben einstellen wird.«

Anderer TN: »Ich spüre überhaupt nichts bei der Wärmeübung!« KL: »Ihre Sensibilität für die Wärme muß sich erst durch Üben entwickeln. Sie können diesen Prozeß dadurch begünstigen, daß Sie unmittelbar vor dem Üben ihren rechten Arm einige Minuten in körperwarmes Wasser halten, dann können Sie diese Empfindung unmittelbar in das Üben übertragen, oder aber Sie stellen sich vor, irgendwo im Schatten zu liegen, nur ihr Arm ragt in den Sonnenschein hinein. Diese Vorstellung der Wärme läßt das Wärmeerlebnis im Arm während des Übens entstehen!« usw.

Solche **Hilfsvorstellungen** sind besonders für Anfänger relevant und entwickeln sich aus den Erfahrungen der Übenden. Schwere und Wärme liegen am Anfang der Übungsreihe des Autogenen Trainings. Deswegen muß man anfangs diesen Übungen besondere Aufmerksamkeit schenken und sich auf sie entsprechend einstellen.

Weitere Vorstellungen wären: »Mein Arm liegt einschließlich der Hand und der Finger unter einer Bestrahlungslampe; sie werden von einer Fangopackung bedeckt; sie liegen in lauwarmem Wasser und werden von Wärme umhüllt; die Hand steckt in einem warmen Fausthandschuh« und dgl. mehr. Sie – und das ist besonders wichtig für die weitere Entwicklung der Entspannungsfähigkeiten – verbessern vor allem auch die Konzentrationsfähigkeiten.

Nur muß dabei immer wieder, auch wiederum beim Anfänger, beachtet werden, daß die zu starke Intention und Absicht, die Wärme zu spüren, es doch endlich zu schaffen, bei den anderen klappt es doch auch, zu gegenteiligen Effekten führt, nämlich zu einer Kühle in der Hand oder im ganzen Arm. Sich an das Geschehenlassen zu erinnern wäre dann die entsprechende Hilfe und Einstellung. Geschehenlassen und Konzentration sind hierbei keine kontroversen Einstellungen.

Zu 3.: Die Diskussion um Schwere und Wärme kann dahingehend vom Kursleiter beeinflußt werden, daß er die physiologischen Grundlagen der Muskelentspannung oder der Gefäßregulation erläutert (Kapillarisierung, Vaskularisierung, vegetative Steuerung u.a.) und vor allem auf die thermoregulative Wirkung des Blutes hinweist. Möglich wären z.B. auch eigene Erfahrungen oder Erkenntnisse aus der Literatur zum Problem Schwere und Wärme usw.

Zu 4.: KL: »Als Nächstes befassen wir uns mit der Atmung und der Atemübung!« – Es folgen allgemeine Erläuterungen zur Physiologie der Atmung, zur Bedeutung atemgymnastischer Übungen und Vorbereitungen, Arten der Atmung und Betonung des »Atmenlassens« usw. sowie über Zusammenhang zwischen Atmung und psychischer Situation des Übenden, zwischen Atmung und körperlicher Belastung, Atmung und Ruhe usw.

Zu 5.: KL: »Für die Einbeziehung der Atemübung in das Autogene Training bietet sich u.a. auch das ausschließlich betonte Hinwenden auf die Atmung in Ruhehaltung an. Sich atmend beobachten – dabei nicht eingreifen, passiv bleiben, den natürlichen Atemrhythmus »laufen lassen«, etwa drei Minuten, um einer Hyperventilation vorzubeugen. Im Autogenen Training folgt die Atemübung in der entsprechenden Form mit sechs- bis achtmaliger Wiederholung nach der Schwere- und Wärmeübung. Um die natürliche Atemfolge zu realisieren, kann man sich ein leichtes Kissen auf den Leib legen, dessen Auf und Ab im Üben leicht zu verspüren ist« usw.

Übungsstunde für Fortgeschrittene

Für Fortgeschrittene ist der Stundenablauf weniger schematisch und richtet sich nach dem Entspannungswissen und -können der Teilnehmer. In der Übungsstunde werden im Durchschnitt zwei Methoden geübt. Mehr als drei Verfahren zu üben ist wenig empfehlenswert. Die Entspannungspotenz erschöpft sich in diesem Falle; die Kursteilnehmer werden unruhig und nervös und müssen zurücknehmen.

Eine **dritte**, auch außerhalb der Verlaufnormen liegende **Verfahrensweise** sei noch vorgestellt. Es handelt sich dabei um die Entspannung, die sich u.U. *innerhalb des Bewegungstrainings* in den Pausen und Erholungsintervallen bewußt oder unbewußt entwickelt und sich auf ausschließlich körperliche Effekte bezieht. Der Übungsleiter kann durch geschickte Aneinanderreihung von Belastungen und Pausen, durch betontes Gehen, durch Atemübungen oder -gymnastik, durch das Einnehmen von Entspannungshaltungen Entspannung i.S. von Erholung und

Vorschlag eines freien Verlaufsschemas

1. Begrüßung und Erfragen der momentanen Befindlichkeiten
2. Vorstellung der vorgesehenen Entspannungsmethoden, evtl. Frage nach Entspannungswünschen
3. Vorbereitung und Entwicklung einer Entspannungsatmosphäre durch entspannende Musik
4. »Einschleichen« in die Musik mit einer von allen beherrschten Methode (z.B. Autogenes Training) – Üben
5. Zurücknehmen, Fragen und Antworten, Diskussion
6. Üben der 2. Entspannungsmethode (z.B. Tiefmuskelentspannung oder »Wanderung«)
7. »Einschleichen« in den Leerraum mit Musik
8. Zurücknehmen in üblicher aktiver Weise oder durch aktivierende Musik – evtl. fünf Minuten anregende Gymnastik (s. S. 144 f.)
9. Fragen und Antworten, Diskussion
10. Verabschiedung.

Regeneration bewußt erstreben. Probleme ergeben sich in diesem Fall, und diese muß der Übungsleiter kennen, jedoch aus den erhöhten Pulsfrequenzen, aus der gesteigerten »aufgeschaukelten« Emotionalität und aus orthostatischen Beeinträchtigungen.

Pulsfrequenzen, das weiß jeder Übungsleiter und jeder bewußt Trainierende, gehen in der Belastungspause zurück. Besonders bei labilen, zu sensiblen oder zu stark herzbezogenen Teilnehmern gibt es eine Möglichkeit, die Arbeit des Herzens in der beginnenden Ruhephase nach Belastungen zu beobachten und zu bewundern: Man empfiehlt ihnen, sofort nach der Belastung beim Übergang z.B. vom Laufen in das Gehen, zwei Finger an eine Pulsstelle zu legen, z.B. am Handgelenk oder am Hals, den Puls zu spüren und im Herzschlagtempo zu gehen. Der motivierte Teilnehmer versucht alsdann, sich an den spürbaren Rhythmus der langsamer werdenden eigenen Pulsfrequenz anzupassen und sein Gehtempo entsprechend zu reduzieren. Für unsere Zwecke entwickelt sich dabei eine gewisse Sensibilität für die Wandlungen und Reaktionen des Herzens in Belastung und Ruhe.

Innerhalb der Lehrwege sind die Grenzen fließend. Hier entwickelt der Kursleiter im Laufe seiner Arbeit viel Unterrichtserfahrung, die dem Teilnehmer zugute kommen kann.

In der **Entwicklung der Gruppe** selbst kann man innerhalb des Entspannungstrainings die gleichen Phasen erkennen wie im sog. »Kölner Modell« des Koronarsports, nämlich:

- Die Adaptionsphase (2–3 Trainingseinheiten)
- Die Aufbauphase (8–12 Trainingseinheiten)
- Die Stabilisierungsphase (über Jahre hinweg).

Die dargestellten Verlaufsschemata oder Lernwege sind keinesfalls bindend, sie können in Anpassung an die Gruppe entsprechend verändert oder variiert werden.

Grundsätze beim Üben der Entspannungstechniken

Einige Grundsätze sollten jedoch beachtet werden:

- Das Prinzip der Planmäßigkeit:
  Besonders bei Anfängergruppen muß die Entwicklung der Entspannungsmethoden systematisch und folgerichtig methodisch vollzogen werden. Eine Stufe baut auf der anderen auf (siehe Autogenes Training, S. 132 ff.).

- Das Prinzip der Faßlichkeit:
  Wissenschaftliche Grundlagen, Erklärungen und Antworten sollen für alle verständlich vorgetragen werden. Dies ist nicht immer leicht: In einer Befragung zum gleichen Kurs äußerten sich z.B. zwei Teilnehmer völlig gegensätzlich: Dem einen waren die Erläuterungen zu wissenschaftlich, dem anderen zu primitiv und banal! Für die Induktion bestimmter physiologischer Reaktionen sollten Hilfsvorstellungen eingebaut werden.

- Das Prinzip der Erlebnistiefe:
  Die Entspannungsverfahren führen zu positiven Erlebnissen, Empfindungen und Erfahrungen mit sich und dem eigenen Körper, auch in der Gruppe. Ohne diese Sensibilität und Emotionalität ist Entspannung kaum möglich.

- Das Prinzip der Selbständigkeit:
  Stetes Üben führt zu Effekten und zu Entspannungserfahrungen. Im Entwicklungsverlauf erlangt der Teilnehmer eine kompetente Selbständigkeit, die ihn dazu veranlaßt, spezifische Übungsschwerpunkte zu setzen.

- Das Prinzip der Individualisierung:
  Es ist mit den vorgenannten vergleichbar. Unterschiedliche Vorerfahrungen und Befindlichkeiten sollten in der Auswahl der Methoden eine Rolle spielen. Viele Teilnehmer reagieren in unterschiedlicher Weise, z.B. bei Musikentspannung. Dann empfiehlt es sich, das Angebot an Möglichkeiten und Verfahren zu erweitern.

- Das Prinzip der Vielseitigkeit:
  Es scheint oberflächlich gesehen nicht mit dem Entspannungstraining überein zu stimmen. Zunächst ist eine Methode systematisch zu entwickeln. Daran anschließend sollten jedoch weitere Verfahren vorgestellt und geübt werden, damit dem Teilnehmer vielseitige Anwendungsmöglichkeiten zur Verfügung stehen und er damit nach den jeweiligen Erfordernissen hantieren kann.

Die **Vielseitigkeit** ergibt sich aus dem Inhalt und den Anwendungsmöglichkeiten unterschiedlicher Methoden, Fertigkeiten oder Entspannungsübungen. Doch eine Vielzahl möglicher Techniken verlangt für die Praxis eine gewisse **Ordnung und Aufteilung**, die aus der vorliegenden Tafel (s.u.) ersichtlich wird.

Grundsätzlich empfiehlt sich die systematische und methodisch aufgebaute Erarbeitung **einer** bewährten Methode, also z.B. des Autogenen Trainings, der Progressiven Relaxation (auch Tiefmuskelentspannung genannt) oder des Psychohygienetrainings nach *Lindemann*. Diese spezifische, ausgewählte Methode kann sich wie ein »roter Faden« durch alle Übungsstunden winden. In jeder Stunde wird sie geübt und weiterentwickelt und den Teilnehmern als Hausaufgabe für das tägliche Üben empfohlen.

Dazu werden ergänzend pro Übungsstunde ein bis zwei weitere Entspannungsmöglichkeiten vorgestellt und geübt, wie z.B. die Musikentspannung, die Gesichtsentspannung oder die Atementspannung. Damit erhält der Teilnehmer einen Fundus an weiteren Möglichkeiten, mit dem er sich auch beim häuslichen Üben behelfen kann, falls ihm Übungen der Hauptmethode (A) nicht gelingen, sie ihm nicht mehr gegenwärtig sind oder er sich zu stark konzentrieren oder zwingen muß, dabei zu bleiben. In Anlehnung an die Übersicht kann er dann, wenn er – bildlich gesprochen – auf »der A1 fährt und diese Hauptverkehrsader ihm versperrt ist, auf einer Nebenstraße weiterfahren – vielleicht auf der B4 –, um zu seinem Entspannungsziel zu gelangen«.

Oder: Wann immer der/die Übende im Alltag eine Erholungspause oder eine Möglichkeit zu kurzem Ausruhen sucht, kann er einen »Wanderweg“ (W4 o. dgl.) ausfindig machen, auf dem er zur inneren Ruhe und Gelassenheit gelangen kann. Insgesamt heißt das: Im Alltag wie auch im organisierten Entspannungs-Üben gelangt man nicht nur über die Hauptstraßen (A) zum Ziel, sondern ebenso oft über Nebenstraßen (B) oder andere bekannte Umwege (W).

Wanderwege	**Hauptstraßen**	**Nebenstraßen**
W1 Stilleübungen	A1 **Autogenes Training** (AT)	B1 Musikentspannung
W2 Achtsamkeitsübungen	A2 **Progressive Relaxation** (Tiefmuskelentspannung, TME)	B2 Gesichtsentspannung
W3 Bildentspannung	A3 **Psychohygienetraining** (PT)	B3 Außen- und Innenwahrnehmung
W4 Körperwahrnehmungen		B4 Kurzform des AT
W5 Schwerewahrnehmungen		B5 Kurzform der TME
W6 Wärmewahrnehmungen		B6 Kurzform des PT
W7 Fußsohlenentspannung		B7 Atementspannung

Ordnung und Einteilung variabler Entspannungsmöglichkeiten – Hauptstraßen – Nebenstraßen – Wanderwege

W) Wanderwege

W1 Stilleübungen
Ruhigwerden und Ruhigsein gelten als wesentliche Bestandteile von Entspannungsversuchen. Wir sprechen von Stilleübungen, wenn wir beabsichtigen, die Geräusche des Alltags zu akzeptieren und zu negieren. Auch wenn wir den Lärm mit seinen Wirkungen unterdrücken können und es schaffen, individuell Stille zu spüren, dann sind Überreste von Geräuschen weiterhin wirksam. Diese sind mit Gelassenheit anzunehmen, denn wir wissen und müssen uns immer wieder klarmachen, daß Geräusche uns ständig umgeben, daß wir wenig daran ändern können und es an uns liegt, trotzdem zur Ruhe und Entspannung zu gelangen. Das kann man üben.

Es gehört jedoch die Bereitschaft zur Stille dazu, das Interesse an innerer Abgeschiedenheit und Besinnung. Man kann lernen, sich einfach still zu verhalten, still zu sitzen, auch zu liegen, zu stehen oder still zu gehen, innerlich zur Ruhe zu kommen und es sich in seiner eigenen Oase der Ruhe wohlsein zu lassen.

Die Stille ist voller Möglichkeiten, sich zu regenerieren, abzuspannen, sich zu entspannen, die »Seele baumeln zu lassen« und eins zu sein mit sich selbst, in sich selbst zu sein. Stille als Wert an sich, äußere und innere Stille. Wir kennen sie z.B. aus der Pause nach einem tief erlebten Konzert, wenn der Dirigent seinen Taktstock langsam senkt und die Stille nicht sofort durch einige ambitionierte Da-Capo-Rufer gestört wird.

Jeder wird die Stille verschieden erleben. Stilleübungen setzen ein gewisses Wohlbefinden voraus, auch ein Gefühl der Sicherheit und der Suche nach Geborgenheit. Selbst wenn wir es schaffen, Stille zu spüren und Lärm zu unterdrücken, dann umgibt uns immer noch eine Mischung aus feinsten Geräuschen und subtilen Wahrnehmungen dicht an der Feststellbarkeitsgrenze. Es kann durchaus auch geschehen, daß wir Geräusche nicht nur hören, sondern über die Körperwahrnehmung erfühlen (Atmung, Herzschlag, Darmbewegungen u. dgl.m.).
Die Suche nach der Stille kann zu einer je individuellen Entspannungserfahrung führen, die wir gelegentlich üben und auf uns wirken lassen können.

In der Gruppe kann der Leiter den Weg *in* die Stille eröffnen durch einen Klangstab, auch durch eine Glocke, ein Becken, ein Glas oder einen Triangel, der dreimal angeschlagen wird, dessen Klang dann langsam schwindet und im Ausklingen die Stille einleitet. Oder auch durch die Worte: »Ich werde jetzt bis fünf zählen und dann werden alle ganz still sein und die Stille immer mehr wahrnehmen…« Als Vorübung bietet sich an, ein Klangmedium anzuschlagen und der Gruppe zu empfehlen: »Wie lange hört Ihr den Klang, spürt Ihr den Ton, wie lange nehmt Ihr seine Schwingungen wahr?«

Der Alleinübende kann Töne selbst anschlagen, das Schwinden eines Tones oder Geräusches aufnehmen und als Einleitung in die Stille ausnutzen.

W2 Achtsamkeitsübungen
Achtsamkeit äußert sich im Gegensatz zur Stille als ein aktiverer und umfassender Prozeß der Wahrnehmung.

Zur Achtsamkeit gehört die einfache Beobachtung des Körpers und der Körperreaktionen, gehört die Wahrnehmung des Umfeldes, der Gedanken und Bewußtseinsinhalte und inneren Bilder, der Anwesenheit der Partner oder Mitübenden. Dazu gehört, daß ich höre, sehe, rieche, fühle, und zwar nicht nur die Energien, die mich durchströmen, sondern auch die fehlenden Energien, die mich müde und träge machen.

Achtsamkeit ist ein Prozeß im Hier und Jetzt mit unterschiedlicher Intensität, der besonders wirksam wird, wenn zugleich mit Augen, Ohren, Nase, Haut und Nerven wahrgenommen wird. Auch die Atembewußtheit, die Energiebewußtheit und die Haltungsbewußtheit gehören dazu (bzgl. Stehen, Gehen, Sitzen, Liegen).

Achtsamkeit ist auch die Fähigkeit, mit Aufmerksamkeit ein Objekt zu erfassen. Dazu ist Konzentration nötig. *Kabat-Zinn* versteht Achtsamkeit vor allem als die Kunst, bewußt zu leben, »mit der Ganzheit unseres Seins in engen Kontakt zu kommen (*Kabat-Zinn,* Stark aus eigener Kraft, 45, S. 20). »Achtsamkeit beinhaltet, auf eine bestimmte Weise aufmerksam zu sein: bewußt, im gegenwärtigen Augenblick und ohne zu urteilen« (ebenda, S. 18).

Durch Achtsamkeit lernen wir, Bereiche des Lebens besser zu verstehen, den Körper wahrzunehmen, Reaktionen zu spüren und Emotionen zuzulassen (Kummer, Angst, Traurigkeit, Freude). Wir lernen das wahrzunehmen, was ist und nicht, was sein soll, was oft im Inneren oder im Außen an uns vorbeizieht. Wir können die Augenblicke des Seins wahrnehmen und festhalten und dabei wissen, was wir tun: nämlich zu atmen, zu spüren, wahrzunehmen, zu empfinden, was in diesem Augenblick ist. Ich bin hier und jetzt. Das, was vor einigen Sekunden, Minuten, Stunden war, ist vorbei. Was morgen ist, wird sein. Ich bin hier und jetzt, im punktuellen Jetzt.[1)]

Oft stören dabei Gedanken und innere Bilder. Dann hilft ein »Gedankenstop«, zurückzukehren zum wahrgenommenen Augenblick. Hilfreich ist in dieser Situation auch, sich seines Atems bewußt zu werden.
Diese Achtsamkeit mit ihrer meditativen Grundtendenz kann man nicht nur in passiven Entspannungshaltungen üben, sondern sie ist sehr wertvoll bei ruhigen Spaziergängen in ruhiger Umgebung, die zur Achtsamkeit einlädt und bei denen man in die Umwelt und in die Natur hinsehen kann, hineindenken, hinbewegen, hineinfühlen, hintasten und hinlauschen kann, in Ruhe und Gelassenheit.

W3 Die Bildentspannung
In der Gruppe und auch allein kann man Bilder betrachten und auf sich wirken lassen. Suchen Sie Bilder aus Fotos zusammen, aus Kalendern und Büchern, am besten Größe 20 x 30, Bildmotive, die Sie ansprechen, die für Sie einen Aufforderungscharakter oder eine gewisse Symbolkraft besitzen oder die Ihnen einfach gefallen. Die Bilder werden ausgelegt in einen Kreis oder für Sie allein auf einen Tisch, und Sie wählen spontan, ohne langes Nachdenken, eines davon aus. Das Bild, das Sie für sich auswählen, ist für Sie jetzt richtig und wahrscheinlich wichtig. Setzen oder legen Sie sich hin und schauen Sie es lange und konzentriert an, ohne sich stören zu lassen.

[1)] »Heute ist heute, morgen morgen,
Und was folgt und was vergangen,
Reißt nicht hin und bleibt nicht hangen.«
(*Goethe* im Buch »Suleika«, Einladung, Zeile 8–10).

Gegebene, zur Auswahl vorgelegte Bilder haben sicherlich ganz unterschiedliche Effekte. Die Vorauswahl erfolgt frei und individuell, vielleicht in Anpassung an die jeweilige derzeitige mentale Situation. Was gegenwärtig die Auswahl bestimmt, kann zu einem anderen Zeitpunkt völlig anders sein. Es ist wichtig, sich sofort und spontan und ohne lange Überlegungen für ein Bild zu entscheiden.

Aus diesem »optischen Vormaterial« (36) (*B. Hoffmann*, 1977) können sich Vorstellungsbilder entwickeln, die durch bildhafte Erinnerungen verstärkt werden und schließlich auch zu Phantasiebildern werden.

Drei, vier, fünf Minuten wird das Bild konzentrativ optisch erfaßt. Dann legt oder setzt sich der Übende in seine Entspannungshaltung, schließt die Augen und läßt es auf sich wirken. In dem Nachwirkenlassen bleibt das Bild noch einige Minuten vor dem inneren Auge stehen. Hier kommen Nachbilder zur Wirkung, sog. eidetische Phänomene, die dazu führen, daß Gegenstände, Bilder, Bildinhalte, die nicht mehr existieren, kurz bestehen bleiben und nachwirken können und u.U. ähnliche Bewußtseinsinhalte und Vorstellungen hervorrufen.

Das Entscheidende ist jedoch, daß vorgelegte Bilder anregen zu einer inneren Schau und zum Nachdenken über das Bild, ob das eidetische Phänomen wirkt oder nicht. Bilder und Vorgaben können vertieft und weiterentwickelt werden, in vielen Fällen in Verbindung mit alten subjektiven Erfahrungen und gespeicherten Bewußtseinsinhalten. Sie haben oft eine beruhigende und entspannende Wirkung, können konzentrativ innerlich verlängert werden. Assoziationen tauchen auf. Von außen eindringende Störungen können damit abgebaut werden.

Diese »Bildübungen« und die entstehenden neuen Bilder sind zunächst psychologisch irrelevant. Bilderlebnisse haben sicherlich therapeutischen Wert. Für uns ist es an dieser Stelle zunächst bedeutsam, daß – in Verbindung mit dem passiven Bilderleben und ohne Kontrolle oder Anleitung durch den Kursleiter – über die Konzentration auf gegebene oder entstehende Bilder eine innere Gelöstheit entsteht, die sich in Richtung Entspannung und Ruhe ausdehnen kann.

Der Leiter sollte sich in diesen Prozeß des Betrachtens und des Nachwirkens der Bilder mit ihren unterschiedlichen Motiven nicht suggestiv einbringen, sondern seinerseits »geschehenlassen«. Über die Bilder, ihre Wirkungen und Entwicklungen kann man im Anschluß sprechen, jedoch ohne von außen bestimmte Deutungen und Interpretationen oder wissenschaftliche Reflexionen einzubringen. Nur erzählen lassen; eventuell die Teilnehmer fragen, wie sie selbst zu dem Erlebten stehen und wie sie es empfunden haben.
Das bildhafte Denken und Erleben hat sich vielleicht schon im Üben des Autogenen Trainings entwickelt. Es wird an dieser Stelle weitergeführt und kann leicht einmünden in weitere Möglichkeiten, sich Bilder aktiv gedanklich vorzustellen und für die Entspannung zu nutzen. Der Weg kann dann in die weiten Ebenen des Visualisierens oder der Meditation führen.

W4 Körperwahrnehmungen
Schon die bewußte Hinwendung und Konzentration auf bestimmte Körperbereiche oder Körperteile kann bewirken, daß über die in Verbindung damit wirksamen Wahrnehmungen und auch über entsprechende physiologische Reaktionen eine Entspannungsreaktion spürbar wird, die dann sogar Transfereffekte in andere Körperbereiche induziert oder im Endeffekt eine Ganzkörperentspannung entstehen läßt.

Das Erspüren der Hände z.B. reicht dafür schon aus. Als innerlich gesprochener Text bzw. als Konzentrationswegweiser wären folgende Sätze denkbar: *»Ich sitze oder liege entspannt und spüre meine rechte Hand – ich stelle sie mir vor – ich nehme den Handrücken wahr und gehe ihn gedanklich ab – ich fühle die Handinnenfläche und spüre dort sogar schon ein leichtes Kribbeln – ich gehe gedanklich vom kleinen Finger zum Daumen und zurück und spüre die einzelnen Finger immer deutlicher – die rechte Hand ruht entspannt neben dem Körper auf dem Boden oder auf meinem Oberschenkel«* (im Sitz). Dasselbe auch mit der linken Hand, der rechten und der linken Schulter usw.

W5 Schwerewahrnehmungen
Häufig reicht es schon aus, sich angenehm schwer zu fühlen. Nach vorangehenden körperlichen Belastungen können wir diese Schwereempfindung als Möglichkeit ansehen, damit einen Zustand der Entspannung zu erreichen und über einige Minuten andauern zu lassen. Schwere – und das kennen wir aus dem Autogenen Training – kann immer als ein Zeichen der gesamtmuskulären Entspannung gedeutet werden. Und ist die Muskulatur entspannt, ist der gesamte Körper entspannt. Wir brauchen uns nur punktuell mit einigen Teilbereichen zu beschäftigen und sie als schwer vorzustellen und anzusprechen, dann können wir mit einiger Übung diese Teil- oder Gesamtschwere wahrnehmen. Z.B. »mein rechter Arm ist ganz schwer«, »mein linker Arm ist ganz schwer«, »mein rechtes Bein ist schwer«, »mein linkes Bein ist schwer«, »meine Beine sind ganz schwer«, »ich liege ganz schwer und entspannt«.

W6 Wärmewahrnehmungen
Wie oben, wir sprechen nur die jeweiligen Körperteile in Verbindung mit dem Adjektiv »warm« an. Die Wärmeformel und der damit verbundene Wärmeeffekt beziehen sich auf die Entspannung der Gefäße. Es findet eine verbesserte Durchblutung statt, und da das Blut u.a. auch im Dienste der Temperaturregulation steht, ist diese Wärmereaktion, die sich wiederum durch ein leichtes Kribbeln andeutet, sogar mit einem Thermometer meßbar. »Meine rechte Hand ist angenehm warm« u. dgl. m.

W7 Fußsohlenentspannung
Wir wissen z.B. aus der Reflexzonenmassage oder der Tatsache, kalte oder warme Füße gehabt zu haben, daß unsere Fußsohlen relativ sensibel reagieren können. Sind sie warm, fühlen wir uns zumeist wohl, frieren wir an die Füße, frieren wir oft auch insgesamt – sicherlich mit individuellen Unterschieden.

Im Entspannungstraining ergeben sich über die Fußsohlen interessante Entspannungsempfindungen. Man kann sie zur Entspannungsinduktion nutzen, kann sie in Verbindung mit einer bewußten Dort-Hin-Atmung zu Wärmereaktionen anregen (siehe Psychohygienetraining, PT2 S. 119). Es reicht aber auch schon aus, sich auf die Fußsohlen oder auf eine Fußsohle zu konzentrieren, um dort angenehme Reaktionen zu spüren. Über die Wahrnehmung von Weichheit und Glätte, über ein leichtes Kribbeln und sogar Pulsieren entsteht schließlich eine angenehme Fußwärme im angesprochenen Bein, im Bein insgesamt. Der Text dazu könnte lauten:
»Ich gehe mit meinen Gedanken in meinen rechten Fuß, in den Mittelfuß und zur Fußsohle – ich spüre das Längsgewölbe, das Quergewölbe, den Innenrand und die Außenkante – ich gehe gedanklich von der Ferse bis zu den Zehen – die Fußsohle ist glatt und weich – ich spüre ein leichtes Kribbeln in der Fußsohle – das Kribbeln wird immer mehr zu einer angenehmen Wärme – die Fußsohle ist angenehm warm.« Danach dasselbe mit der linken Fußsohle oder mit beiden gemeinsam.

Oder wie angedeutet aus dem PT: *»Meine Atmung ist ruhig und gleichmäßig – Atmung gleichmäßig – ich lasse die verlängerte Ausatmung in den Fuß und in die Fußsohle fließen – die Ausatmung und die Ausatmungswärme fließen in die Fußsohle.«*

B Nebenstraßen

B1 Musikentspannung

Mit Musik kann eigentlich jeder entspannen. Man sollte nur zunächst die eigene Musik dafür benutzen. Diejenige, die man gern hört, die man kennt, mit der man bestimmte Erfahrungen verbindet, die eine angenehme Atmosphäre entwickeln kann, ist dienlich, um in uns angenehme Entspannungszustände hervorzurufen. Sie kann bei Konzentrationsschwierigkeiten im Üben eingebaut werden oder nach körperlichen oder psychischen Belastungen, bei ablenkenden Außenreizen, sowohl ergänzend und simultan mit einer Entspannungstechnik oder aber auch eigenständig ohne jegliche Entspannungszutat. Die Teilnehmer in den Gruppen berichten, daß keine lange Vorbereitung vonnöten sei, die gesamten Wahrnehmungen dabei besser wären und bestimmte Körperbereiche besser gespürt würden. Ruhe-, Schwere- und Wärmeerleben würden erleichtert und meditative Zustände und Einstellungen könnten auftreten. Dabei stützen sie sich vorwiegend auf eine harmonische, melodische, beruhigende Musik mit geringer Dynamik (z.B. auf das »AIR« von *Bach*) und langsame Tempi bei gedämpfter Lautstärke (weitere Empfehlungen siehe Kap. Entspannung mit Musik).

B2 Gesichtsentspannung

Auch die Gesichtsentspannung kann in den entsprechenden Entspannungshaltungen in sich eigenständig angewendet werden. Im Alltag konzentriert man sich gelegentlich auf sein Gesicht, spürt es, nimmt die Spannung raus, läßt es hängen und fühlt, in Verbindung mit einer ruhigen Atmung, wie die Spannung aus dem Gesicht herausfließt, die Haut sich glättet und entspannt. Vor allem vor bestimmten psychischen Belastungen empfiehlt es sich, ein bis zwei Minuten die Atmung zu beobachten, dabei das Gesicht wahrzunehmen, ganz ruhig, einige Male tief durchzuatmen, ganz kurz zurückzunehmen und sich bereit und aktiviert zu fühlen und auch u.U. so handeln zu können.

In Verbindung mit dem eigenen Entspannungsüben kann die Gesichtsentspannung z.B. eine andere Entspannungsform vorbereiten oder völlig allein in sich geübt werden (vgl. Kap. Die Gesichtsentspannung, S. 167 ff.).

B3 Die Außen- und Innenwahrnehmung

In der folgenden Übung mit der Konzentration und Hinwendung auf unsere jeweilige Umgebung oder auf innerkörperliche Bereiche bieten sich sowohl die Möglichkeiten, die Wahrnehmungs- und Entspannungsfähigkeiten zu verbessern als auch die Fähigkeiten zu erlangen, störende **Geräusche** in ihren Wirkungen **abzuschwächen** oder sich ganz von ihnen zu lösen, d.h. Geräusche zu überhören und damit ihren negativen Wirkungen zu entgehen.

»Ich habe die Augen geschlossen und sitze (liege) entspannt. Ich versuche, die ***Geräusche außerhalb dieses Raumes*** *zu erfassen. Ich höre genau, ob es Autos sind oder ein Flugzeug, ob es Stimmen sind von spielenden Kindern oder ob sich Leute unterhalten. Ich versuche zu differenzieren, ob das Benziner- oder Dieselfahrzeuge sind, ob ich die Leute kenne, die ich höre usw. Ich merke, daß die genaue Differenzierung dazu führt, daß die Geräusche ihre negative Wirkung auf mich verlieren und daß ich dabei in eine ungestörte Ruhe gelange.*

Ich höre nun in ***diesen Raum,*** *in dem ich mich befinde, hinein. Höre ich hier etwas? Rascheln, Knistern, ein Husten der anderen Anwesenden, ein Magenknurren. Ich akzeptiere diese Geräusche, sie sind mir gleichgültig. Sie sind wie all die anderen Geräusche für mich ohne Bedeutung; ich kann ohnehin nichts daran ändern, daß es sie gibt.*

Nun gehe ich mit meinen Wahrnehmungen ***in mich hinein,*** *ich spüre mich selbst. Habe ich Gedanken, Vorstellungen, die mich gerade beschäftigen? Ich halte sie nicht fest, sondern lasse sie weiterlaufen. Welche Gedanken habe ich noch? Bilder stellen sich ein, Erlebnisinhalte und Erfahrungen. Sind es Bilder der Ruhe und Entspannung? Ich suche solche Bilder und halte sie in mir fest.*

Nun spüre ich meine Stirn. Sie ist gelöst und entspannt, glatt und gelöst. Und entspannt ist auch mein Gesicht. Ich lasse es einfach hängen und spüre, wie es sich entspannt.

Ich spüre ***meinen Körper,*** *insgesamt und in seinen Teilen. Ich spüre den rechten Arm, den linken, das rechte Bein und das linke. Evtl. bewege ich einen Finger oder einige Zehen. Meine Gedanken folgen den Körperwahrnehmungen. Was empfinde ich, wenn ich z.B. die Hand spüre oder ein Bein? Spüre ich nur Teile oder den ganzen Körper zugleich?*

Ich weiß, daß mein Körper warm ist und stelle mir diese innere Wärme vor, in den Fingern, Händen oder Füßen. Ich stelle mir vor, daß meine Hände in dicken Handschuhen verborgen sind und spüre ein Kribbeln dort.

Nun bemerke ich die Atmung, die ruhig und gleichmäßig abläuft. Ich beobachte sie, ohne sie zu verändern. Die Bauchdecke hebt und senkt sich ganz ruhig. Mein Bauch ist weich und ruhig. Auch dort ist Wärme, und ich spüre den Pulsschlag bis in die Bauchdecke.

Der Puls – und damit der Herzschlag – ist unterschiedlich spürbar, vielleicht in den Fingern, an den Schläfen, auf den Lippen oder im Bauch. Anfangs scheint er beschleunigt zu sein und wird dann immer ruhiger und gleichmäßig.

Vielleicht höre ich auch Geräusche im Leib und in der Magengegend, die Bewegungen der Därme, Gluckern und Knurren, das Schlucken im Mund und im Hals. Ich höre mich atmen.

Alle Geräusche kommen aus mir und sind in mir. Warum sollte ich mich ihrer schämen? Ich ***akzeptiere meinen Körper*** *so wie er ist. Es ist mein Körper; es sind meine Beobachtungen und meine Wahrnehmungen. Ich fühle mich wohl in meinem Körper. Ich bin ruhig und gelassen und gelöst und entspannt.*
Ich nehme zurück und ich aktiviere mich!«

B4 Die Kurzform des Autogenen Trainings (AT)
Bin ich schon einigermaßen vertraut mit den Abläufen und den Wirkungen des ATs, dann kann ich auch nur ganz kurz die Ruhetönung, die Schwere- und Wärmeübung ansprechen und ähnliche Effekte, wie ich sie aus der Langform kenne, erzielen.

»Ich bin vollkommen ruhig und entspannt. Meine Arme sind ganz schwer. Meine Arme sind strömend warm. Meine Atmung ist ruhig und gleichmäßig. Es atmet mich. Ich bin ganz ruhig und gelassen.«

B5 Die Kurzform der Tiefmuskelentspannung (TME)
Auch hier genügt es wegen der Kürze der Zeit, die mir u.U. zu Verfügung stehen kann, nur einige wenige Muskelbereiche anzusprechen und mit Spannung und Entspannung zu »versorgen«: Beide Arme, beide Beine und das Gesicht bewirken schon vieles an Entspannung.

B6 Die Kurzform des sog. Psychohygienetrainings (PT)
Die bekannte Form der »Wanderung durch den Körper« steht hier an, als Kurzwanderung, in der einige wesentliche Körperbereiche angesprochen werden oder als PT-Grundübung (siehe dort), wie sie *Lindemann* entwickelt und letzten Endes die Atmung mit dem Hineinatmen in Arme, Beine, Fußsohlen oder den Bauch ergänzend hinzugefügt hat.

B7 Die Atementspannung
Im Entspannungstraining nehmen wir das Atmen grundsätzlich so an, wie es uns gegeben ist. *»Dies ist meine Atmung. Meine Atmung ist ruhig und gleichmäßig. Ich atme ruhig und regelmäßig.«* Spannungs- oder situationsbedingt, in Anpassung an bestimmte körperliche oder psychische Belastungen, unter Streß, aber auch in Situationen der Freude, des Erfolges oder auch der Ruhe und des Wohlbefindens verändern sich die individuellen Atemabläufe. Auch willentliche Beeinflussungen mit zu starken Intentionen können die biologischen, zentral gesteuerten Abläufe stören. Zudem kann es geschehen, daß bestimmte Krankheitszustände z.B. die Atemmuskeln beeinträchtigen oder sich die Ausdehnungsfähigkeit der Atemräume reduziert. Haltungsschäden und jahrelanger Nikotinmißbrauch, Übergewicht, Bewegungsmangel oder innere Krankheiten können die Atmung negativ beeinflußt haben.

In den Atemübungen des Entspannungstrainings geht es um **Ruhe** und um **Gleichmäßigkeit des Atmens.** In den Formeln des AT: *»Meine Atmung ist ruhig und gleichmäßig«* oder *»Es atmet mich«* gibt es gelegentlich Probleme damit, daß zu bewußt und gewollt damit umgegangen und geübt wird. Dann, aber nur dann können die **folgenden Übungen** praktiziert werden, um das Ursprüngliche im Zweitakt der Atmung, das natürliche, geordnete Ein und Aus, die Atemwege und -abläufe, die Atembewegungen und den Atemrhythmus zur eigenen Norm zurückzuführen.

Es gibt atemgymnastische Schulen, die an der und mit der Atmung therapeutisch arbeiten. Mit unseren Entspannungsmöglichkeiten gelingt es auf unseren Wegen, die Atmung in ihrer Mühelosigkeit, in ihrem vorgegebenen Fließen und rhythmischen Abläufen und in ihrer Anpassungsfähigkeit an sich verändernde körperliche und psychische Situationen ohne Anstrengungen zu optimieren. Sind diese natürlichen Prozesse gestört, können wir mit den **folgenden ergänzenden Übungen** versuchen, dieses Optimum zu erreichen:

- Die »Tönende« Atmung

Im Stehen, Sitzen oder Liegen atmen Sie langsam ein und aus. Mit der Ausatmungsluft lassen Sie leise den Ton »Aaaa-« oder »Oooo-« heraus. Hören Sie den Ton, spüren Sie ihn und beobachten Sie, wie Ihr Brustkorb und die Bauchdecke sich heben und senken. Üben Sie drei bis fünf Minuten ohne Anstrengung und mit konstanter Konzentration.

- Die »Ballon«-Atmung

Legen Sie eine oder beide Hände auf den Bauch. Erspüren Sie die Lage, die Fülle, die Bewegungen innerhalb und außerhalb. Atmen Sie durch die Nase ein und aus, erweitern Sie den Bauch voll nach außen und lassen Sie dabei die Luft einströmen und so die Empfindung haben, einen (Luft)Ballon im Einatmen zu füllen und ihn im Ausatmen wieder entleeren zu lassen. Langsam übergehen in die selbstgesteuerte, ruhige Atmung. Vor allem die Ausatmung beachten.

Dto. Dabei die verlängerte Ausatmung jeweils in den Körper strömen lassen, entweder in die rechte Hand, in eine Schulter, in einen Fuß oder in die Fußsohle usw. Die dort entstehende Wärme wahrnehmen.

- »Alternatives« Atmen

Abwechselndes Ein- und Ausatmen durch das linke und das rechte Nasenloch (falls diese nicht durch Schnupfen verstopft sind). Zeige- und Mittelfinger der rechten Hand berühren die Stirn zwischen den Augen, Daumen und Ringfinger drücken auf die rechte bzw. linke Nasenseite. Dabei lassen Sie nur ein Nasenloch offen und konzentrieren sich darauf. Im normalen Atemrhythmus atmen Sie langsam ein und aus.

- Atmen Sie einige Male einseitig (links oder rechts) ein und aus.
- Atmen Sie links ein und rechts aus, dasselbe rechts ein und links aus.
- Atmen Sie links ein und aus, dann rechts ein und aus, dann offen, ohne Fingerregulation, durch beide Nasenlöcher.

Dto. Dasselbe, jedoch ohne Zuhilfenahme der Finger, nur durch die konzentrative Hinwendung auf die jeweilige Seite dort durchatmen.

- Kombinierte Atmung

In der Rückenlage mit gestreckten Beinen oder aufgesetzten Füßen liegt eine Hand auf dem Bauch, die andere auf dem Brustkorb. Ruhig und tief ein- und ausatmen, nur durch die Nase oder im Wechsel Nase/Mund. Dabei werden die auf Bauch oder Brust liegenden Hände im Rhythmus der Atmung mitgehoben und gesenkt. Vor allem heben und senken die tiefen Atemzüge die Bauchdecke als Zeichen der stärkeren Beteiligung des Zwerchfells. Jedoch sollte auch die dabei mitwirkende Brustatmung beachtet werden.

Dasselbe. Im Stehen oder Sitzen durch die Nase ein- und ausatmen. Beim Einatmen zuerst den unteren Bereich der Lunge füllen und spüren, wie das Zwerchfell die Bauchdecke nach außen wölbt. Nun sich vorstellen und versuchen, den mittleren Teil der Lunge zu füllen und dabei die Bewegungen der unteren Rippen und des Brustkorbes beobachten. Danach den oberen Teil einbeziehen. Diese drei Stufen, die sicherlich nicht der eigentlichen Praxis entsprechen, können besonders die Tiefatmung forcieren und üben. Das kann besonders für diejenigen von Interesse sein, die im normalen Entspannungsüben zur Flachatmung neigen. Solches kann den Teilnehmern passieren, die übermäßig motiviert sind und sich zu sehr auf die formalen Abläufe z.B. im AT konzentrieren. Bitte generell – und auch bei letzter Übung – nicht hyperventilieren.

- »Herzatmung«

Liegen oder Stehen, ruhig ein- und ausatmen. Die linke Hand liegt auf der Bauchdecke, die rechte auf dem Brustkorb im Herzbereich. Beim Einatmen sich vorstellen, daß die Atemenergie sich im Bauch und in der dortigen linken Hand deponiert und sich im Ausatmen über die rechte Hand in die Herzgegend verlagert und dort verbleibt, evtl. als angenehme Wärme spürbar wird. Herzpatienten werden u.U. sofort an die Möglichkeit denken, unangenehme Empfindungen, wie z.B. pektanginöse Beschwerden, zu »behandeln«. Sie können jedoch dabei zu viele Erwartungen einbringen, und das klappt dann natürlich nicht. Auch hier ist vor allem Geschehenlassen und Gelassenheit gefragt, um überhaupt etwas zu spüren. Bei zu starken Intentionen könnte sogar das Gegenteil, also eine leichte Kühle entstehen, die natürlich nicht erwünscht ist.

• Die »Wortatmung«

Ruhig und entspannt liegen. Versuchen, alle Spannung aus dem Körper »hinauszudenken«. Die eigene Atmung beobachten, dabei das Einatmen von allein kommen lassen und die verlängerte Ausatmung wahrnehmen. Und nun ganz ruhig diesen Rhythmus des Atmens »laufen lassen« und nicht lenken, aber sich gedanklich hineinversetzen. Ganz ruhig **sprechen** wir uns beim Ausatmen ein einsilbiges Wort innerlich vor und wiederholen es fortwährend. Für uns hat es sich nicht bewährt, die Atemzüge zu zählen. Die Engländer lassen statt dessen ihr Wort »one« wirken.

Aus dem Orient kennen wir das heilige »OM« mit seinen Tonschwingungen, die im ganzen Körper wirken. Noch ruhiger können wir werden, wenn wir uns beim Einatmen »ganz« und beim Ausatmen »ruhig« vorsagen. Dabei vor allem sich auf die Bewegungen der Bauchdecke konzentrieren. Im Geschehenlassen und ganzkörperlichen Wahrnehmen des Atmens bauen sich Ruhe und Gelassenheit, ja ein übergreifendes Wohlbefinden, auf, das man lange wirken lassen kann.

• Atem-Achtsamkeit

Im Liegen, Sitzen oder im Stehen konzentrieren wir uns auf den ganzen Körper und auf die uns eigene Atmung. Dieses unser Atmen ist uns stets gegenwärtig. Es ist Bestandteil unseres Selbst. Es wiederholt sich immer wieder, und es erneuert sich beständig. Dies sollte uns in unserer Wahrnehmung immer wieder bewußt werden und auch die Tatsache, daß es sich bei Angst, Ärger, Freude, Erwartung, Enttäuschung, Streß, Anspannung und Ruhe verändern kann.

Wir üben im Liegen, Sitzen oder im Stehen. Hypotoniker sollten das Üben im Stand meiden. Wir beginnen mit einer vertieften Einatmung und nach der Ausatmung warten wir, bis die nächste Einatmung von selbst kommen will. Die Augen sind geschlossen. Die Entspannung kann sich intensivieren, wenn wir von Anfang an innerlich versuchen, nach oben zwischen die beiden Augenwinkel zu »schauen«. Diese Konvergenzstellung der Augen wirkt entspannend auf die Augenmuskeln und kann sich auf die Gesamtentspannung positiv übertragen.

Die Atmung ruhig laufen lassen und nicht bewußt in den individuellen Atemrhythmus eingreifen. Die Pause zwischen Ein- und Ausatmung ist wichtig, auch sie ist individuell. Das jeweilige Wartenkönnen auf die Einatmung ist wichtig. Wenn man trotz der natürlichen Atmungsabläufe nach Orientierungsmöglichkeiten sucht, so sollte man sich lediglich auf die Wahrnehmung der **Bauch-** (bzw. Bauchdecken)**-bewegungen** konzentrieren und dort die Vollatmung als einen natürlichen Lebensprozeß durchleben. Gedanklichen Abweichungen kann man aktiv begegnen durch das o.g. innere Sprechen von »ganz« in der Einatmung und von »ruhig« in der Ausatmung oder »ein« und »aus«, auch »Ruhe« und »Stille« oder (nach *G. Gauß*, 29):

»Leicht und frei geht mein Atem,
Erfrischend und belebend,
Ganz von selbst …
Es atmet mich.«

Autoinspektion des Atmens

Im Liegen können wir am besten die geplante »Inspektion« unserer Atmung vornehmen, die lediglich aus einem gedanklichen Suchen und Finden folgender Atemprozesse besteht, das dann insgesamt als **»Wanderung durch die Atmung«** zu verstehen ist und zur inneren Ruhe führen kann:

1) Der **Weg der Atemluft:** Wie weit kann ich sie verfolgen? Was spüre ich dabei?
2) Die **Atembewegung:** Welche Bewegungen spüre ich im ganzen Körper? Wo spüre ich die Atmung?
3) Der **Atemablauf:** Einatmung, Ausatmung, Übergänge, Verläufe, Atemfrequenz, Atemtiefe.
4) Der **Atemrhythmus:** Fließen und Wiederkehr von Gleichem oder Ähnlichem, Atemrhythmus in Ruhe und in Bewegung, Zahl der Atemzüge in der Minute, Verhältnis von Ein- und Ausatmung, Atmung in Anpassung an die Schrittfolge beim Gehen und Laufen.

Hinweise:
- Wie spüre ich?
- Was spüre ich?
- Was geht in mir vor?
- Was empfinde ich dabei?

Reflexionen:
- Wie fühle ich mich?
- Was ist geschehen?
- Was möchte ich mir vornehmen?

Vorschläge für kurze, alltagsbezogene Atemübungen

1. Konzentrieren Sie sich ein bis zwei Minuten zunächst nur auf die Einatmung, anschließend auf die Ausatmung. Lassen Sie dann Ihre natürliche Atmung wieder ruhig laufen und greifen nicht mehr willentlich in ihre Atmung ein.

2. Wenn Sie merken, daß Sie müde werden, dann einige Minuten betont ein- und ausatmen und danach wieder zurückkehren zur Normalatmung. Nicht zu lange, sonst entstehen Hyperventilationen.

3. Wenn es Ihre berufliche Tätigkeit erlaubt, dann können Sie die Pausen zwischen zwei Arbeitsbereichen mit kurzen Atemwahrnehmungen auffüllen, in denen Sie mehrere Male die Formel »Atmung ruhig und gleichmäßig« ansprechen. Ist die Unterbrechung länger, dann können Körperteilwahrnehmungen dazukommen.

4. Können Sie sich schlecht konzentrieren und weichen Ihre Gedanken zu stark ab in ungewollte Richtungen, dann sagen Sie »Stop« zu sich selbst, kehren zurück zu Ihren wesentlichen Denkinhalten und lassen sich dabei von einem ruhigen Ein- und Ausatmen leiten. Überlassen Sie den Atem seinem eigenen Rhythmus. Lassen Sie atmen, ohne selbst zu bestimmen. Lassen Sie ihn mühelos und natürlich kommen und gehen und unterstützen Sie dies mit »es atmet mich«.

5. Werden wir nervös und gereizt und spüren wir, daß Spannungen aufziehen, dann können wir mit Muskelkontraktionen reagieren (Fäuste ballen, Beine anspannen oder Gesicht anspannen). Wir können auch auf der Stelle hüpfen oder mit den Armen kreisen. Dann die Bewegungen verlangsamen, dabei den Atem beobachten und zurückkehren zur »Norm«, d.h. ruhig und gleichmäßig atmen mit der Formel »es atmet mich«, »es atmet in mir«.

6. Habe ich Herzklopfen, spüre ich Unregelmäßigkeiten im Atmen, dann stelle ich mir vor, auf einer Luftmatratze zu liegen, die auf dem Meer ruhig und sanft schaukelt. Die Sonne scheint und erwärmt mich und meinen Körper. Eine leichte, kühle Brise streicht über mein Gesicht und erfaßt meine Stirn. Meine Stirn wird davon angenehm kühl und gelöst, und ich atme ein und aus, ganz ruhig, leicht im Rhythmus der Brandung und im Auf und Ab der Wellen.

7. Legen Sie die Hände auf den Bauch und atmen Sie ruhig und gleichmäßig in die Hände hinein, ruhig und gleichmäßig, und im Fließen des Atmens spüren Sie Wärme in den Händen, im Bauch und in der Bauchdecke. Denken Sie daran, wie gut es Ihnen gehen kann, wie gut Sie sich dabei fühlen, und atmen Sie zu Abschluß ein-, zwei- oder dreimal tief durch.

Eine Empfehlung

Zum Abschluß aus Kabat-Zinns Buch »Stark aus eigener Kraft« (45):

»Halten Sie hin und wieder im Laufe des Tages inne und werden sich Ihres Atems bewußt. Dazu reichen fünf Minuten oder sogar nur fünf Sekunden. Lassen Sie alles los und akzeptieren Sie den Augenblick voll und ganz, einschließlich dessen, wie Sie sich fühlen und wie Sie das Geschehen wahrnehmen. Versuchen Sie, in solchen Augenblicken absolut nichts zu verändern. Atmen Sie einfach und lassen Sie los. Lösen Sie sich von der Vorstellung, daß in diesem Augenblick irgend etwas anders sein sollte. Geben Sie sich in ihrem Geiste und in Ihrem Herzen die Erlaubnis, diesen Augenblick genau so sein zu lassen, wie er ist. Und gestehen Sie sich auch zu, genau so zu sein, wie Sie sind. Wenn Sie sich bereit fühlen, dann bewegen Sie sich in die Richtung, in die Ihr Herz Sie führt, und tun Sie dies achtsam und entschlossen.«

Entspannung durch Ruhe und Bewegung

Entspannung und Bewegung

Entspannung ist sowohl durch Ruhe in bestimmten Entspannungshaltungen als auch durch Bewegung möglich. Obwohl wir uns vornehmlich mit Entspannungsmethoden beschäftigen, in denen Entspannungspositionen eine wesentliche Rolle spielen, soll jedoch das Prinzip Bewegung nicht ausgespart bleiben. Bewegung ist u.a. Bestandteil zahlreicher rehabilitativer Maßnahmen. Bewegung belastet den Organismus, kann ihn dadurch stärken, schwächen oder heilen, kann den Körper bzw. den ganzen Menschen aber auch entspannen. Wer kennt nicht die entspannten Bewegungen von Kindern im Spiel und den entsprechenden Widerhall der Entspannung in ihren Gesichtern! Bewegung wirkt auf den Körper und die Psyche, und Bewegungstherapie orientiert sich in beide Richtungen. Sie kann zur Bewegungspsychotherapie werden, die hier nicht weiter berücksichtigt werden soll.

Wir suchen Entspannung in der und durch die Bewegung und sind auf entsprechende Formen und Übungen angewiesen, die auch gering belastbaren Gruppenmitgliedern möglich werden.

Es sind vor allem fließende und rhythmische Bewegungen aus der Gymnastik, die solches bieten. In ihnen kann der Wechsel von Spannung und Entspannung zum Ausdruck kommen. Rhythmische Abläufe wie z.B. das Gehen, Laufen, Schwingen, Pendeln und Federn werden besonders von diesem Prinzip geleitet. Natürlich gibt es auch andere Sportarten, wie Schwimmen, Tanzen, Skilanglauf, Rudern, in denen man rhythmische Ausprägungen findet, jedoch sind sie aus Belastungsgründen in der Rehabilitation jeweils nur spezifisch oder bedingt anwendbar. Am Beispiel der *zyklischen Bewegung* des Armpendelns oder -kreisens zeigt sich die entspannende Wirkung am besten. In ihnen findet der Übende nach wenigen Versuchen Entspannung durch Bewegung und kann sich völlig in sie versenken, wenn die Dosierung der Belastbarkeit entspricht und die Atmung fließend und unverändert ablaufen kann.

Bei *azyklischen Bewegungen* bestimmt vor allem der Wechsel von Belastung und Pause eine entsprechende Entspannung. Als Beispiel sei hier das Hochwerfen eines Balles mit beiden Händen aus der Tiefhalte vor dem Körper mit vollem ganzkörperlichen Strecken und anschließendem Niederfallen des Balles vor dem Übenden angeführt:
Hochwurf gleich Spannung und Lösung, Fallen und Aufprellen des Balles vor dem Körper gleich Entspannungsphase. Dies kann sich wiederholen und sich zur muskulären Entspannung steigern.

In der Bewegung selbst, die zwei- oder dreigliedrig sein kann mit Auftakt, Hauptakzent und Abtakt oder Ausholphase, Arbeitsphase und Entspannungsphase, liegen entspannende Wirkungen vor allem in den *ausklingenden Phasen*. Auf sie ist besonders zu achten. So können im wesentlichen richtig dosierte Schwung- und Pendelbewegungen vor allem der Arme als Entspannungsübungen benutzt werden. Ihr positiver Effekt liegt übrigens auch in der Lockerung und Entspannung der Schulter- und Brustmuskulatur, die häufig bei Teilnehmern der ambulanten Koronargruppe verspannt sein kann. Mit Schwungübungen haben wir ideale Möglichkeiten, Spannungen und evtl. Hemmungen zu lösen, die gesamte Haltung zu verbessern und körperliches Wohlbefinden zu entwickeln. Unter Berücksichtigung der richtigen Dosierung kann das entspannende Üben mit Musik die Effekte noch verstärken.

Körperliche und vor allem muskulär bedingte Verspannungen (die dann auch psychisch wirken) lassen sich nicht nur durch Entspannungsmethoden und -techniken korrigieren, in denen Verspannungen und Fehlspannungen bewußt gemacht, behoben und Passiverlebnisse vermittelt werden, sondern vor allem durch eben solche (zyklischen und azyklischen) oder andere gymnastische Übungen. Durch entsprechendes wiederholtes Üben ökonomisieren sie sich und laufen schließlich gut koordiniert ab. *Koordinierte Bewegungen* mit perfektem Nerv-Muskel-Zusammenspiel weisen ideale Spannungs- und Entspannungsverhältnisse auf. In der Bewegungslehre wird mit Bewegungskoordination das optimale Zusammenspiel und die Abgestimmtheit der einzelnen Teilbewegungen innerhalb eines sinnvollen Bewegungsganzen gemeint. Der Übende empfindet diese Übungen subjektiv als leicht und fließend, rhythmisch und beschwingt. Objektiv gesehen reduzieren koordinierte Bewegungen den energetischen Aufwand, verringern die Herz-Kreislauf-Belastung und optimieren die Atmungsabläufe – Eigenschaften, die vor allem auch dem koronarsensiblen Teilnehmer helfen, seine Befindlichkeiten zu bessern, natürlich unter Berücksichtigung der jeweiligen Belastungstoleranzen.

»Auch die Gymnastik ist also ein Mittel, um das seelische Erleben und Verhalten durch somatische Beeinflussung zu verbessern« (96). Sogar beim Autogenen Training (73) ergeben sich Verbindungen zur Gymnastik.

Integrative Bewegungserziehung von Petzold

In einem Exkurs soll im Zusammenhang mit dem Phänomen »Bewegung« kurz die »Integrative Bewegungserziehung« von *Petzold* (80) erwähnt werden, in der interessierte Kursleiter weitere Anregungen zum Thema Bewegung und Entspannung finden können. Als logische Konsequenz auf seine Forderung nach einer ganzheitlichen, integrativen Pädagogik bezieht *Petzold* alle Dimensionen des Menschen in jegliche Lernprozesse ein und nennt zwei Grundthesen:

1. Der Mensch ist der jeweilige Leib.
2. Leben ist Bewegung.

Diese beiden Thesen sind für unsere Arbeit insofern bedeutsam, als hier der Leib als vom Subjekt wahrgenommen und gestaltungsfähig angesehen und Bewegung u.a. auch therapeutisch genutzt wird. *Petzold* stellt folgende Anforderungen an seine integrative Bewegungserziehung (80):

- Körperliche und seelische Entspannung
- Gezieltes Körpertraining
- Geistige Anregung und Schulung der Kreativität

- Steigerung des physischen und psychischen Wohlbefindens
- Schulung der Kommunikationsfähigkeit und der sozialen Kompetenz.

Das für uns relevante *Bewegungstraining* besteht z.B. aus Übungen zum Stehen, Gehen und weiteren. Das Stehen wird als ruhige Bewegung verstanden, und die Gehübungen zielen auf bewußtes Gehen und die Wahrnehmung der individuellen Gangart. Dabei werden bestimmte Qualitäten des Gehens beobachtet: die Ruhe und Gleichmäßigkeit der Bewegung, die Vorwärtsrichtung, der gelöste Bewegungsablauf und die vorwiegend aufrechte Körperhaltung.
Auch vom Methodischen her ist für uns das Vorgehen *Petzolds* interessant. Er beginnt mit Einzelarbeit und geht langsam über zur Arbeit in und mit der Gruppe. Am Anfang einer Übungsstunde steht das »relaxative Organtraining« (ein kombiniertes Verfahren und Entspannungstraining mit Anteilen aus dem Autogenen Training, der Tiefmuskelentspannung, dem isometrischen Training und der Organgymnastik).
Dann folgt das Bewegen im Raum mit konzentrativer Hinwendung auf den eigenen Körper. Entspannte Bewegungen werden in Bewegungsabläufe überführt: entspanntes Schreiten, Erfahrungen des Raumes, Gehen mit Erspüren der Bewegungsimpulse des eigenen Körpers. Bewegungen als Begegnungen und Erfahrungen der Umwelt schließen sich an mit der Wahrnehmung von Licht, Luft, Farben und anwesenden Personen. Man beginnt Grundbefindlichkeiten zu erfühlen wie Frische, Sicherheit und Zufriedenheit, und es kommt auf dieser Basis zu Begegnungen. Diese Übungen laufen nonverbal ab unter Einbeziehung der Körpersprache.
Im letzten Bewegungsteil steht das gemeinsame Tun im Mittelpunkt der Stunde, und es werden im gemeinsamen körperlichen Gestalten Gedanken verwirklicht und der Phantasie freien Raum gelassen. Nachdem alles nonverbal ablief, wird in einer Feedback-Phase über die Erlebnisse und Eindrücke gesprochen. Dieser Ansatz, der hier nur rudimentär angedeutet werden kann, bietet neben der Verbesserung der Bewegungsfunktionen und Sensibilisierung dem Teilnehmer die Möglichkeit, sich selbst in der Bewegung zu erfahren und größere Wahrnehmungs- und Ausdrucksfähigkeiten zu gewinnen.

Entspannung und Ruhelage

Unter dem Gesichtspunkt der Entspannung ergeben sich in den nichtdynamischen Bewegungsbereichen andere Möglichkeiten. Halteübungen, Stände und körperliche Zustandsformen in relativer Bewegungslosigkeit können bedingt entspannend verlaufen, wenn das statische Gleichgewicht gewahrt und durch eine entsprechende Größe der Unterstützungsfläche gewährleistet bleibt. Im Stehen, Sitzen und Liegen sind das statische Gleichgewicht und die körperliche Stabilität um so größer, je mehr Körperteile von festen Unterstützungspunkten oder Auflageflächen getragen werden. Die Entspannungseffekte der Bewegung schließen sich hier aus, andere werden wirksam. Je mehr Unterstützungsflächen vorhanden sind, desto stärker wächst die Entlastung des für die Statik des Menschen verantwortlichen Halte- und Stützapparates (aktiver und passiver Bewegungsapparat). Wesentlich dabei ist, daß auch hier die Atmung sich in der so erreichten muskulären Entspannung optimieren kann. Allgemein spricht man hierbei von Entspannungshaltungen.

Entspannungshaltungen

Folgende Entspannungsgrundhaltungen haben sich in unterschiedlicher Anwendungshäufigkeit entwickelt und bewährt und werden variabel individuell genutzt:

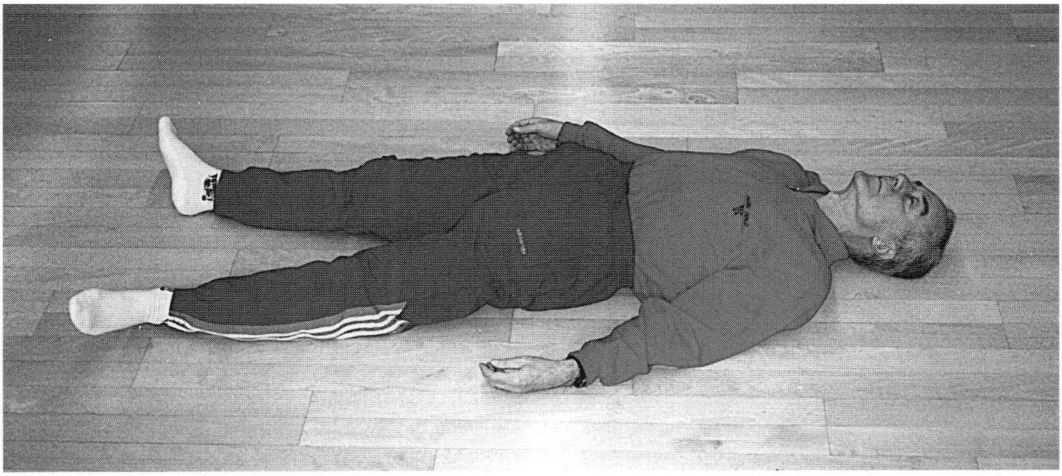

Abb. 1 Die Rückenlage

Die Rückenlage

Die Rückenlage (Abb. 1) kann als die beste Entspannungshaltung gelten. Im Liegen entspannt man am besten. In der Rückenlage wird man sich der Lage des Körpers und der einzelnen Teile besonders bewußt. Sie ist eine weit verbreitete Schlafposition und wird auch die »königliche« genannt. Ein altes Sprichwort sagt »Der König schläft auf dem Rücken, der weise Mann auf der Seite und der reiche auf dem Bauch«. Rückenschläfer zeichnen sich nach *Dunkel* (21) angeblich durch Gefühle der Sicherheit und durch Selbstvertrauen aus, gelten als starke Persönlichkeiten und sind für alles aufgeschlossen.

In der Entspannungshaltung »Rückenlage« liegen die Arme locker gestreckt neben dem Körper. Die Beine sind leicht geöffnet, die Fußspitzen fallen nach außen. Unter die Kniekehlen kann ein Kissen oder eine Schlummerrolle geschoben werden (sie bewirken die Entspannung des Lendenbereiches). Die flache Lage kann u.U. durch ein leichtes Kissen unter dem Kopf erleichtert werden. Gelegentlich findet man auch in der Schlafhaltung (Rückenlage mit über den Kopf gehaltenen Armen, Seiten- oder Bauchlage) Entspannung. Nur ist dabei durch eventuelle Winkelstellungen der Gliedmaßen zueinander und durch die Verringerung der Auflagefläche der Auflagedruck in einzelnen Körperregionen größer (wenn man auf harter Unterlage – Turnhalle – übt), die Durchblutung einzelner Körperteile schlechter, oder die Atmung ist erschwert.

Entspannung im Sitzen

Man findet Entspannung im Sitzen im sog. »Droschkenkutschersitz« (Abb. 2, 3). Die Sitzhöhe ist so einzustellen, daß beide Füße mit voller Fußsohle aufliegen, die Unterschenkel senkrecht, die Oberschenkel waagerecht bleiben und leicht geöffnet sind. Nach anfänglich voller Aufrichtung des Oberkörpers im Sitz und Abstützung der Lendenwirbelsäule an der Stuhllehne fällt der Körper nach vorn in sich zusammen, der Kopf hängt auf der Brust. Die Unterarme liegen auf den geöffneten Oberschenkeln, beide Hände berühren sich nicht. Geeignet dafür ist ein variabel verstellbarer Bürosessel.

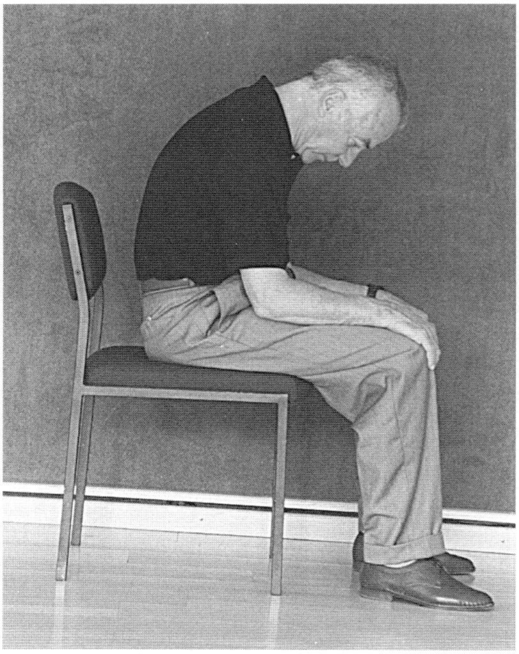

Abb. 2 Der Droschkenkutschersitz von der Seite

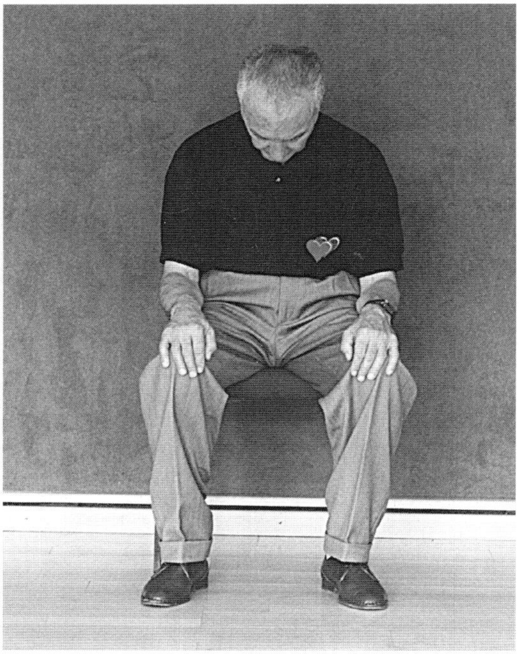

Abb. 3 Der Droschkenkutschersitz von vorne

Existieren Verspannungen im Schulter-Nacken-Bereich, so kann der relativ stabile »Droschkenkutschersitz« aufgegeben werden zugunsten des »Großvatersitzes« (Abb. 4), bei dem der Kopf und die Schultern hinten Halt finden an einer Rückenlehne oder an einer Wand.

Der Sitz auf einem in richtiger Höhe eingestellten Stuhl, von dem aus sich der Oberkörper nach vorn neigt mit locker vor der Brust hängendem Kopf und der Auflage beider Unterarme auf dem Tisch oder einem Turnkasten in der Halle ist ebenso geeignet (Abb. 5).
Das Entspannen im Sitzen sollte man auch zu Hause viel üben, denn es bietet oft die einzige Möglichkeit, im Alltag, im Beruf, in öffentlichen Verkehrsmitteln oder im eigenen Auto auf dem Parkplatz usw. zu entspannen.

Im Kurs sollte der Übungsleiter diese Haltung üben und auch korrigieren, vor allem Spannungen in den Beinen, im Rücken und im Schulter-Nacken-Bereich nicht zulassen.

Entspannung im Stehen

Entspannung im Stehen (Abb. 6) ist durchaus praktikabel. Die Füße sind schulterbreit geöffnet, das Körpergewicht ruht gleichmäßig auf beiden Beinen ohne Verlagerung zur Seite oder nach vorn. Der Körper ist leicht nach rückwärts verlagert, die Schultern liegen an der Wand. Schulter locker anheben und fallen lassen, so daß die Arme locker neben dem Körper hängen und in ihnen ein Gefühl der Schwere entsteht. Das Entspannungsverhalten verbessert sich durch ein Absinken des Unterkiefers bei leicht geöffnetem Mund (Entspannung der Gesichtsmuskulatur). Bei der Einatmung sagt man sich »ganz« und bei der Ausatmung »ruhig«.

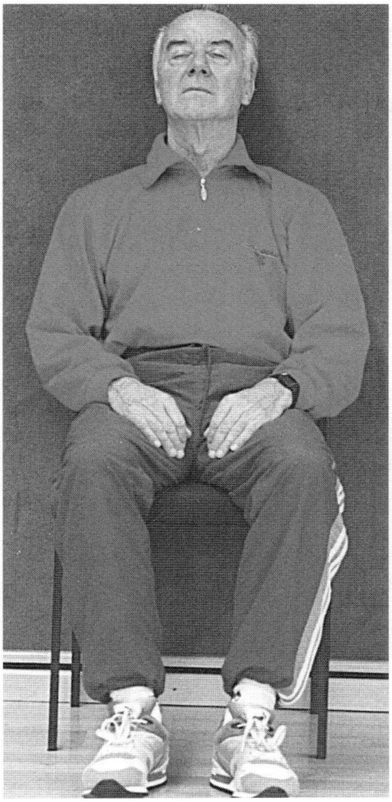

Abb. 4 Der Großvatersitz

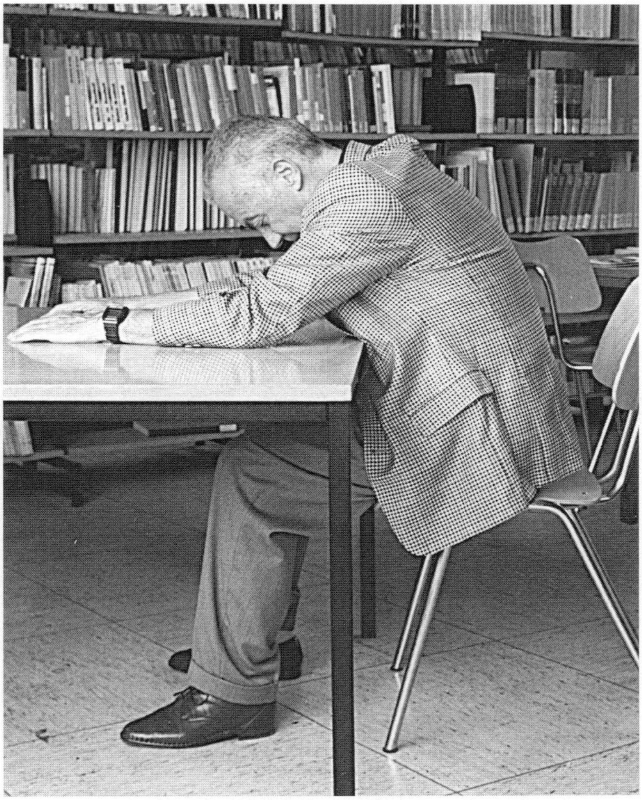

Abb. 5 Entspannung im Sitzen mit locker vor der Brust hängendem Kopf und abgestützten Unterarmen

Wie bei der Entspannung im Liegen oder Sitzen sind die Augen auf einen imaginären oder realen Punkt im Raum fixiert oder noch besser geschlossen. Auch bei geschlossenen Augen ist eine Fixation günstig, wobei die Augen quasi von innen auf die Nasenwurzel oder hinter den Lidern nach innen oben gerichtet sind.

In den genannten Positionen ist auf ein ruhiges, gleichmäßiges Atmen zu achten. Nach dem drei- bis fünfminütigen Verharren in den Haltungen wird die Entspannung aufgehoben durch ein aktives *Zurücknehmen*, d.h. durch ein Anspannen der Muskulatur, ein Räkeln und Strecken bis zum heftigen Bewegen mit tiefem Durchatmen und Augenöffnen. Je heftiger das Zurücknehmen, desto intensiver ist die Rückkehr in die Wirklichkeit ohne müde Entspannungsreste.

Variationen der Entspannungshaltungen

Obwohl die Rückenlage und der Droschkenkutschersitz sich allgemein als besonders entspannungswirksam erweisen, gibt es doch gelegentlich Teilnehmer, die sich an andere Möglichkeiten gewöhnt haben und nicht davon ablassen wollen, in ihren Schlafhaltungen zu üben:

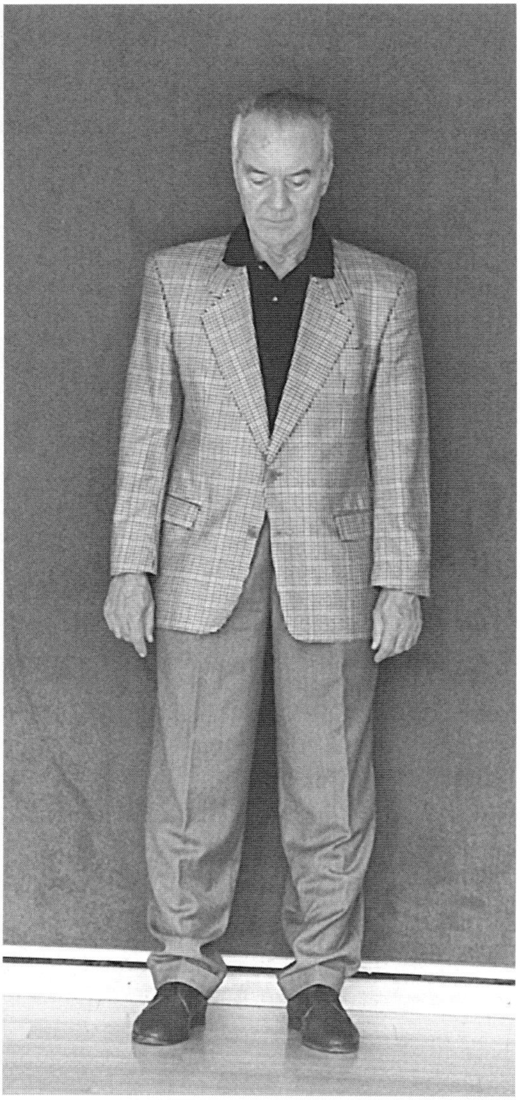

Abb. 6 Entspannung im Stehen

Die halbfötale Lage (Abb. 7)

Sie ist die häufigste aller Schlafhaltungen, und deshalb rollen sich auch Übungsteilnehmer der Entspannungsgruppen in dieser Position auf die Körperseite, die oft auch von der Seitigkeit her bestimmt wird. *Dunkel* (21) nennt diese Haltung nicht nur behaglich, sondern auch zweckmäßig, sogar vernünftig. Dies ist jedoch sehr subjektiv.

Die volle Fötus-Lage

Sie besticht dadurch, daß sich die Übenden in dieser Position regelrecht »zusammenfalten« und zusammengekauert, mit gebeugten und angezogenen Knien wie ein Knäuel zusammengerollt auf der Seite liegen. Auch sie könnte entsprechend interpretiert werden. Solche Deutungen bleiben jedoch immer vage.

Die ausgestreckte Bauchlage (Abb. 8)

Sie taucht immer wieder in den Übungen auf. Auch hier sind wie in den vorherigen Haltungen Verwringungen möglich, vor allem im Halsbereich, die zu Spannungen führen könnten. Diese Haltung setzt eine intakte Wirbelsäule voraus und kann zu Atmungsschwierigkeiten führen, wenn sie ungewohnt ist. In unseren Kursen wurde sie meist von Frauen genutzt.

Die Flamingo-Lage

Bei der Flamingo-Lage ist in Seitenlage ein Bein gestreckt, das andere angewinkelt (21). Der Kopf ruht besser auf einem leichten Kissen. Die Hände sind in all diesen Haltungen leicht geöffnet.

Die Muschelhaltung (Abb. 9)

Hier wird wie im Yoga in zusammengesunkener Schneidersitzhaltung bei leicht geöffneten Beinen geübt. Sie setzt Beweglichkeit und Dehnfähigkeit voraus und soll nach Aussage einer Teilnehmerin ähnliche Entspannungsempfindungen hervorrufen wie der Droschkenkutschersitz.

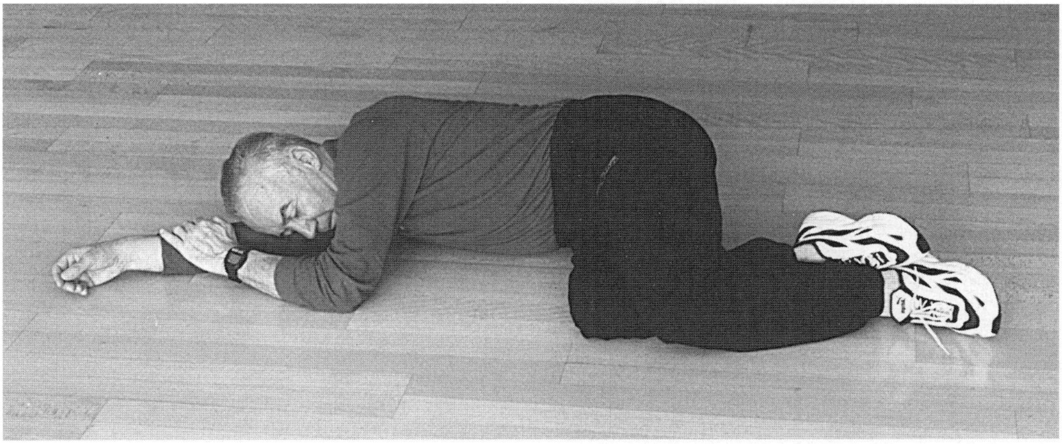

Abb. 7 Die halbfötale Lage

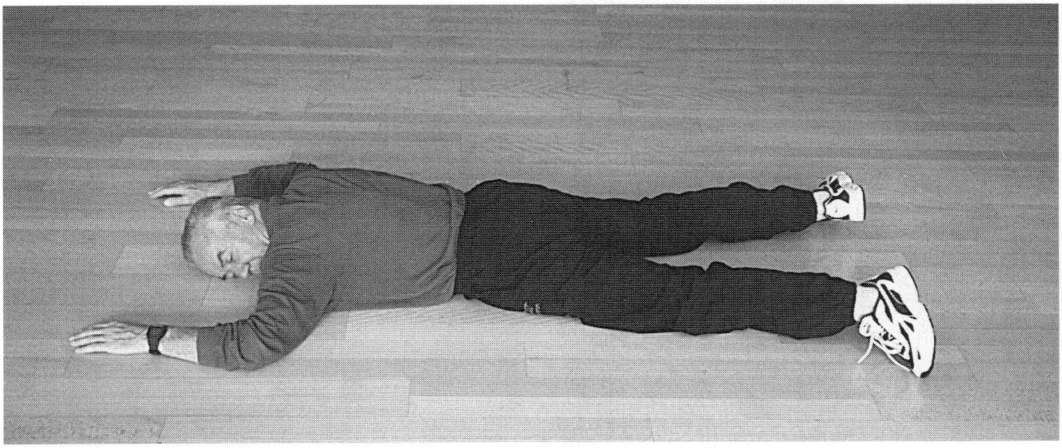

Abb. 8 Die ausgestreckte Bauchlage

Die Zyklopen-Haltung (Abb. 10)

Diese Haltung in die Gruppe der Entspannungshaltungen einzubeziehen ist fraglich. In Rückenlage verdeckt ein Arm (Unterarm) ein oder beide Augen.

Es gibt immer wieder Kursteilnehmer, die ihre Augen verdecken möchten, dann wird ihnen der Gebrauch eines Tuches oder Schals empfohlen. 20% der Teilnehmer berichten von ungünstigen Lichtquellen in den Übungsräumen. Vor allem bei hellem Licht empfiehlt sich deshalb dieses »Verdunkeln« der Augen; es gestattet außerdem, »königlich« in der Rückenlage mit seitlich gelagerten Armen zu üben.

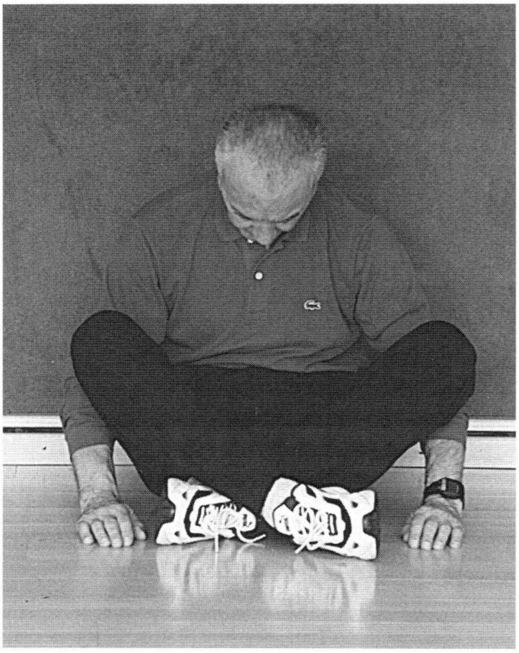

Abb. 9 Die Muschelhaltung

Jegliche Deutungen, wie sie gelegentlich bezüglich der Schlafhaltungen und ihren Beziehungen zum Schläfer vorgenommen werden, seien hier bewußt vermieden.

Wie immer die Teilnehmer auf dem Boden liegen (Rücken, Bauch, Seite), sie sollten den Boden fühlen, dem Boden vertrauen, sich vom Boden tragen lassen, sich geborgen fühlen sowie ruhig und entspannt atmen. So kann sich Spannung lösen, und Anspannungen werden sich aufheben.

Abschließend sei noch einmal darauf hingewiesen, daß in den meisten Gruppen die Rückenlage favorisiert wird und allgemein empfohlen werden kann.

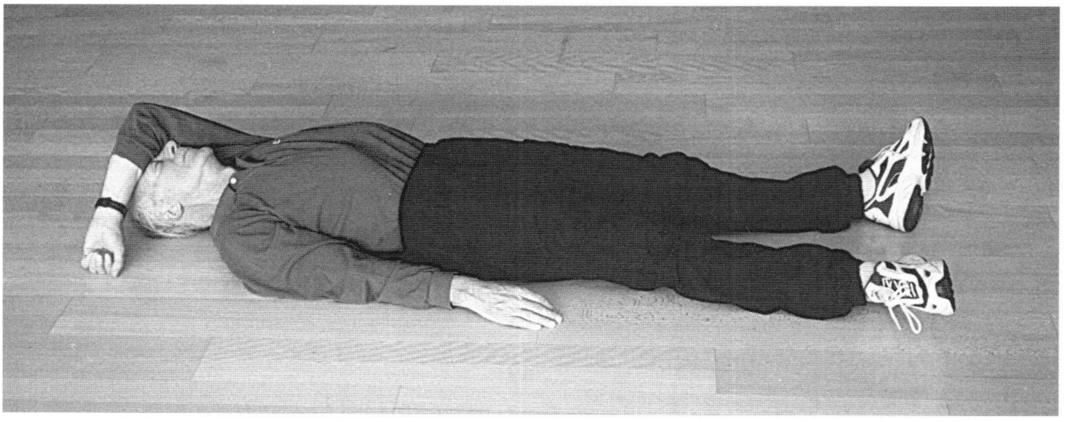

Abb. 10 Die Zyklopen-Haltung

Entspannungsmethoden und Entspannungstechniken in der Praxis

Entspannungsinduktion und Körperwahrnehmung

Im Entspannungstraining ist, wie des öfteren betont wurde, die Orientierung am eigenen Körper und damit die Fähigkeit der sog. Körperwahrnehmung die optimale Grundlage, um überhaupt entspannen zu können. Methoden und Techniken, die auf der Grundlage der Körperwahrnehmung entwickelt und erlernt werden, führen relativ leicht zu dem, was wir unter Entspannung verstehen, nämlich eine Spannungsreduktion, einen Abbau von Spannungen mit dem Empfinden physischer und psychischer Gelöstheit. Entspannung ist Wohlbefinden, Ruhe, Gelassenheit und Freude, die positive Verhaltensweisen bewirken kann. Solche Effekte stellen sich erst nach längerem Üben, aber vor allem nach einem sinnvollen und **methodisch** richtigen Vorgehen ein.

Dazu gehört zunächst der **Einstieg, die Induktion in das Entspannungstraining.** Dabei werden häufig Fehler begangen. Es reicht eben nicht aus, wenn die Anfänger vom Arzt, Psychologen oder Sporttherapeuten kurz über die Methode informiert werden, ihre Entspannungshaltungen einnehmen und dann gebeten werden, z.B. gedanklich den rechten Arm aufzusuchen, der sodann schwer oder warm werden sollte. Doch der denkt gar nicht daran! Hier fehlt die entsprechende methodisch richtige Vorbereitung, in unserem Fall speziell der Einstieg über die **individuelle Körperwahrnehmung,** der vor allem im Bereich der Rehagruppen eine Rolle spielt und im häuslichen Üben genau so wichtig sein kann. Nach einer entsprechenden Vorbereitung gibt es sodann kaum Probleme, den Körper zu erfühlen.

Doch beim **ungeschulten Erwachsenen,** der häufig durch lange Vernachlässigung diese Beziehung zu seinem Körper verloren hat oder dessen körperliche Sensibilität durch seine Krankheit beeinträchtigt worden ist, sollte man ausdrücklich davon ausgehen, Wahrnehmungsübungen vor dem eigentlichen Entspannungslernen einzubringen. Ganz einfach können von ihm im normalen Gehen, Stehen oder Sitzen dabei Körperbereiche erspürt werden. Oder in leichten gymnastischen Übungen sollten Spannungen und Entspannungen, Muskelkontraktionen, Bewegungen und Ruhezustände bewußt beobachtet werden. Besonders leicht fällt ein solches Vorgehen, wenn von ihm kurze und einfache Bewegungsabläufe ganz langsam im Zeitlupentempo mit konzentrativer Hinwendung ausprobiert werden. Hierbei ist nicht nur das Bewegungsgeschehen wichtig und die bewußte Konzentration auf den Körper, auf die der geschulte Übungsleiter immer wieder hinweisen kann, sondern auch das Erfühlen simultaner Reaktionen und Veränderungen der Atmung und des Herzschlages.

Von Beginn an ist auch schon beim Anfänger die Konzentration auf die **Atmung** wichtig. Er sollte von Anfang zu erkennen versuchen, daß sie autonom und unbeeinflußt von selbst

»fließt«. *Schultz* betonte stets das »es atmet mich«. Körperorientierte Menschen finden das nicht zu schwer, und auch Sportler oder Leute vom Ballett sind, oft ganz unbewußt, in dieser Weise wahrnehmungsorientiert geschult worden. In jedem Fall können die anderen das auch lernen.

Im allgemeinen gehört zur **Einstimmung** auch eine entsprechende **mentale Orientierung,** die schon *Schultz* in seinem Autogenen Training mit der Einstiegsformel – er nennt sie Ruhetönung – »ich bin vollkommen ruhig und entspannt« in genialer Weise eingeführt hat. Wir erweitern sie durch entsprechende Einstellungen und Einsichten wie »ich freue mich auf das Entspannungstraining«, »die Entspannung hilft mir«, »ich werde das Entspannen einige Zeit genießen«, »mein Autogenes Training« usw.

Im folgenden sollen nunmehr einige weitere erprobte **Entspannungsinduktionen** behandelt werden, die nicht nur für Anfänger eine Rolle spielen können, sondern auch für Fortgeschrittene angewendet werden, um besser in den Prozeß des Entspannens einzusteigen und die **Introversion,** d.h. das Sich-in-den-Körper-Hineinführen, zu unterstützen. Einige der folgenden Formen können auch autonom, d.h. in sich selbständig und abgeschlossen, **im Alltag als Kurzentspannungsmöglichkeit** versucht werden.

Neben den o.g. Formen bietet sich, wie oben angedeutet, eine **vorbereitende Gymnastik** an, die mit einfachen Abläufen nicht als belastend empfunden werden soll. Es kann sich dabei um lockernde und fließende Bewegungen handeln, die in ihrem Wesen in etwa auch der im folgenden angedeuteten Entspannungsmusik entsprechen können und die man u.U. schon vor Beginn des Entspannungstrainings »auflegen« kann. Schwingen, Pendeln, Kreisen und federnde Bewegungen aus dem Repertoir einer Entspannungs- oder Atemgymnastik lassen uns die Muskeln, Glieder und Gelenke erfühlen und mit intensiven Körperwahrnehmungen in das Entspannen eintauchen. Falls der Übende daran gewöhnt ist, kann er Teile seiner Morgen- oder Fitneßgymnastik dafür ausnutzen. Zyklische Bewegungen des Armpendelns und -kreisens, des Gleichkreisens, des Gegenkreisens, Mühlkreisens, des Schwingens der Arme vor, neben und über dem Körper und dergleichen mehr leiten die jeweiligen Entspannungsabsichten angenehm ein. Sehr gut eignen sich vor allem auch eine Qigong-Gymnastik, Übungen aus dem Tai-chi, dem Kum-Nye oder auch dem Zilgrei, in denen unter variablen Zielvorstellungen die Atmung und die Körperwahrnehmung ganz eindeutig beteiligt sind. Schon ein ganz einfaches, ruhiges Gehen mit bewußter Körperwahrnehmung kann genügen.

Eine **einleitende Musik** ist als Auftakt ganz ideal. Die meisten Teilnehmer in den Entspannungsgruppen berichten immer wieder, daß sich durch Musik eine lange Vorbereitung auf das eigentliche Entspannen erübrige. Von Beginn an entstünde sofort eine schöne entspannte Atmosphäre mit positiven Empfindungen, Assoziationen und angenehmen Bildern, die auch die Wahrnehmungen für den eigenen Körper verbesserten und die Entwicklung von Schwere, Wärme und angenehmer innerer Ruhe von Anfang an begünstigten könnten. Es gibt Gruppen, die ihren Mitgliedern die Möglichkeit bieten, schon eine halbe Stunde vor Beginn ihres eigentlichen Trainings im Übungsraum »ihre« Musik zu hören – eine Art »Einschwingungsstreben« der besonderen Art.

Musik löst Spannungen und wirkt vor allem auf das Vegetativum mit positiven Einflüssen auf die Atmung, die Pulsfrequenz, den Blutdruck und andere Parameter. Sie kann vor allem auch eine »hörbare« Rolle für den Einstieg in das folgende Entspannen in unterschiedlichen Methoden spielen. Obwohl sie in ihren Wirkungen stets individuell bleibt, ist es doch generell so, daß sie von der Umgebung ablenken kann, den Übenden umhüllt und abschirmt. Ich bin umgeben von Musik, und dahinter liegt die Umwelt, die mich nicht mehr stören kann. Vorschläge zur Musikauswahl gibt es in Fülle. Der versierte Übungsleiter wird zunächst die Musik anbieten, die er selbst zum Entspannen benutzt, und dann die Teilnehmer bitten, eigene Musikvorschläge einzubringen und die von ihnen mitgebrachte Musik gemeinsam zu benutzen.

Hat man die Entspannungshaltung im Sitzen oder im Liegen eingenommen, ist es u.U. sehr angenehm, mit einer ganz konzentrierten **Wahrnehmung der Fußsohlen** zu beginnen. Sie kann sich besonders intensiv auf die folgenden Entspannungszustände auswirken, wenn man sich in die Lage versetzt, ihre Glätte und Wärme zu fühlen, sie insgesamt gedanklich »abzugehen« von der Ferse bis zum Ballen und zu den Zehen. Die übliche Wärmeformel kann dabei als Unterstützung »zu Rate gezogen« werden – »Fußsohlen angenehm warm«. Es scheint so zu sein, daß sich hierbei »reflexzonenähnliche« Wirkungen andeuten können, die in Verbindung mit einem leichten Kribbeln sehr angenehme Empfindungen hervorrufen. Mit einem »Bearbeiten« eines Tennisballes unter einer Fußsohle läßt sich dieses Gefühl besonders gut vorbereiten. Im aufrechten Stand oder u.U. auch im Sitzen bei gehbehinderten Teilnehmern rollt man den Ball über das Längs- und Quergewölbe der Fußsohle mit leichtem Druck und ruhigem Hin und Her.

Ein bewußt wahrgenommenes **Atmen** in der Entspannungshaltung kann beruhigen und entspannen. Die ganz persönliche Atmung, der individuelle Atemrhythmus und die eigene Atemweise werden ohne Vorgabe von außen nur beobachtet, ohne daran etwas zu verändern. Die Atmung »läuft« autonom von ganz allein. Ich muß nichts daran verändern. Dies ist meine Atmung, die sich im Lauf meines langen Lebens als so zuverlässig erwiesen hat und mich mit Sauerstoff versorgt. Aus der Ruhe des Ein- und Ausatmens im Liegen oder im Sitzen, aus der Wiederkehr des Gleichen oder Ähnlichen, aus der Beteiligung der Atem- und Hilfsatemmuskeln kann eine tiefe Beziehung zum Körper entstehen, die mir hilft, mich in Ruhe und Geborgenheit zu entspannen. Nichts tun, nur beobachten, wie »es mich atmet« und wie vor allem die tiefe Ausatmung mir das Gefühl von Schwere und Wärme, von Gelöstheit und Gelassenheit vermittelt. Für die Entspannungsinduktion reichen nur wenige Minuten dieser bewußten Hinwendung auf das Atmen aus, um einen optimalen Einstieg in darauffolgende Entspannungsfertigkeiten zu finden.

Die **Konvergenzstellung der Augen** gilt als eine weitere gute Hilfe, Entspannungen einzuleiten. Darunter wird die Fähigkeit verstanden, beide Sehachsen auf einen fixierten Gegenstand unbewußt oder bewußt einzustellen. Im Schlaf ist es so, daß sich die Augenmuskeln in der Konvergenzhaltung gut erholen können. Deswegen könnte es auch in der Entspannung möglich sein, bei geschlossenen Augen die Mitte des Stirnbeines von hinten zu fixieren – quasi zu versuchen, von innen hinter das Stirnbein zu »schauen« – und dort konzentrativ zu verweilen. Was sicherlich real nicht möglich ist, doch allein schon die Vorstellung und die Absicht, dorthin schauen zu wollen, kann die Augenmuskeln in Verbindung mit dem leichten Schieleffekt in gewisser Weise entspannen und die Entspannung in andere Körperbereiche übertragen.

Es gibt auch eine Art **Tiefmuskelentspannung der Augen,** die der Vorgehensweise der Progressiven Relaxation entspricht und, vorsichtig und wohl dosiert angewendet, wiederum die Augen entspannen und über die Augenmuskeln zu einem Entspannungstransfer auf die Skelettmuskulatur führen kann. Vorbereitend werden bei geschlossenen Lidern und ruhiger Kopfhaltung beide Augen so weit wie möglich nach links und nach rechts geführt, zurück zur Mitte gedreht und nach oben und unten bewegt. In der Mitte wird jeweils – und fortwährend mit geschlossenen Augen – kurz damit angehalten, genauso wie das kurze Verweilen in den äußeren Horizontal- und Vertikalpositionen. Auch hier nicht übertreiben, evtl. nur 30 Sekunden insgesamt üben, und vor allem die Augenbewegungen wahrnehmen. Die Augen können sich danach besonders ruhig entspannen.

Die **Fixierung der Augen auf einen Punkt** an der Decke oder an der gegenüberliegenden Wand, einen realen oder imaginären, kann vor allem die Introversion und den gedanklichen Einstieg in den Körper, das Finden von entspannungsunterstützenden Bildern und Bewußtseinsinhalten unterstützen. Der Punkt wird festgehalten, so lange wie möglich. Er ist mal scharf zu sehen, mal unscharf. Die Augen beginnen zu brennen, manchmal bis sie tränen. Doch nichts erzwingen: Wenn sich die Augen schließen wollen, dann schließen sie sich; wenn sie offen bleiben wollen, bleiben sie offen. Dieses Geschehenlassen führt zu einer tiefen Körperwahrnehmung und zur Fähigkeit, sich zu entspannen oder zumindest bestimmten Entspannungsabsichten nachzugehen bzw. in sie einzusteigen.

Man spricht auch von **Bildentspannung,** wenn vorgelegte Bilder dazu benutzt werden, um Entspannungseffekte zu erreichen. Bilder werden angeschaut, werden fixiert. Bildinhalte werden aufgenommen und reflektiert. Damit verbundene Assoziationen führen die Betrachter in Verbindung mit ihren Eigenerfahrungen in angenehme Bewußtseinsinhalte, in denen sich der Übende zumeist wohlfühlt. Er oder sie spüren mit geschlossenen Augen dem Ganzen nach, lassen es in sich wirken oder nehmen es mit in die folgende Entspannungssituation. Natürlich ist die jeweilige Auswahl und das vorgelegte Angebot der Bilder wichtig. Ihre Anzahl soll zumindest größer sein als die Zahl der Teilnehmenden, denn jeder sollte das ihm gemäße Bild auswählen und anwenden können.

Es ist auch interessant, die Bildentspannung lediglich innerlich in vorgestellten Bildern, die aus dem eigenen mentalen Reservoir und der Lebenserfahrung stammen, zu suchen und ihre Inhalte, Stimmung oder Atmosphäre in das anschließende Üben zu übertragen.

Die **Fixierung auf ein Wort,** die gedankliche Einengung auf eine Wortfolge, das Festhalten an Lauten, die man sich jeweils innerlich vorspricht oder hörbar artikuliert, führt zu ähnlichen Effekten wie bei der Bildentspannung. Die Fixierung kann zumindest die **Introversion** unterstützen und die Fülle der Gedankenströme begrenzen, die während des Entspannens oft zunimmt und stören kann. Es ist im Bereich dieser Absichten sicherlich nicht nötig, dabei das ganze System z.B. der »Transzendentalen Meditation« oder auch der »Relaxation Response« nach *Herbert Benson* in Gang zu setzen. In unserem **Streben nach einem optimalen Beginn der Entspannung** reicht lediglich die Konzentration auf ein Wort aus, das man dafür als geeignet ansieht, das man gern hat, das sich durch positive Inhalte auszeichnet und für den Benutzer von Bedeutung ist. Dieses Schlüsselwort oder Leitwort wird in den oben genannten Systemen zumeist als Mantra bezeichnet.

Nach gemeinsamen Überlegungen sahen einige Mitglieder unserer Entspannungsgruppe z.B. das aus dem Jüdischen stammende Wort »Shalom« (Frieden) als für sie geeignet an. Sie versuchten damit den **Einstieg** in das Autogene Training zu finden, und es gelang. Wann immer sie anschließend gedanklich von den vorgegebenen Übungen abgelenkt wurden oder mental in völlig andere Gedankeninhalte abwichen, wiederholten sie dieses von ihnen »veredelte« Wort, und es brachte sie zurück in ihre aktuellen Entspannungsabläufe.

Wir haben dasselbe mit anderen Wörtern wie z.B. »Sonne«, »Baum«, dem Namen einer Blume oder einer Farbe oder mit festen Wortwendungen versucht, mit Begriffen aus anderen auch unbekannten Sprachen oder mit unsinnigen Worthülsen. Es wurden Einstiegsworte erdacht wie »Tunduri«, »Scharasan«, »Manjana«, »Blue«, »Gong« oder »Ich«. Es klappte damit ebenso wie mit Gebetszeilen aus der Bibel oder dem Koran, mit Gedichtsanfängen (z.B. von *Wordsworth, Milton,* aus den Sonetten von *Shakespeare)* oder auch nur mit dem englischen Wort »one«, dem bekannten heiligen Wort »OM« oder der aus dem Buddhismus stammenden Vorgabe »Om Mani Padme Hum«, die in ihrer Silbenfolge u.a. als Ausdruck bestimmter kosmischer oder göttlicher Energien gilt. Sie wird als eine Art Gebetsinhalt und als Mantra des Mitgefühls immer wieder rezitiert. Im anschließenden Entspannungstraining kann man mit ihrer Hilfe flottierende Gedanken, störende weitere Bewußtseinsinhalte zu vermeiden oder auch zu bremsen versuchen wie auch mit dem »Gedankenstop«, den der Hamburger Psychologe *Reinhard Tausch* immer wieder empfiehlt.

Die **Massage** als eines der ältesten manuellen Heilverfahren birgt neben den Möglichkeiten des Abbaus von Verspannungen und Schmerzen und der Entwicklung vielfältiger physischer und psychischer Effekte ausgesprochen angenehme und wirksame induktive Chancen für unsere Entspannungsformen. Vor allem über die taktile Stimulation unseres Körpers und das sich dabei ausbreitende Gefühl der Gelöstheit und Entspannung finden wir leicht einen Zugang zu den anschließenden Verfahren des Entspannungstrainings. An sich ist es optimal, sich dafür den versierten und geschulten Händen eines erfahrenen Physiotherapeuten anzuvertrauen. Es wäre ein seltener Zufall, wenn ein solcher zu den Teilnehmern einer Entspannungsgruppe gehörte. Also verbleibt uns dann nur die Möglichkeit der Selbstmassage, die sicherlich auch zu schulen ist. Zumindest ist jeder schon einmal massiert worden, um dann entsprechende Eigenerfahrungen einzubringen. Man sollte sich dafür jedoch Zeit nehmen, damit nicht nur die Körperwahrnehmung verbessert wird, sondern auch Gefühle und positive Gedanken auftreten können. Leichte Oberflächenstreichungen der Haut oder der Muskulatur reichen uns aus. Beide Handflächen bleiben während des Streichens immer in Hautkontakt oder in Berührung mit einer engen Kleidung. Aber auch die Muskelknetung oder die Muskelreibung bieten sich an. Das eigene Muskelschütteln und -klopfen kann aus unserer Sicht u.U. den ruhigen Einstieg in das vorzubereitende Entspannungsverfahren stören.

Die weiteren Möglichkeiten, die z.T. keiner ergänzenden Erklärung bedürfen, da sie aus den etablierten Entspannungsmethoden stammen und noch häufig Erwähnung finden werden, ergeben sich aus der folgenden Übersicht der für uns möglichen Induktionen:

Entspannungsinduktionen – Übersicht

... vorbereitende Gymnastik
... einleitende Musik
... Gesichtsentspannung
... Wahrnehmung der Fußsohle
... Konvergenzstellung der Augen
... Tiefmuskelentspannung der Augen
... ruhiges Atmen
... Fixierung der Augen auf einen Punkt
... Bildentspannung
... Konzentration auf ein Wort
... Induktion mit einem Gedicht, Psalm oder Gebet
... »Wanderung« durch den Körper
... Kurzform der Progressiven Relaxation
... Kurzform des Autogenen Trainings
... Kurzform der Komparativen Methode des AT
... Übungen aus dem Qigong
... Massage

Fragen an die Übenden vor Aufnahme eines Entspannungstrainings*

Anfänger sind häufig kritisch und skeptisch bzgl. ihres Vorhabens, an einem Entspannungstraining und vor allem auch am Autogenen Training teilzunehmen. Vorbehalte, wo auch immer sie herstammen, erschweren den Einstieg und vereiteln die Entwicklung einer positiven Haltung zum Entspannungsvorhaben. In solchen Fällen, ja eigentlich generell und für alle Teilnehmer, bieten sich die folgenden vom Sporttherapeuten gestellten **Fragen** an, die jeder schon in der Entspannungshaltung mit geschlossenen Augen für sich im Stillen beantwortet.

- Ist es Ihnen möglich, beide Augen zu schließen und ganz ruhig zu sitzen (oder zu liegen)?
- Ist es Ihnen möglich, sich angenehm *schwer* zu fühlen?
- Ist es Ihnen möglich, sich Ihrer *Hände* und *Füße* bewußt zu sein?
- Ist es Ihnen möglich zu spüren, daß eines Ihrer *Beine* entspannter ist als das andere?
- Ist es Ihnen möglich zu spüren, daß einer Ihrer *Arme* weniger entspannt ist als der andere
- Können Sie Ihre rechte *Fußsohle* spüren?
- Können Sie sich die Entfernung von Ihrer *Stirn* zu Ihrem Kinn vorstellen?
- Können Sie sich die Entfernung von der *rechten* zur *linken* Schulter vorstellen?
- Können Sie sich den *Raum* in Ihrer Mundhöhle vorstellen?
- Können Sie feststellen, wie Ihre Spannung nachläßt?
- Können Sie irgendwo in Ihrem Körper ein *Kribbeln* oder auch etwas *Wärme* spüren?
- Können Sie ein *warmes* und *sicheres* Gefühl spüren?
- Können Sie sich eine wirklich friedliche Szene *vorstellen?*
- Können Sie sich *vorstellen,* daß Sie jemand sehen, der weit weg von Ihnen ist?
- Können Sie Ihren Augen empfehlen, sich zu öffnen? – Dann tun Sie es bitte!

Und Sie *räkeln* und *strecken* sich, *atmen* tief durch und aktivieren sich. Sie sind wach und aktiv und fragen sich selbst, wie entspannt Sie sich jetzt fühlen!

Die meisten antworten mit »ja« und fühlen sich zumeist bestätigt in Ihrem Entschluß, nun am Üben teilzunehmen.

Sie können sich darüber klarwerden bzw. der Übungsleiter kann es erklären, daß in den einfachen Fragen, die Ihnen gestellt wurden, schon wichtige Wahrnehmungen und Reaktionen in wesentlichen Körperbereichen angesprochen wurden, die in den folgenden komplexen Entspannungsmethoden von erheblicher Bedeutung sein werden.

Hier können schon die Möglichkeiten des **Zurücknehmens** erläutert werden, die Entspannungshaltungen können vorgestellt und diskutiert werden, vor allem ihre Anwendung im Alltag.

Der Hinweis auf die Bedeutung der Körperwahrnehmungsübungen, die eine wichtige Rolle in der Entwicklung von Entspannungszuständen spielen, ist fast selbstverständlich.

* Dieses Vorgehen entstammt der sog. »Sensorischen Entspannung« von *Lazarus,* wurde übernommen von *Rinast* und adaptiert von *Eberhard Müller.*

Die Gesichtsentspannung

Als der Verfasser 1979 in Israel einen Entspannungskurs für Sportpsychologen leitete, machte die auf diesem Gebiet renommierte Frau Prof. *E. Geron* die Teilnehmer auf die Tatsache aufmerksam, daß der Entspannungsbeginn, auch Entspannungsinduktion genannt, besonders günstig über das Gesicht und nicht ausschließlich über die Extremitäten erfolgen könne (30). Seitdem wird in unseren Gruppen die Gesichtsentspannung besonders bei Anfängern betont. Neben den Händen besitzt auch das Gesicht eine hohe kortikale Repräsentanz (Gesicht, Lippen, Zunge) in den entsprechenden Zentren der Großhirnrinde.

Der Mensch ist ein Gesichtswesen, und viele Emotionen und innere Regungen oder Einstellungen spiegeln sich in den Gesichtszügen wider, natürlich über muskuläre Abläufe. Entspannen sich diese durch bewußte Hinwendung, so überträgt sich die Entspannung auf das Innere und auf die Psyche des Menschen.

Unruhe, Ärger, Zorn, Aggressionen, Angst, Verlegenheit werden dann im Idealfall zu Erscheinungsformen der Ruhe, Besonnenheit, Zurückhaltung, Wohlwollen, Freude und Ausgeglichenheit usw.

Das Gesicht als **»Spiegel der Seele«** sagt oft mehr als viele Worte, meist ist es undurchschaubar und undurchdringlich. Viele Menschen haben Angst, »ihr Gesicht zu verlieren«, »setzen eine Maske auf« oder machen »eine saure Miene« bzw. »gute Miene zum bösen Spiel«, sie lassen das »Gesicht hängen« oder »ziehen ein Gesicht wie eine Essiggurke« usw. So stellt sich die Bedeutung des Gesichtes in Wortspielen und Redensarten dar.

Anfänger in Entspannungsmethoden setzen auch in den bekannten Übungshaltungen das Gesicht auf, von dem sie meinen, es sei das schöne und angemessene. Sie merken oft nicht, wie verspannt es sein kann. Erst allmählich lernen sie, das Gesicht unter Einbeziehung der dies bewirkenden mimischen Muskulatur zu entspannen.

Das entspannte Gesicht muß nicht unbedingt das subjektiv als schön empfundene sein, obwohl man z.B. bei schlafenden Kindern von einem schönen entspannten Gesichtsausdruck zu sprechen pflegt. Manche Übende scheinen Angst vor einem entspannten Gesicht zu haben, man könnte evtl. nicht so aussehen, wie man meint, aussehen zu müssen, zumindest in dieser Umgebung.
Erst allmählich in Verbindung mit der Entspannungsentwicklung und der entsprechenden Entspannungsmentalität lernt der Anfänger, sein »Gesicht abzulegen« oder es einfach »hängen zu

lassen«. Dies ist zunächst schwer zu realisieren, und der Kursleiter muß dieses Problem des öfteren besprechen und betonen, daß in der Gruppe kein Schönheitswettbewerb stattfindet, sondern die »Maske« abgelegt wird, um den für alle offenen Weg zur Gesamtentspannung zu finden.

Die Gesichtsentspannung kann in den vorgestellten Entspannungshaltungen als *Einleitung in eine andere Methode* benutzt oder als *eigenständige Möglichkeit* gesehen werden. Sie wird eingeleitet durch eine bewußte Hinwendung auf das eigene Gesicht. Man versucht dabei, die einzelnen Partien zu fühlen. Der Mund bleibt leicht geöffnet und begünstigt dadurch das entspannungswirksame Gefühl des »Hängens«.

Text zur Gesichtsentspannung

Der Kursleiter (oder auch der Teilnehmer selbst mit seiner inneren Stimme) kann folgende *Formeln* vorsprechen, deren Inhalt der Kursteilnehmer zu realisieren versucht:

> Ich atme ruhig und gleichmäßig – mein Gesicht ist ruhig und entspannt – mein Gesicht ist angenehm entspannt – mein Gesicht ist glatt – die Kopfhaut ist warm und entspannt – die Stirn ist glatt und gelöst – die Stirn ist glatt – meine Augenlider sind schwer – Schläfen und Wangen sind entspannt – meine Wangen hängen entspannt – die Lippen sind leicht geöffnet – der Mund ist geöffnet und entspannt – der Unterkiefer hängt herab, er ist schwer und entspannt – mein Gesicht hängt angenehm schwer – das Gesicht ist angenehm entspannt – das Gesicht ist glatt und gelöst – mein Kopf ist klar und frei – entspannt wie mein Gesicht ist mein ganzer Körper – mein ganzer Körper ist angenehm entspannt – ich bin vollkommen ruhig und gelassen – ich atme ruhig und gleichmäßig – ... Wir nehmen zurück –

Nach diesem Ablauf wird häufig nicht nur die partielle Gesichtsentspannung erreicht, sondern oft auch über eine ganzkörperlich wirkende, sich allmählich ausbreitende Schwere und Entspannung berichtet.

Entspannung durch ruhiges Atmen

Atemgymnastische Schulen, psychotherapeutische Verfahren, Entspannungssysteme, wie z.B. Yoga, stellen die Atmung bewußt in den Mittelpunkt, und auf der Suche nach Wohlbefinden und Entspannung finden sich für unsere Gruppen ideale Möglichkeiten im richtigen Atmen.

Die Atmung ist die einzige organische Einheit und Funktion, die sowohl über den Willen beeinflußbar ist als auch unwillkürlich und für uns unbewußt über das vegetative Nervensystem geregelt wird. Anders als z.B. der Stoffwechsel oder die Verdauung kann die Atmung über den Willen gesteuert werden. Da sie also auf diese doppelte Weise zu lenken ist, wird sie zum Ausgangspunkt von Verfahren, die darauf hinzielen, vegetative und psychische Vorgänge zu beeinflussen.

Die Atmung wird im Normalfall unwillkürlich über die Atemzentren, die sich u.a. am Sauerstoffdefizit und am Kohlendioxydüberschuß im Blut und weiteren komplexen physiologischen Prozessen orientieren, gesteuert. Für die von uns erstrebte Entspannung ist schon bedeutsam, daß nur die Einatmung ein aktiver Vorgang ist, die Ausatmung hingegen ein passiver. Passive und aktive Prozesse bedingen die Atmung; Atemmuskulatur und Atemhilfsmuskulatur, vor allem das Zwerchfell bewirken das Atmen. Die Lunge selbst ist in diesem Sinne ein passives Organ. Das Zusammenspiel der Atemmuskulatur ist autonom geregelt. Jedoch können angeborene (Automatismus des Atemzentrums) und auch erworbene Automatismen (Atmen beim Schwimmen, Laufen, Instrumentalspiel, Singen, Sprechen) durch das Bewußtsein willkürlich gesteuert und verändert werden, und zwar bezüglich der Tiefe, der Frequenz und des Anteils unterschiedlicher Atemmuskeln an der Gesamtatmung.
Richtiges Atmen ist eine Voraussetzung für die Stabilisierung der Gesundheit. Störungen der Atmung haben neben körperlichen Ursachen vor allem psychische Gründe wie Angst, Frustration, Wut, Ärger, Hektik und Hast. Allzu bewußte Hinwendungen auf das Atmen können aber auch zu Fehlentwicklungen und zu Veränderungen des normalen Atemrhythmus führen. Wir kennen dies aus unseren Gruppen, in denen wir häufig auf das ruhige, gleichmäßige Atmen hinweisen und allzu Übereifrige bei Atemveränderungen bremsen müssen. Im Extremfall kann die Anwendung von Atemübungen in falscher Weise oder im Übermaß durch die physiologischen Veränderungen innerhalb der Hyperventilation und der Hypoventilation problematisch werden. Beide können die Zusammensetzung des Blutes beeinflussen und sich äußerst negativ auf wesentliche physiologische und Stoffwechselvorgänge auswirken. Deshalb ist es wichtig, beim gesonderten Üben des Atmens außerhalb der üblichen Entspannungsmethoden, wie das gelegentlich getan wird, um die Leib- oder Brustatmung zu beobachten oder zu korrigieren, die Frequenz oder die Atemtiefe nicht länger als drei Minuten zu betonen oder zu variieren.

Krampfhafte Veränderungsbemühungen beim Atmen sind immer falsch, wichtig bleibt das Gefühl des passiven »Geatmetwerdens« – Warten bis das Einatmen von selbst läuft. Allein der ruhige Ablauf des Atmens, das »Kommenlassen«, führt in den entsprechenden Entspannungshaltungen und Situationen zur Entspannung.

Das Atmen als eigenständige »Entspannungsmethode«

geht von entspanntem Liegen mit ruhigem Atmen aus. Schon dies kann Entspannung bedeuten. Aus der bewußten Hinwendung und dem konzentrierten Beobachten der eigenen Atmungsvorgänge erfühlt der Übende schließlich das Unbewußte und Entspannende. Dieser Prozeß wird folglich nicht nur durch Verstand und Denken geleitet, sondern setzt entsprechende Empfindungen und Sensibilitäten für solche Abläufe voraus. Im Hinwenden auf das Atmen lerne ich mich kennen, in Ruhe und in Bewegung (siehe S. 67–71).

Um zu *üben*, genügt die konzentrative Hinwendung auf das Atmen für drei bis fünf Minuten. Dabei wird in den Entspannungshaltungen versucht, das Atmen nicht zu beeinflussen, sondern zu empfinden, daß »mich etwas atmet«. »Es atmet mich« lautet eine Schultzsche Formel (86). Es ist nicht leicht, den eigenen Atem zu beobachten, ohne ihn zu stören, ohne lenkend eingreifen zu wollen. Sobald die Aufmerksamkeit sich auf ihn wendet, verändert sich der Ablauf. Darin liegt die eigentliche Schwierigkeit dieser Entspannungsmöglichkeit.

In unseren Gruppen sollte dieses Bemühen, das Atmen in seinem natürlichen Ablauf ungestört zu belassen und nicht zu manipulieren, im Vordergrund stehen. Die meisten Teilnehmer lernen, richtig zu atmen. Sie gehen von ihrem spezifischen Atemrhythmus aus, der von individuellen Ausprägungen bestimmt wird (Alter, Geschlecht, Gesundheits- oder Trainingszustand) und sich unter psychischen und physischen Belastungen verändert.

Entspannungsorientierte Teilnehmer sollten über grundlegende Abläufe der Atmung unterrichtet werden, auch über spezifische Formen (Tiefatmung, Preßatmung, Hyperventilation, Brust- und Zwerchfellatmung). Sie sollten lernen, sich zu beobachten, auch außerhalb des üblichen Entspannens die Veränderungen des Atmens in sich zu spüren, z.B. beim Laufen, bei körperlicher Belastung. Vor allem aber sollten sie bei sich und bei anderen erkennen, daß sich Atemrhythmus, -tiefe und -frequenz in psychisch belastenden Situationen verändern. Dann hilft das Sichorientieren am ruhigen und gleichmäßigen Atmen, »Atmung ruhig und gleichmäßig«, zur persönlichen Norm zurückzukehren. Man braucht dabei nicht unbedingt die Augen zu schließen wie in den meisten Entspannungsmethoden. Diese Möglichkeit ist auch im Alltag, im Wartesaal, bei Sitzungen, beim Autofahren usw. anzuwenden.

Die Atmung im sogenannten Psychohygienetraining

Im Psychohygienetraining (PT) nach *Lindemann* (57) wird dieses ruhige, tiefe Einatmen mit verlängerter Ausatmung betont. Das **Ausatmen** ist länger als das **Einatmen** und geht in eine kurze Leerphase (Pause) über, bevor das nächste Einatmen von selbst kommt (Abb. 11) (56).

Diese sog. *PT-Atmung* besteht ausschließlich aus Zwerchfellatmung, doch darf es auf Kosten der Flanken- und Rückenatmung nicht zu einem ausschließlichen Überwiegen des vorderen Anteils (Bauchatmung) kommen.

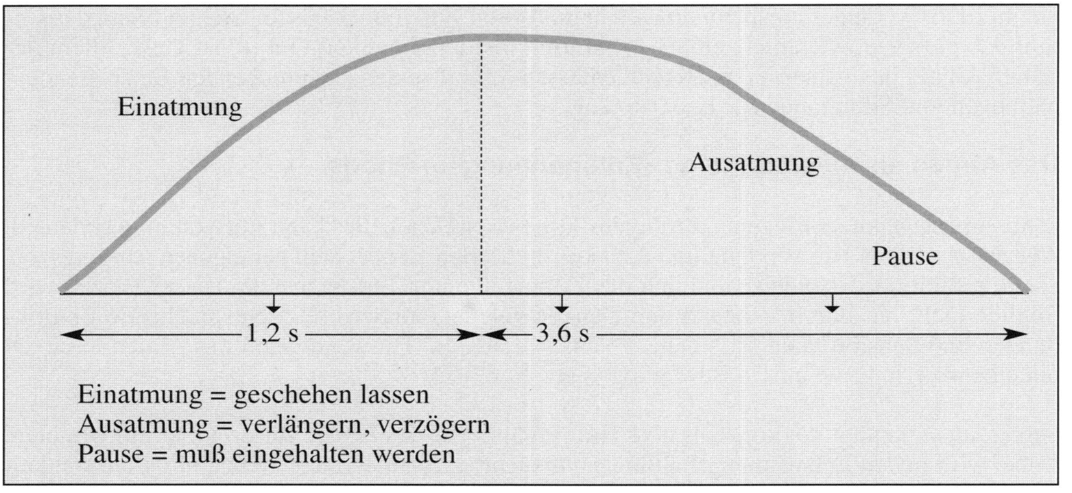

Abb. 11 Atmung im Psychohygienetraining (nach 57)

Die PT-Atmung läßt sich vielfach anwenden, z.B.
- bei nervösen Reaktionen,
- bei Angst und Verkrampfungen (Prüfungen, Untersuchungen, schwierigen Gesprächen),
- bei kleinen Schockzuständen,
- prophylaktisch, um in schwierigen Situationen normal reagieren zu können,
- zur Resonanzdämpfung der Affekte.

Neben den allgemein entspannenden Wirkungen des Atmens und vor allem dem Ausgleich von Über- und Unterspannungen in bestimmten Körperbereichen kann über das Kennenlernen der Atembewegung die häufig verlorengegangene Empfindungsfähigkeit wieder erworben und erweitert, das psychische Befinden stabilisiert und psychosomatische Störungen behoben werden.

Atmen bei sportlichen Belastungen

In diesem Zusammenhang sei noch ein Hinweis auf das Atmen bei sportlichen Belastungen gegeben, wie sie auch in der ambulanten Koronargruppe üblich sind.

Häufig wird – und das mag sicher beim Schwimmen richtig sein – auch beim Laufen ein bestimmter Rhythmus empfohlen und angewendet. Die sog. Drei- oder Vierschrittrhythmen, drei Schritte ein- und drei Schritte ausatmen, sind biologisch oder physiologisch falsch. Vor allem bei Laufbewegungen darf der Atem nicht an den Schrittrhythmus gekoppelt werden. Das Ausatmen ist im allgemeinen länger als das Einatmen, auch im Sport.

Bei einer normativen, bewußten Beschränkung des Ausatmens wird nicht ausreichend Luft ausgeatmet. Daraus resultiert dann eine Preßatmung mit erhöhten Pulsfrequenzen und einem hochroten Kopf des Laufenden.

Die Atmung sollte sich nicht an den Schritt anpassen. Günstig ist es, die Ausatmung zu betonen. Dies entspricht auch der o.g. PT-Atmung. Danach kann sich die Lunge wie von selbst füllen. Also nicht zählen beim Laufen, sondern statt dessen auf einen relativ ruhigen Ablauf achten. Dadurch werden auch Seitenstiche vermieden.

Zwerchfellatmung ist, obwohl sie beim Laufen gewisse Schwierigkeiten bereiten kann, günstiger als die Brustatmung. Eine aufrechte Oberkörperhaltung und leicht zur Seite angehobene, geöffnete Ellbogen begünstigen dazu den Ablauf der Atmung.

Entspannung durch Entwicklung der Körperwahrnehmung

Die »jeweils konkrete auf Erfahrung aufbauende, in der Situation aktualisierte Vorstellung vom eigenen Leib« (81), die ebenso in den Begriffen Körpergefühl und Muskelsinn zum Ausdruck kommt, kann als ein zusätzlicher Ausgangspunkt jeglicher Entspannungsfähigkeit angesehen werden.

Die *kinästhetische Information* über die Lage der Körperteile zueinander und über den Spannungsgrad der Muskulatur, die der Organismus über entsprechende bewegungs- und haltungsempfindliche Analysatoren (Propriorezeptoren) erlangt, wird zum Ansatzpunkt und zum Inhalt weiterer Entspannungsmöglichkeiten, in der die *konzentrative Hinwendung* auf bestimmte Körperteile geübt wird. Man darf annehmen, daß dieses Orientieren im eigenen Körper durch Übung beeinflußbar ist und sich mit Vorstellungen vom eigenen Leib auf der Grundlage von Erfahrung und Wissen über Zusammenhänge und Funktionen entwickelt und verbessert. Körpererfahrung ist zugleich Selbsterfahrung.

Aus dem Autogenen Training z.B. wissen wir, daß die Hinwendung und Konzentration auf einen bestimmten Körperteil Veränderungen im Spannungszustand der Muskulatur und der Gefäße bewirken kann, die dann subjektiv als Schwere und Wärme erfahren werden. Auch die Entspannungsübungen des Psychohygienetrainings (57) nutzen die Effekte der Empfindungen von Eigenwärme in verschiedenen Körperpartien. Über den Ausgleich der Spannungen kann es dabei auch zu Ausbalancierungen der neurovegetativen Funktionen kommen, so daß Auswirkungen auf den gesamten Körper stattfinden und ein vegetativer Dystonus sich regulieren kann. Es ist sicherlich begründet, wenn versierte Ärzte auf die Möglichkeiten des Abbaus vegetativer Dystonien durch Entspannungsmethoden allgemein und durch Wiedergewinnung bzw. Entwicklung des Körperbewußtseins speziell hinweisen.

Entwicklung des Körperbewußtseins meint, den Körper als Einheit zu erfahren. Körperempfinden sagt etwas aus über die Beziehung des Ichs zum eigenen Körper. Sie kann gestört sein, aber auch verbessert werden.

Durch Wahrnehmungsschulung werden die Übenden sensibilisiert, ihre *Körperoberfläche* in allen Körperbereichen zu fühlen sowie auch die Teile des Körperinnenraumes mit Muskeln, Bändern, Gelenken, Knochen und inneren Organen zu ahnen oder zu spüren. Ein durchaus positiver Effekt kann die Abwendung der Aufmerksamkeit vom Brustkorb auf andere Räume und Organbereiche vor allem für Teilnehmer der ambulanten Koronargruppe sein, die erfahrungsbedingt stark herzorientiert eingestellt sein können. Hinwendungserfahrungen auf andere

Organbereiche können für sie entspannungswirksam werden. Auch andere Körperbereiche verdienen Zuwendung.

Körperoberflächenempfindung

Zur Verbesserung der Sensibilität sind zunächst die Körperoberflächenempfindungen zu entwickeln. Die Haut als eines der größten Körperorgane vermittelt nicht nur Informationen über ihre Umgebung, sie stellt auch die Verbindung zwischen der Umwelt und dem Menschen her. Sie nimmt Wärme, Kälte, Schmerz und Berührungen auf und gilt als ein großes Sinnesorgan mit entsprechenden Mechanismen und Wirkungen. Die ersten Eindrücke gewinnt das Kleinkind über Hautkontakte. Bestand oder besteht ein Mangel an taktilen Empfindungen, so gibt es Probleme in der Entwicklung des Selbstgefühls.

Der taktile Sinn, der so häufig verkümmert, ist wichtig für die Ausbildung der Persönlichkeit.

Das Hautgefühl entwickelt sich am besten durch Berührungen von und mit Gegenständen, Kleidungsstücken, mit der Unterlage, auf der man liegt oder u.U. mit dem Partner. Der Körper wird dabei über die Haut erlebt, und dieses Hautgefühl kann eben zu Regulierungen des Tonus führen und zu Empfindungen der Ausgeglichenheit und des Wohlbefindens, ja sogar zu Verbesserungen des Allgemeinzustandes oder zur besseren Durchblutung.

Tiefensensibilität

Auf der Grundlage der Entwicklung des Hautgefühls steigert sich auch die Tiefensensibilität, die von der Wahrnehmung des Körperinnenraums ausgeht. Zunächst fühlt der sich darauf Konzentrierende das Gewicht und den Umfang des Körpers oder seiner Teile. Er nimmt die Muskelmasse wahr und das Skelett, bis er in die Wahrnehmung auch den Innenraum oder innere Organe einbezieht. Dieses Vorgehen ist im übrigen auch üblich in der Eutonie der *Gerda Alexander* (1). Dort spricht man u.a. sogar von der Entwicklung des »Knochenbewußtseins«, das dem Menschen ein Gefühl innerer Sicherheit und Ichstärke vermittle. Um das gesamte Knochensystem zu erfahren, wird von den Füßen ausgehend jeder einzelne Knochen in seiner Form und Qualität bewußtgemacht und die Bewegungsmöglichkeit erforscht, bevor er in das »Gesamt-Knochenbewußtsein« eingegliedert wird (1). Durch das Bewußtmachen verschiedener Körperbereiche wird der Tonus reguliert, und Verspannungen werden gelöst. Die Sensibilität für die Lokalisierung und die Arbeit der inneren Organe ist sehr subjektiv. Ihre Einbeziehung in das Aufspüren und Aufsuchen innerhalb einer Übung kann durchaus auch zu Spannungen führen. Deshalb sollte hier sehr differenziert vorgegangen werden, u.U. ist auch darauf zu verzichten. Es gibt ähnliche Schwierigkeiten, wie sie vom Sonnengeflecht innerhalb der Übungen des Autogenen Trainings bekannt sind.

Insgesamt jedoch führt die Entwicklung der Oberflächen- und Tiefensensibilität zu neuen Erfahrungen des eigenen Körpers mit entsprechenden Beeinflussungen des Tonus und der Verbesserung zahlreicher Körperfunktionen.

Texte zur »Wanderung durch den Körper«

Der einfachste *Übungsweg* für unsere ambulante Koronargruppe ist das Finden und Fühlen wesentlicher Körperpartien innerhalb einer »Wanderung durch den eigenen Körper«, wie wir sie vom Psychohygienetraining (s. S. 113 ff.) kennen. Sie findet in den bekannten Entspannungshaltungen statt.

1. Es könnte etwa nach dem folgenden Text geübt werden, den der Übungsleiter langsam vorspricht:

> »Konzentriere Dich mit Deinen Gedanken auf die rechte Hand – versuche, den rechten Daumen zu spüren, den Zeigefinger, den Mittelfinger, den Ringfinger, den kleinen Finger, und verweile jeweils dort – lenke Deine Aufmerksamkeit auf den Handrücken, den Unterarm, den Ellenbogen, und verweile dort – atme ruhig und gleichmäßig – wandere weiter zum Oberarm, zur rechten Schulter, am Schlüsselbein entlang nach innen zum Brustbein, und verweile dort – ruhig atmen – schicke Deine Gedanken am linken Schlüsselbein entlang in die linke Schulter, und verweile, wo immer Du möchtest – wandere abwärts am linken Oberarm, Unterarm bis zum Handrücken, und konzentriere Deine Aufmerksamkeit nacheinander in die einzelnen Finger – der ganze übrige Körper ist ebenfalls ruhig und entspannt – Atmung ruhig und gleichmäßig – richte Deine Aufmerksamkeit auf die Körpermitte – dort hebt und senkt sich die Bauchdecke im Rhythmus des Atmens – in der Tiefe spürst Du die Wärme des Bauchraumes – gehe abwärts in das rechte Bein – Oberschenkel – Unterschenkel – Fuß – verweile solange Du möchtest – konzentriere Dich auf den linken Fuß – auf die linke Wade, Knie, Oberschenkel, Leiste – kehre zurück zur Leibmitte.«

2. Fortsetzend oder vom bisher geübten Text getrennt, könnte auch, von der Körpermitte ausgehend, folgende »Wanderung« in den Unterkörper unternommen werden:

> »Verweile bitte mit Deinen Gedanken in der Körpermitte – ruhig und gleichmäßig atmen – Wärme spüren, Wärme fühlen – der Bauch ist angenehm warm – Atmung ruhig und gleichmäßig – wandere tiefer in die rechte Leiste – dann zur Oberschenkeloberseite rechts – zum rechten Knie – und weiter mit den Gedanken abwärts auf der Außenseite des Schienbeins entlang – über den äußeren Knöchel – und den Mittelfuß – zur rechten kleinen Zehe – nun die vierte Zehe spüren – die dritte Zehe – die zweite – und schließlich die große Zehe – über den Fuß zurück zum inneren Knöchel und zur Wadenmuskulatur – die Wade liegt oder hängt schwer und warm – über die Kniekehle geht es zurück zum Oberschenkel – zur rechten Leiste – und zur Mitte des Leibes – ruhig und gleichmäßig atmen – der Bauch ist angenehm warm – strömend warm – Wärme breitet sich aus – von der Körpermitte geht es nun tiefer in die linke Leiste – wandere weiter zum linken Oberschenkel – von da zum linken Knie abwärts auf der Außenseite des Unterschenkels zum äußeren Knöchel – über den Fuß – zur linken kleinen Zehe – zur vierten Zehe – zur dritten Zehe – zur zweiten – zur großen Zehe – dort kann man ein leichtes Kribbeln spüren – zurück über den Mittelfuß zum inneren Knöchel – weiter zur Wadenmuskulatur – die Wade ist schwer und warm – weiter über die Kniekehle zum inneren Oberschenkel – von da zur Leiste – und zur Bauchdecke – ruhig und gleichmäßig atmen – Atmung ruhig und gleichmäßig – Wärme breitet sich aus – wir spüren Atemwärme…«

3. Dieser Text kann nach mehrmaligem Üben auch verkürzt werden, indem nun größere Sprünge eingebaut werden. Vor allem ist nun auch bewußt die Wärme anzusprechen. Dem Teilnehmer kann diese Wärme vor allem als Atemwärme bewußtgemacht werden, d.h., er stellt sich nun vor, er würde seinen Atem auf den verschiedenen Körperteilen spüren. Ideal wäre auch, wenn die Eigenwärme aufgespürt oder empfunden werden könnte.

Folgender Weg wäre möglich:

»Wir konzentrieren uns auf die rechte Hand – und empfinden die Eigenwärme der rechten Hand, so als ob jemand dorthin hauchte – trockene Wärme in der Hand – nun gehen die Gedanken in den rechten Unterarm – wir spüren das Eigengewicht des rechten Unterarms – »dorthin atmen« – nun gehen wir in die linke Hand – trockene Wärme in der linken Hand – die Finger kribbeln – die Hand wird warm – »dorthin atmen« – die Gedanken gehen weiter in den linken Unterarm – der Arm ist schwer und warm – die Muskeln sind locker und entspannt – nun konzentrieren wir uns auf den rechten Fuß – trockene Wärme breitet sich dort aus – Wärme – Wärme auch in der rechten Wade – die rechte Wade ist warm und schwer – wir konzentrieren uns auf den linken Fuß – der linke Fuß ist warm – trocken warm – der linke Fuß kribbelt und ist warm – dann wandern wir in die linke Wade – die Wade ist warm und schwer – die Wadenmuskeln sind locker und entspannt – der ganze Körper ist locker und entspannt – und schwer – dann wandern wir in die Leibesmitte – dort spüren wir den Atem – die Atemwärme – wir atmen ruhig und entspannt – wir atmen in die Tiefe des Leibes – Wärme breitet sich aus – wir spüren die Eigenwärme des Leibraumes – der Leib ist angenehm warm – die Nierengegend ist angenehm warm – strömende Wärme im rechten Oberbauch – strömende Wärme im linken Oberbauch – das Becken ist strömend warm – wir atmen in das Becken – Atmung ruhig und gleichmäßig – der ganze Körper ist warm und entspannt – Atmung ruhig und gleichmäßig – wir fühlen uns angenehm ruhig und entspannt...

Zurücknehmen – räkeln und strecken – tief durchatmen – Augen öffnen – langsam aufrichten – aktivieren.«

Diese Form läßt sich auf andere Körperbereiche erweitern. Dabei ist der Oberkörper einzubeziehen; vor allem das Gesicht kann besonders betont werden (s. Gesichtsentspannung, S. 88 f.). Wichtig ist die ruhige und gleichmäßige Atmung!

Auch bei dieser Methode lassen sich die formelhaften Vorsätze ankoppeln. Übt der Teilnehmer allein, z.B. zu Hause, so läßt sich auch Musik mit ihrer entspannenden Wirkung angenehm verwenden. Nur muß dann die entsprechende Tonbandvorbereitung getroffen werden. Das Ganze sollte nicht länger als zehn Minuten dauern (Konzentrationsfähigkeit).

Rein subjektiv ist die konzentrative Hinwendung auf Körperpartien oft verbunden mit den Empfindungen der Schwere oder Wärme (s. Autogenes Training, S. 132 ff.) oder den Gefühlen des Kribbelns oder Fließens. Im Autogenen Training wird bei Geübten diese Differenzierungsfähigkeit genutzt, um z.B. bestimmte Bereiche mit Wärme zu versorgen (bei kalten Händen oder Füßen, bei Verspannungen im Nacken usw.). Anfänger lernen sie relativ leicht und ohne Probleme. Erwiesenermaßen finden körperlich geschulte Teilnehmer und sensible Übende mit einem entsprechenden Bewegungs- und Körpergefühl hierbei eine gute Entspannung.

Auch diese Entspannungsmethode, die sich die »Lokalisation im Sinne einer topographischen Anordnung und Zuordnung« (s. Körperschema in [81]) zunutze macht und das Finden und Fühlen übt, kann als eine *eigenständige Methode* verstanden werden oder aber als Basis weiterer Methoden dienen (Psychohygienetraining, Aktivtherapie, Autogenes Training u.a.).

Die Tiefmuskelentspannung

Grundlage ist die **»progressive relaxation«,** die *Jacobson* (etwa zur gleichen Zeit wie *Schultz* in Deutschland das »Autogene Training« entwickelte) in Amerika mit seinen Büchern »You must relax« (40) und »Progressive relaxation« (41) vorstellte. Spannung und Entspannung sind die tragenden Pfeiler seiner Methode. Im deutschsprachigen Raum wird dieses Verfahren meistens Tiefmuskelentspannung (TME) genannt.

Theoretischer Hintergrund und Übungsgrundlagen

Spannung

Spannung ist bei *Jacobson* zunächst Kontraktion von Muskelfasern, ist aber auch das, was uns als Anstrengung bewußt wird, notwendige und auch übermäßige Anstrengung (31).

Jacobson weist darauf hin, daß Spannungen lebensnotwendig und von vitaler Bedeutung sind. Doch es gibt Situationen, in denen wir sie kontrollieren müssen, und Entspannung bietet u.a. die Möglichkeit einer Kontrolle.

Spannung im Sinne von Kontraktion ermöglicht Bewegungen und menschliche Tätigkeiten. Sie kann durchaus als normal und angenehm empfunden werden. Übersteigt sie jedoch gewisse Toleranzen, kommt es zu den verschiedensten Störungen im Menschen, von Nervosität und Furcht bis zu organischen Krankheiten. In solchen Fällen verordnet der Arzt Ruhe oder Entspannung und denkt damit an Kompensation und Ausgleich zu den Belastungen des Alltags.

Entspannung

Jacobson meint mit Entspannung nicht nur Ruhe. Der sich auf der Liege ausruhende Patient kann trotz seiner Ruhe nervös sowie psychisch und körperlich verspannt sein. Es ist möglich, daß bei ihm noch Restspannungen im Körper vorhanden sind und daran hindern, völlige Entspannung (relaxation) zu finden. So trennt *Jacobson* Entspannung von Ruhe (rest) und beschreibt Entspannung als das völlige Gegenteil von nervöser Anspannung und Erregung, also als Abwesenheit von Nerv-Muskel-Impulsen.

Im Gegensatz zum Zustand der Spannung, in dem sich die Muskelfasern verkürzt haben, sind nach *Jacobson* in der Entspannung die Muskelfasern verlängert. Entspannung in seinem Sinne bedeutet also die völlige Abwesenheit jeder auch noch so geringen Muskeltätigkeit (41). Dies muß aus der Sicht der Physiologie als oberflächliche Darstellung angesehen werden, dient aber *Jacobson* als Darstellung und Veranschaulichung dessen, was er meint. Er verweist weiterhin auf die Zusammenhänge zwischen Nerven- und Muskeltätigkeit sowie auf die Fähigkeiten der Ausbreitung der Entspannung von einer Muskelgruppe auf die andere. Diese Tatsache spielt in seinem methodischen Ansatz eine Rolle und gibt ihm die Möglichkeit einer wirksamen Regulierung körperlicher Funktionen.

Mit seinem Vorgehen will *Jacobson* u.a. auch Restspannungen im Körper beseitigen, indem er in den üblichen Entspannungshaltungen versucht, fortlaufend zu einer Reduktion von Kontraktionen und Aktivitäten von Muskelgruppen und motorischen Teilen des Nervensystems zu gelangen.

Entspannung oder die Spannungskontrolle kann sich auf dynamische oder statische Zustände der Muskulatur beziehen.

Neben Gesamtentspannungen ist *Jacobson* aber auch u.U. an *Teilentspannungen* in besonders verkrampften Muskelgruppen, z.B. im Schulter- und Nackenbereich, interessiert.

Ist die Entspannung auf eine spezifische Muskelgruppe oder auf einen Teil begrenzt, wird sie *lokal* oder lokalisiert genannt. Schließt sie den ganzen Körper ein, ist sie *allgemein* (41). Entspannung bedeutet in diesen Fällen immer Nulltonus.

Physiologen verweisen in dem Zusammenhang auf das Phänomen der *postisometrischen Relaxationsphase*, d.h. darauf, daß sich nach jeder Anspannung die Muskulatur entspannt.

Übungsmethode

Jacobsons Übungsmethode beruht also auf diesem *Prinzip von Kontraktion und Dekontraktion*. Den Gegensatz dieser beiden Pole kann jeder realisieren, kann jeder fühlen. Nach einer Anspannung z.B. der geballten, kontrahierten Faust, spürt man, wie die Hand sich lockert und die Finger sich öffnend entspannen. Dieses Gefühl der tiefen Entspannung soll sich ausbreiten, also progressiv über das Erlernen und Erleben einer bewußten, systematischen Anspannung und der darauf folgenden Entspannung einzelner Muskelgruppen erreicht werden.

Progressiv ist sie insofern, als sie
- eine Muskelgruppe in sich mehr und mehr entspannt,
- nacheinander die Hauptgruppen der Skelettmuskulatur entspannt,
- durch tägliches Üben nach und nach zu einer Gewohnheit führen kann, die sich dann als Zustand der Entspannung zunehmend automatisiert (41).

Die Zeitdauer der Behandlung mit Tiefmuskelentspannung variiert stark. Oft sind zwei bis drei Sitzungen ausreichend, auch Zeiträume von ein bis zwei Jahren sind möglich. *Jacobson* gibt den Hinweis, daß **Vereinfachungen** und **Verkürzungen** seiner Methode **möglich sind**.

Als **Entspannungshaltung** wird die Rückenlage empfohlen, auch die Sitzhaltung erlaubt entsprechendes Üben. In der Praxis lernt der Übende die Kontraktion und Dekontraktion des Körpers in einer bestimmten Reihenfolge, die anfangs festgelegt, später variieren kann. Am häufigsten hat *Jacobson* folgende **Reihenfolge** angewendet (in einigen Beispielen wird die Muskelgruppe durch ihren Hauptmuskel oder durch ihre Funktion bezeichnet).

Muskelgruppen

linker Bizeps, linker Trizeps, linke Handflexoren, linke Handextensoren, rechter Arm ebenso; linke Fußflexoren, linke Fußextensoren, linke Beinflexoren, Beinextensoren, linke Schenkelflexoren, Schenkelextensoren; rechter Fuß, rechtes Bein und rechter Oberschenkel ebenso; Abdominalmuskeln; respiratorische Muskeln; Mm. erectores spinae; linke pektorale Gruppe (Vorwärts- und Einwärtsstreckung des Armes), linke interskapulare Gruppe; rechte interskapulare Gruppe; Elevatoren der Schultern durch Achselzucken, den Kopf nach rechts wenden, nach links, nach vorn, nach hinten, ihn steif aufrecht halten; die Augenbrauen zusammenziehen, runzeln; die Augenlider fest schließen, mit leicht geschlossenen Lidern die Augen wenden, um nach rechts und nach links, nach oben, nach unten, geradeaus zu blicken. Lächeln, die Lippen runden, um »O« zu sagen, die Zunge nach vorn strecken und zurückziehen; die Kiefer fest schließen, sie öffnen, von eins bis zehn zählen und schlucken (41).

Jacobson betont, daß die Liste der **Muskelgruppen** erweitert werden kann und die Reihenfolge sich je nach Symptomatik und Bedarf modifizieren läßt. Er hebt hervor, daß diese Kontraktionen nur ausgeführt werden, um das Individuum mit der Erfahrung der Spannung bekanntzumachen bzw. ihm zu zeigen, was es nicht zu tun hat (Spannungskontrolle). Die Kontraktionen sind Hilfen für die Entspannung und sollten reduziert werden, wenn über die Ausbildung des Muskelsinns die Muskulatur durch bloße Hinwendung entspannt werden kann.

Erfahrungen aus der Praxis

Bewußte Wahrnehmung

Ist durch regelmäßiges Üben, z.B. durch Ballen der Faust oder stetes Beugen des Unterarms, die Empfindung der Kontraktion bewußt geworden, dann wird die Person aufgefordert, dasselbe zu spüren, ohne zu kontrahieren oder zu bewegen. Aktives Kontrahieren und passives Entspannen wechseln einander ab und machen Unterschiede bewußt. Diese bewußte Wahrnehmung von muskulären Zustandsbefindlichkeiten bildet danach die Grundlage von intendierten Entspannungen.

Innerhalb der Trainingseinheiten sollte sich der Schwierigkeitsgrad allmählich steigern. Hierbei ist immer zunächst von Teilbereichen auszugehen, z.B. vom M. biceps. Auch muß die Erfahrung vermittelt werden, daß ein Körperteil nicht bewegt werden muß, um ihn progressiv zu entspannen. Nach der Anspannung soll man immer die Gegenrichtung (Entspannung) angehen und bewußt machen.

Schwindende Spannung

Eine weitere Erfahrung ist die der »schwindenden Spannung«. Dabei werden der Arm oder andere Teile bis zur Spannungsrealisierung gebeugt. Dann wird die Beugung wiederholt, jedoch nur noch in einem halb so großen Umfang, dann nochmals halb so weit usw. Bald wird der Punkt erreicht, an dem für das Auge keine Kontraktion mehr sichtbar ist und die Person sich nur noch vorstellen soll, sie würde den Arm beugen. Auch jetzt kann die »Sensation« Spannung noch realisiert werden. Sie wird immer schwächer, bis sie ganz verschwindet (31).

Jacobson versucht weiter, den Unterschied zwischen *Haltespannung* (Seithaltung eines Armes) und *Beugespannung* bewußt zu machen, und übt dies in ähnlicher Weise.

Sich beobachten und darüber berichten

Beim Üben soll die Person darüber berichten, was geschieht, z.B. bei der Kontraktion der Bauchmuskeln und den Übungen für den Brustkorb, eine wichtige Angelegenheit für **Infarktpatienten**. Die Übenden werden aufgefordert, tief einzuatmen und auszuatmen. Dabei sollte die Spannung allein während des Einatmens in der Brustregion und im Zwerchfell wahrgenommen und nicht mit Spannungen verwechselt werden, die am Ende des Einatmens durch den Luftdruck entstehen. Der Übende wird angehalten, sich zu beobachten. Bei der natürlichen Atmung sollte nur eine schwache Spannung während des Einatmens bemerkt werden. Hier sei angemerkt, daß die völlige Relaxation des Brustbereichs nicht möglich ist, da die Atmung automatisch abläuft. Auch *Jacobsons* Ziel besteht darin, die Atmung vom willentlichen Einfluß zu befreien und ihre Steuerung ganz dem autonomen System zu überlassen.

Weitere Aufmerksamkeit widmet der Begründer dieser Methode der Stirngegend, die gespannt und geglättet wird, und den Augen bzw. den Augenlidern und -brauen (Beispiele s. S. 106 ff.).

Auch für die Entspannung von *geistigen Aktivitäten* gibt *Jacobson* Hinweise. Auf die Darstellung weiterer Beispiele soll hier jedoch verzichtet werden.

Überprüfung der Entspannung

Folgende Möglichkeiten bietet *Jacobson* dazu an:
- Abtasten der Muskelgruppe
- Passives Bewegen eines Körperteils
- Beobachtung der Regelmäßigkeit der Atmung
- Wahrnehmung der Schlaffheit der Muskelgruppe
- Fehlen von Kontraktion
- Plötzliches Zusammenzucken eines Körperteils
- Zunehmend langsame Reaktionen
- Schläfrig aussehende Augen nach erfolgreicher Entspannung.

Die praktisch-therapeutische Verwendung dieser Methode

Das Beherrschen der Technik der progressiven Relaxation führt zu intensiveren Formen der Ruhe und Entspannung als die bloße Aufforderung, sich zu entspannen. Voraussetzung ist auch hier eine entsprechende Motivation der Teilnehmer. Gesunde lernen diese Methode schneller als Personen, die über körperliche oder seelische Erkrankungen klagen. Letztere sind jedoch stärker motiviert. Höheres Alter bedeutet keine Barriere beim Erlernen. Personen, die ein übermäßiges Vertrauen in den Arzt oder Kursleiter setzen, haben erhebliche Schwierigkeiten, ihre Selbstbeobachtungen zu machen, und brauchen längere Zeit, um sich zu entspannen, als der Durchschnitt.
Der Grad der erworbenen Entspannungsfertigkeit hängt von bestimmten Voraussetzungen, vom Charakter, von der Zusammenarbeit, von Störungen durch körperliche und emotionale Bedingungen und von äußeren Ereignissen ab.

Eines muß als besonders positiv herausgestellt werden: **Wenn passive Methoden (wie z.B. das Autogene Training) versagen, dann kann die Tiefmuskelentspannung besonders gelingen, weil der Übende aktiv und bewußt eingreifen kann.** So passiert es häufig, daß ein Geübter des Autogenen Trainings sich nach des Tages Müh' und Streß ausstreckt, um sich zu entspannen und zu regenerieren. Dies klappt oft nicht, weil das Autogene Training ein passives Verhalten voraussetzt, das Geschehenlassen und formal gestufte Abläufe beachten muß. Dabei wird die Passivität zum Problem. Hingegen ist die Tiefmuskelentspannung aktiver, zumindest zu einem Großteil, und es gelingt folglich in dieser spezifischen Situation besser, Spannungen abzubauen.

Die Tiefmuskelentspannung, obwohl als eigenständige und festetablierte Methode anzusehen, **unterstützt durchaus den Einstieg in andere Methoden** (z.B. Autogenes Training, Musikentspannung). Sie ist ein Bestandteil der Verhaltenstherapie (z.B. bei *Wolpe* [111]) und greift in physische und psychische Bereiche. Sie kann konventionelle bewegungstherapeutische Verfahren gezielt ergänzen.

Bei der **Tiefmuskelentspannung in den ambulanten Koronargruppen** muß berücksichtigt werden, daß trotz der relativ leichten Erlernbarkeit die muskulären Spannungen und Entspannungen, von denen *Jacobson* ausgeht und die mit den entsprechenden Nachteilen der isometrischen Kontraktionen verbunden sind, zu *Pressungen* führen können. Diese wären mit ihren Folgeerscheinungen nachteilig für den Teilnehmer. Deshalb sollten die

Übungen für Koronarpatienten

- relativ kurz ablaufen (drei bis fünf Sekunden anspannen und danach 30–60 Sekunden und länger entspannen, bis zu zwei Minuten sogar),
- in ihrer Intensität ungefähr bis 50–60% erreichen (gemessen an der Maximalspannung),
- von Atemübungen durchsetzt sein (»Atmung ruhig und gleichmäßig«), wobei insgesamt auf regelmäßiges Atmen zu achten ist, auch während der Spannungen,
- individuelle Abläufe, Umfänge und Intensitäten gestatten.

Als Maß der maximalen Kontraktion gelten die 100% der Spannungspotentiale. Daran messen sich die o.g. Abstufungen von 50–60%; natürlich sind dies individuelle subjektive Werte, die lediglich andeuten sollen, daß die Anspannungen im mittleren Intensitätsbereich durchzuführen sind.

Solche **Intensitätsangaben** sind eigentlich formal und in Prozent gemessen nicht so einfach zu erfassen. Was hinter den Prozentangaben steckt, versteht der Patient recht gut; er weiß, daß 50% die Hälfte der möglichen hundertprozentigen Spannung bedeuten. In der Übungspraxis aber wird die Umsetzung dann jedoch schwierig. Deswegen ist ihm klarzumachen, daß dies nur grobe Angaben sind, mit denen man den Grad der Anspannung andeutet.

Deswegen erweist sich in dieser Situation eine weitere Übung als hilfreich, nämlich die

Intensitätsübung

Sie geht davon aus, daß man auch im Alltag mit unterschiedlichen Arten von Anspannung zu tun haben kann und in der Lage ist, sie u.U.auch abzubauen. Es wird in dieser Übung versucht, Spannungswahrnehmungen in die Abfolge einer Übung einzubauen. Mit dem folgenden **Text** kann man den Spannungsabbau ganz bewußt verdeutlichen und anschaulich üben, so daß dann jeder in der Lage sein sollte, eine ihm gemäße **Kontraktionsstärke** zu finden:

»Spannen Sie bitte zunächst alle Muskeln Ihres Körpers an, beanspruchen Sie dabei den ganzen Körper und achten Sie auf eine regelmäßige Atmung. Ballen Sie beide Hände zu Fäusten, ziehen Sie die Fußspitzen an und dehnen Sie die Wadenmuskeln, spannen sie die Oberschenkelmuskulatur, spannen Sie alle Ihre Gesichtsmuskeln an – immer mehr, ohne sich weh zu tun und vor allem weiter atmen! Noch ***stärker anspannen*** *und diese Spannung spüren und merken, wie sie sich anfühlt. Halten – und entspannen. Alle Spannung wegnehmen und ruhig atmen. Überlassen Sie sich der Schwerkraft. Alle unnötige Spannung fließt ab. Ruhig ein- und ausatmen, ruhig und gleichmäßig. Sie sind vollkommen ruhig und entspannt.*

Und noch einmal spannen Sie ihren ganzen Körper in der gleichen Weise, aber dieses Mal nur ***halb so intensiv*** *wie eben und spüren diese geringere Spannung. Anspannen und halten. Diese geringere Spannung spüren, halten und loslassen. Ruhig atmen, ruhig ein- und ausatmen und spüren wie es vorher war. Sie nehmen wahr, wie es ist, die Spannung wegfließen zu lassen.*

Wiederum anspannen und diesmal wieder nur ***halb so stark*** *wie vorher. Ruhig atmen und die neue Spannung beobachten und spüren, wie sie sich anfühlt. Sie merken, daß diese Spannung häufig erlebten* ***Alltagsanstrengungen*** *gleicht. Und wieder wegnehmen und ruhig atmen. Die Spannung wegatmen und spüren, wie entspannt Ihr Körper wird. Wärme und Schwere lassen sich im ganzen Körper wahrnehmen und breiten sich aus.*

Ein letztes Mal spannen wir an, ***halb so wie eben.*** *Und eine ganz leichte Spannung breitet sich über den Körper aus. Diese feine und leichte Spannung durchzieht ihren ganzen Körper. Sie nehmen diese Empfindungen kaum noch wahr und doch nehmen Sie sie wieder weg und gelangen in eine angenehm harmonische Entspannung – ruhig und entspannt.*

Mehr und mehr werden Sie überzeugt davon, daß Sie Ihre Spannungen bewußt regeln und einstellen können, wann immer Sie nur mögen.«

Auch im *Gesicht* empfiehlt sich ein intervallartiges Üben. Dabei beginnt man mit der Stirn und geht hinab bis zum Mund, dazwischen liegen immer Atemübungen.
Bei der Besprechung der Gesichtsübungen tauchte in der Gruppe die Frage auf, wie man die Stirn nach oben ziehen könne. Daraufhin wurde die Funktion der mimischen Muskulatur erklärt sowie das Hinauf- und Herabziehen der Stirn vor dem eigentlichen Programm geübt.

Die Methode der Progressiven Relaxation ist für Mitglieder der ambulanten Koronargruppen und anderen Reha-Gruppen relativ leicht zu erlernen. Zwei Sitzungen werden hier zur Einführung empfohlen, aber auch hier sind sodann wie bei allen Entspannungstechniken eine systematische Wiederholung und stetes Üben notwendig. Für die Tiefmuskelentspannung benötigt der Teilnehmer auch im häuslichen Üben nicht mehr als acht bis zehn Minuten, meist weniger. Erfahrungen bestätigen, daß sportliche (gymnastische) Betätigungen oder Vorerfahrungen das Erlernen auch dieser Technik erleichtern.

Übungstexte von *Buchmann* zur Progressiven Relaxation

In vom Verfasser geleiteten Gruppen wurde häufig der klar konzipierte Text von *Buchmann* (10) genutzt. Geübt wird er in der Rückenlage oder Sitzhaltung in der Reihenfolge: Nacken, Hände, Arme, Beine, Rückenmuskulatur, Gesäßmuskulatur und Gesichtsmuskulatur. Natürlich kann der Text verändert und variiert werden. So hat sich in der Praxis besonders ein Umbau der

Übungen für die Beine und das Gesäß empfohlen, um die Anspannung weicher ablaufen zu lassen. Auf die im folgenden angegebene Übung für das Becken wurde z.T. verzichtet, weil die Teilnehmer dort zu Pressungen neigten.

Buchmanns Text kann im Sinne einer Ganzheitsmethode betrachtet und angewendet werden. Anschließend wird ein gewissermaßen teillernmethodisch orientiertes Vorgehen nachgestellt, das wir gestuftes Übungsprogramm nennen, weil es durchaus auch in Teilen oder Stufen einzeln geübt werden kann.

Ganzheitliches Programm

Um einen direkten Eindruck von *Buchmanns* Tiefmuskelentspannung zu vermitteln, sei hier eine Darstellung seines Vorgehens mit dem Sprechtext des Übungsleiters gegeben. Das Prinzip von Anspannung wird besonders deutlich am Beispiel der Arme (10).

Arme

»Sie ballen bitte die Finger der rechten Hand zu einer Faust. Langsam, aber stetig verstärken Sie den Druck. Die Faust wird immer härter, so, als ob Sie einen Stein auspressen wollen. Der Druck wird immer härter, die Spannung geht über den Ellenbogen bis zum Oberarm, ganz intensiv ist die Spannung – und jetzt entspannen Sie. Sie merken, wie die Spannung aus dem Arm herausgeht. Ruhig und entspannt atmen Sie ein und aus. Ruhig ein- und ausatmen. Die Augen sind geschlossen. Die Beine liegen locker. Sie atmen ruhig ein und aus.

Jetzt nehmen Sie die Finger der linken Hand und pressen sie langsam, aber stetig zu einer Faust zusammen, pressen, immer stärker werden, die Faust wird immer härter, drücken Sie immer fester, der Druck geht über den Unterarm und über das Ellenbogengelenk in den Oberarm, ganz hart ist die Muskulatur, und jetzt entspannen Sie. Sie merken, wie der Druck aus den Armen entweicht. Sie atmen ruhig und entspannt ein und aus.

Nun ballen Sie beide Hände zu Fäusten. Sie fangen ruhig, aber immer stärker werdend, an und drücken, pressen die Finger zusammen. Die Faust wird immer härter. Der Druck steigt über den Unterarm in den Ellenbogen bis in den Oberarm, bis in die Schultern. Sie pressen, Sie drücken und Sie entspannen wieder. Sie atmen ruhig und entspannt ein und aus, ruhig ein- und ausatmen. Sie merken wie die Spannung aus dem Oberarm herausgeht, aus dem Unterarm, die Hände sind locker, die Finger sind locker und entspannt. Sie atmen ruhig ein und aus, ruhig und entspannt atmen.

Jetzt drehen Sie die Handflächen auf den Boden und pressen mit beiden Händen gleichzeitig in den Boden hinein, immer stärker werden, der Oberkörper hebt sich nicht vom Boden ab. Sie drücken, immer stärker werden, der Druck geht bis in die Oberarme hinein, ganz intensiv drücken und weiteratmen und wieder entspannen, ruhig und entspannt ein- und ausatmen, ruhig und entspannt atmen Sie ein und aus.«

In ähnlicher Weise durchläuft der Text die weiteren Körperbereiche und führt zu völliger Entspannung. Möglich ist die Unterstützung durch geeignete Meditationsmusik. *Buchmann* verwendet diese Methode u.a. bei jugendlichen Patienten einer Kurklinik. Und die gesamte Übung läuft in folgender Weise in weitere Körperbereiche:

Beine

»Sie ziehen das rechte Bein an, indem Sie das Knie zu sich herziehen und die Ferse auf dem Boden lassen und unten an das Gesäß stellen. Jetzt pressen Sie mit dem Fuß intensiv in den Boden hinein. Spannen Sie die gesamte Muskulatur an, auch die Muskulatur am hinteren Oberschenkel wird ganz hart, ganz fest, spannen Sie an und entspannen Sie. Schieben Sie das Bein wieder in die Ausgangslage zurück. Das Bein ist entspannt, die Spannung entweicht aus dem Bein. Sie atmen ruhig und entspannt. Führen Sie jetzt die gleiche Übung mit dem linken Bein durch. Ziehen Sie das Knie hoch, setzen Sie die Ferse dicht unter das Gesäß auf den Boden, und pressen Sie in den Boden hinein. Das Bein wird hart, die Beinmuskulatur wird nach und nach immer stärker angespannt, und entspannen Sie wieder. Das Bein liegt neben dem anderen Bein in der Ausgangslage. Sie atmen ruhig und entspannt ein und aus. Jetzt führen Sie diese Übung mit beiden Beinen durch. Sie ziehen beide Knie an, setzen die Fersen dicht am Gesäß auf den Boden, pressen tief, fest in den Boden hinein, spannen die Muskulatur an, spannen immer stärker an und entspannen die Muskulatur wieder. Die Beine liegen in der Ausgangslage. Der Druck weicht aus den Beinen. Sie sind ruhig und entspannt. Sie atmen ruhig ein und aus. Die Nackenmuskulatur ist entspannt. In den Armen fühlen Sie keine Spannung. Sie haben keine Lust, die Arme zu bewegen. Die Beine sind entspannt. Sie atmen ruhig ein und aus.

Sie heben beide Beine ein kleines Stückchen vom Boden, nur die Ferse wird angehoben, die Zehen zeigen zu Ihrer Nase, Sie halten die Beine so. Die Bauchmuskulatur ist hart. Die Beinmuskulatur ist fest. Sie spannen immer stärker an, immer stärker werden, stärker werden, anspannen, halten und ausatmen. Sie atmen ein und aus, ruhig ein- und ausatmen. Sie fühlen, wie die Spannung aus den Beinen herausgeht. Die Beine sind entspannt und schwer. Sie atmen ruhig und entspannt ein und aus.«

Becken

»Sie pressen die Lendenwirbelsäule in den Boden hinein. Ganz intensiv drücken Sie die Lendenwirbelsäule in den Boden hinein, immer stärker werden, stärker werden, ruhig weiteratmen und entspannen. Der ganze Körper ist entspannt. Sie atmen ruhig ein und aus, ruhig ein- und ausatmen. Sie wiederholen diese Übung. Sie pressen die Lende in den Boden hinein. Die Muskulatur hier ist angespannt, intensiv anspannen, ruhig weiteratmen, ruhig ein und aus. Sie entspannen wieder. Sie atmen ruhig und entspannt ein und aus, ruhig ein- und ausatmen.«

Gesicht

»Sie atmen ruhig und entspannt ein und aus und fühlen, daß Ihr ganzer Körper entspannt ist. Die Nackenmuskulatur ist entspannt. Die Muskeln in den Armen sind entspannt. Die Arme fühlen sich schwer an, warm und schwer, auch die Beine sind warm und schwer. Sie atmen ruhig und entspannt ein und aus. Und nun konzentrieren Sie sich bitte auf Ihre Gesichtsmuskulatur. Spannen Sie nacheinander alle Muskelgruppen an: Augenbrauen, Stirn, Kopfhaut, runzeln Sie die Nase, kneifen Sie die Augen zusammen, beißen Sie die Zähne aufeinander, spüren Sie die Spannung im Kiefer, pressen Sie Ihre Zunge gegen den Gaumen, pressen Sie die Lippen zusammen, und entspannen Sie, entspannen, tief, ruhig, atmen Sie ein und aus, ruhig atmen Sie ein und aus, Sie fühlen, wie die Spannung aus dem Gesicht herausgeht. Sie fühlen sich entspannt, Sie sind ruhig. Atmen Sie ein, und konzentrieren Sie sich erneut auf die Muskeln Ihres Gesichtes, die Augenbrauen, die Stirn, die Kopfhaut. Machen Sie Falten auf Ihrer Nase, kneifen Sie die Augen zusammen, beißen Sie die Zähne fest aufeinander, fühlen Sie die Spannung im Kiefer, pressen Sie die Zunge gegen den Gaumen, und pressen Sie die Lippen aufeinander, entspannen Sie.

Sie sind jetzt ruhig und entspannt. Alle Muskelgruppen sind entspannt. Sie atmen ruhig ein und aus, ruhig und entspannt ein- und ausatmen. Sie sind jetzt tief entspannt. Ihre Muskeln sind entspannt. Sie spüren und horchen nur in Ihren Körper hinein. Sie sind ruhig und entspannt.«

Gestuftes Übungsprogramm

1. Übungseinheit*: Entspannung der Arme

E Sie liegen entspannt auf dem Rücken. Sie entspannen sich und gehen dabei innerlich durch den ganzen Körper, von den Füßen bis zum Kopf.

S Sie ballen die rechte Hand zu einer Faust, fester und kräftiger, noch mehr, Sie spüren die Spannung in der Faust, im Arm …

E und entspannen. Langsam die Hand öffnen, die Spannung weicht, die Hand ist entspannt und schwer.

S Dasselbe noch ’mal. Spannen, fest spannen und drücken, dabei regelmäßig atmen, die Spannung fühlen …

E und entspannen. Loslassen. Die Hand öffnen. Sie beobachten den Unterschied zwischen Spannung und Entspannung.

S Das gleiche mit der linken Hand. Faust ballen, regelmäßig atmen, fester ballen, noch mehr, halten …

E und entspannen. Die Hand lockert und öffnet sich, die Hand ist entspannt, wie auch der ganze Körper entspannt ist und ruhig atmet.

* E = Entspannung, S = Spannung

S Noch einmal. Spannen, zulegen, stärker, drücken, ruhig atmen …

E und entspannen. Sie fühlen den Unterschied, Sie beobachten sich und genießen die Entspannung.

S Ballen Sie nun beide Hände zu Fäusten, ganz fest, spannen, die Spannung geht in beide Unterarme, Sie halten und spüren die Spannung, die Pulse pochen in den Fingerspitzen, ruhig atmen …

E und entspannen. Tief weiteratmen, die Spannung entweicht aus den Armen, Finger, Hände und Arme sind entspannt und schwer, mehr und mehr entspannen, Entspannung spüren.

S Beide Arme beugen, Oberarme und Bizeps spannen, Muskeln machen, zulegen, noch mehr, dabei ruhig atmen.

E Entspannen. Tief durchatmen. Arme wieder ausstrecken. Die Arme liegen schwer und entspannt. Entspannung breitet sich aus. Sie spüren den Unterschied zu vorher.

S Dasselbe wiederholen. Spannung spüren. Die Bizeps schwellen lassen und halten.

E Entspannen. Die Arme wieder hinlegen und spüren. Entspannung fühlen. Entspannung wächst. Sie spüren deutlich den Unterschied zu vorher.

S Die Handflächen liegen auf dem Boden, und sie drücken fest nach unten. Spannung in der Rückseite der Oberarme, im Trizeps, atmen, halten und spannen …

E und entspannen. Die Arme liegen locker. Spannung entweicht aus den Armen. Die Entspannung breitet sich aus. Sie entspannen, und die Arme sind warm und schwer.

S Dasselbe noch einmal. Auf die Unterlage drücken und die Oberarm- und Schultermuskeln spüren, halten und spannen …

E und entspannen. Die Entspannung spüren. Die Arme sind schwer und entspannt. Sie haben keine Lust, die Arme zu bewegen. Die Arme liegen bequem und entspannen von allein mehr und mehr. Entspannung wird tiefer und tiefer. Die Armmuskulatur ist tief entspannt. Sie atmen ruhig und gleichmäßig ein und aus und fühlen sich entspannt.

2. Übungseinheit:
Entspannung des Gesichtes, des Nackens und der Schultern, des Rückens

E Sie liegen ruhig und entspannt und atmen ruhig und gleichmäßig. Konzentrieren Sie sich auf das Gesicht, spüren Sie das Gesicht, es ist glatt und entspannt. Das Gesicht hängt entspannt.

S Ziehen Sie die Stirn nach oben hinten, noch weiter, und halten Sie sie hinten, ziehen und halten …

E und zurücklassen. Die Stirn ist glatt, ziehend glatt und entspannt. Das ganze Gesicht ist glatt und entspannt.

S Nun ziehen Sie die Stirn nach unten. Runzeln Sie die Stirn, noch mehr. Spannung fühlen …

E und lösen, zurücklassen. Die Stirn ist glatt und entspannt, sie liegt locker.

S Kneifen Sie die Augen zusammen. Noch mehr, halten, die Spannung geht bis zur Nase.

E Entspannen. Die Spannung weglaufen lassen. Die Augen sind ruhig und geschlossen. Die Augenlider sind schwer, und Sie atmen ruhig und regelmäßig.

S Machen Sie Falten auf der Nase, und blähen Sie die Nasenlöcher auf. Atmen Sie tief und hörbar durch die geblähten Nasenlöcher …

E und entspannen Sie wieder, und atmen Sie ruhig und gleichmäßig. Lassen Sie das Gesicht und die Nase hängen.

S Beißen Sie die Zähne fest aufeinander, und spüren Sie die Spannung in den Kinnbacken. Fühlen Sie die Spannung im Kiefer …

E und entspannen Sie wieder. Lassen Sie den Unterkiefer fallen und hängen, und atmen Sie ruhig. Der Mund ist leicht geöffnet, und Sie fühlen die Entspannung.

S Pressen Sie die Zunge nach oben gegen den Gaumen, und spüren Sie die Spannung. Drücken, halten ….

E und entspannen. Die Zunge entspannt sich und liegt locker. Atmung ruhig.

S Pressen Sie die Lippen fest aufeinander. Noch mehr und mehr, noch fester zusammen …

E und entspannen Sie die Lippen. Die Lippen hängen und kribbeln. Das Gesicht ist glatt. Das Gesicht hängt entspannt. Sie spüren das Gesicht und den Unterschied zur vorherigen Spannung. Das Gesicht ist entspannt, die Kopfhaut, die Stirn, die Augen, die Nase, die Wangen, der Mund, die Zunge, der Hals. Sie atmen ruhig ein und aus und fühlen sich entspannt und bequem. Entspannung breitet sich aus.

S Sie spüren den Nacken und drücken den Kopf zurück auf die Unterlage. Sie spüren die Spannung in der Nackenmuskulatur. Drehen Sie den Kopf leicht nach rechts und links, ohne die Spannung zu reduzieren. Sie merken wie die Spannung wandert. Dabei atmen …

E und entspannen. Der Kopf liegt bequem. Die Spannung entweicht aus dem Nacken. Wärme breitet sich aus und wohlige Entspannung im Nacken, in den Schultern, im ganzen Körper.

S Ziehen Sie die Schultern hoch, noch höher, halten …

E und Schultern fallen lassen. Und ruhig atmen. Die Schultern und der Rücken liegen entspannt und schwer. Sie spüren die Schwere auf der Unterlage und atmen ruhig und entspannt.

S Drücken Sie die Schultern und die Schulterblätter nach hinten unten auf die Unterlage, noch mehr und mehr. Dabei atmen …

E und wieder entspannen. Ruhig atmen. Ruhig liegen. Die Schultern sind schwer. Der Oberkörper ist entspannt. Atmung ruhig und gleichmäßig. Die Entspannung breitet sich aus, in den Rücken, in den Hals und in den Nacken. Das Gesicht ist glatt und entspannt. Sie fühlen und beobachten, wie die Entspannung sich ausbreitet, mehr und mehr, tiefer … und … tiefer.

3. Übungseinheit: Entspannung des Bauches und des Rückens

E Ruhig und gleichmäßig atmen, den Körper von den Füßen bis zum Gesicht fühlen, suchen und spüren. Entspannung und Schwere im ganzen Körper.

S Spannen Sie die Bauchmuskeln an, ohne dabei das Atmen zu vernachlässigen, lassen Sie sie hart werden. Spüren Sie die Spannung …

E und entspannen Sie. Ruhig atmen. Den Unterschied zu vorher bewußtmachen.

S Bauchmuskeln einziehen, sich dabei beobachten, halten …

E und wieder entspannen. Loslassen und ruhig und gleichmäßig atmen. Tief atmen und dabei die Bauchdecke beobachten. Sie ist locker und entspannt. Sie spüren den Puls in der Bauchdecke, ruhig und gleichmäßig.

S Sie heben die Beine ein wenig an, die Zehen zeigen zur Nase, halten, dabei atmen …

E und entspannen und ruhig atmen.

S Sie ziehen den Bauch wieder ein und halten ihn fest, ruhig atmen. Nun drücken Sie ihn nach außen, erhöhen den Druck und lassen die Bauchdecke hart werden. Dasselbe noch einmal, und dabei die Spannung spüren.

E Entspannen, loslassen. Die Spannung läßt nach und schwindet. Entspannung breitet sich aus. Der Bauch hebt und senkt sich mit der ruhigen, tiefen Atmung. Die Entspannung geht vom Bauch in die Flanken bis in den Brustkorb. Der ganze Körper ist entspannt. Sie spüren auch den Rücken und das Gesäß.

S Spannen Sie den Rücken, indem Sie ihn wölben, auch das Gesäß ist leicht angehoben und spannt sich. Spannung im Gesäß, im Rücken im Bereich der Wirbelsäule.

E Auflegen und entspannt atmen. Ruhig liegen und den Rücken spüren.

S Spannen Sie nur das Gesäß, beide Gesäßhälften zusammenpressen. Stark anspannen, »verkleinern« Sie dabei das Gesäß, ruhig atmen.

E Entspannen und ruhig atmen. Die Spannung weicht aus dem Gesäß und aus dem Rücken, der ganze Rücken von den Schultern bis zum Gesäß ist entspannt. Sie liegen schwer auf der Unterlage und spüren den ganzen Körper, auch im Bauch, in den Schultern, im Gesicht, in Armen und Beinen. Entspannung mehr und mehr. Sie haben keine Lust, sich zu bewegen. Der Körper fühlt sich schwer an, warm und schwer.

4. Übungseinheit: Entspannung der Beine

E Sie liegen locker und entspannt und atmen ruhig und gleichmäßig. Sie spüren ihren Körper.

S Spannen Sie das Gesäß und die Oberschenkel an, und spüren Sie die Spannung. Beine nach unten drücken …

E und entspannen und ruhig atmen, ruhig atmen.

S Strecken Sie die Füße und die Zehen, und heben Sie dabei die Beine leicht an. Dabei auf ruhige Atmung achten.

E Und wieder die Beine lockern. Die Spannung entweicht aus den Beinen. Die Beine werden schwer und entspannt. Ruhig atmen.

S Heben Sie die Beine leicht an, die Zehen zeigen zu Ihrer Nase. Ziehen Sie die Zehen immer mehr zu sich her, und erhöhen Sie die Spannung in den Waden. Spannen, halten …

E und entspannen und ruhig atmen. Die Unterschenkel liegen schwer auf der Unterlage, breit, warm und schwer.

S Pressen Sie die Beine und Füße in ihrer ganzen Länge nach unten auf den Boden. Ruhig atmen. Drücken Sie die Beine, die Oberschenkel fest zusammen nach innen, fest zusammenpressen, atmen …

E und entspannen. Spannung weicht aus den Beinen. Die Beine sind schwer, sie liegen schwer und warm auf der Unterlage. Der ganze Körper ist entspannt. Sie sind ruhig und entspannt.

5. Übungseinheit: Gesamtentspannung oder Abschluß der jeweiligen Übungseinheiten

Sie liegen ruhig und entspannt. Atmung ruhig und gleichmäßig. Der ganze Körper ist entspannt. Entspannung breitet sich aus, und Sie spüren sie. Sie fühlen und entspannen die Hände, Arme, Schultern. Sie fühlen Entspannung im Brustkorb und im Bauch. Der Körper atmet ruhig und gleichmäßig. Der Rücken und das Gesäß sind entspannt, die Oberschenkel, Waden und Füße. Entspannt, warm und schwer. Sie sind ruhig und entspannt und atmen ruhig ein und aus.

Das Gesicht fühlen Sie, die Kopfhaut, die Stirn. Die Stirn ist glatt, die Wangen hängen herab, der Mund ist entspannt. Ihr Gesicht ist angenehm entspannt. Sie spüren Ihren ganzen Körper, fühlen, daß er entspannt ist. Sie lassen die warmen Empfindungen der Entspannung überall fließen. Jegliche Teilspannung würden Sie wahrnehmen. Sie können jeden Bereich Ihres Körpers, jede Muskelgruppe überprüfen, ob noch ein Rest Spannung geblieben ist. Wenn Sie ihn spüren, versuchen Sie auch diese Spannung völlig rauszunehmen. Sie kontrollieren Ihren Körper noch einmal ganz durch. Sie haben keine Lust, sich zu bewegen. Sie haben nicht das geringste Bedürfnis, die Muskeln zu bewegen. Sie sind ruhig und gelassen, ruhig und entspannt. Sie denken an Ihre Vorsätze oder stellen sich etwas ganz Schönes vor...

Zurücknehmen
Wir nehmen zurück. Wir räkeln und strecken uns, bewegen die Arme und die Beine. Anspannen und entspannen. Tief durchatmen, Augen öffnen, langsam aufrichten und aufstehen. Gehen und bewegen. Armpendeln oder -kreisen und tief atmen. Wir sind erholt und erfrischt und aktiv und fühlen uns wohl.

Schließlich sei noch eine *kürzere Übungsfolge* vorgestellt, die zumindest die **Entspannung wesentlicher Muskelgruppen** auslösen kann (48):

»1. Man setzt sich auf das Bett, schließt die Augen und lockert die Nacken- und Schultermuskeln. Anschließend wird der Kopf viermal rechts- und viermal linksherum gerollt.
2. Dann legt man sich zurück und hebt den rechten Fuß etwa 40 cm, spannt die Muskeln stärkstens an, bis das Bein steif wird und ermüdet. Während das Bein erhoben bleibt, verfolgt man bei geschlossenen Augen in der Vorstellung den Verlauf der Muskeln von den Zehen bis hinauf zur Hüfte. Wenn nach drei bis vier Minuten das Bein völlig ermüdet ist, läßt man es locker herabfallen. Dann wird diese Übung mit dem linken Bein wiederholt.
3. Der rechte Arm wird mit geballter Faust schräg nach oben gehoben. Wiederum werden alle Muskeln auf das äußerste angespannt. Die Gedanken folgen dem Verlauf der Muskelpartien von den Fingerspitzen bis zum Nacken und zur Schulter. Dieser Gedankenweg wird so lange wiederholt, bis der Arm ermüdet ist. Man läßt den Arm dann plötzlich locker zurückfallen. Die Übung wird mit dem linken Arm wiederholt.
4. Man stellt sich mit geschlossenen Augen einen Kreis an der Zimmerdecke vor, der einen Durchmesser von etwa 1 m hat. Die Augen folgen in Gedanken viermal dem Kreis rechts und viermal linksherum.
5. Gleicherweise stellt man sich ein Viereck mit 1 m Seitenlänge vor, dem die Augen auf die gleiche Weise viermal in jeder Richtung folgen.«

Die Entspannungsmethode des Psychohygienetrainings (PT) nach *Lindemann*

Aus einer jahrelangen Erfahrung in Theorie und Praxis des Autogenen Trainings und beeinflußt von diversen Entspannungstheorien und -systemen (wie z.B. auch von Yoga), vor allem aber von *Albert Schweitzer*, dem Psychohygieniker *Heinrich Menge*, dem Kinderpsychotherapeuten *Gerd Biermann* u.a., entwickelte *Lindemann* (53–57) das System der Psychohygiene und sucht weiter nach ständigen Verbesserungen mit Hilfe eigener Erkenntnisse und der Erfahrungen anderer. Gesundheit als Zustand des vollständigen körperlichen, geistigen und sozialen Wohlbefindens ist Ziel und Basis seiner Lehre. Nach seiner Ansicht sind die **Pädagogen und Psychologen** die eigentlichen Gesundheitsvertreter, ohne ihre Beteiligung sei Gesundheitsvorsorge nicht denkbar; ohne Mitwirkung der Erzieher bleibe alle Gesundheitsvorsorge Flickwerk. Gesundheit sei erlernbar, gesundheitsbewußtes Verhalten müsse trainiert werden. Als eine Möglichkeit, dieses Verhalten zu entwickeln, bietet sich sein Psychohygienetraining (PT) an, in dem u.a. ein klar konzipierter, systematischer Weg zur psychophysischen Entspannung gewiesen wird.

Nach Schwerpunkten geordnet gliedert sich das umfassende System der Entspannungsbereiche im Psychohygienetraining zunächst in folgenden Stufen:
1. Entwicklung des Körperempfindens
2. Entwicklung der PT-Atmung
3. Entwicklung der PT-Atmung in Verbindung mit der Schwereempfindung
4. Entwicklung der PT-Atmung in Verbindung mit der Wärmeempfindung
5. PT-Atmung und Entwicklung der Wärmeempfindung in der Körpermitte
6. PT-Atmung und Entwicklung der Wärmeempfindung im Schulter-Nacken-Bereich
7. PT-Atmung mit punktueller Entwicklung von Wärme und Schwere
8. Formelhafte Vorsätze und Autosuggestion.

Im folgenden sollen diese ursprünglichen **Stufungen** von *Lindemann* (56, 57) dargestellt werden.

ad 1) Entwicklung eines bestimmten Körperempfindens

Sie gilt aus Grundvoraussetzung für das Erreichen körperlicher Entspannungszustände. Wie schon dargestellt (s. S. 94 ff.), entwickeln sich im Üben des »Wanderns durch den eigenen Körper« Konzentrations- und Differenzierungsfähigkeit. Geübt wird in den bekannten Positionen ca. sechs bis zehn Minuten, danach wird »zurückgenommen« nach dem Vorbild des Autogenen

Trainings (»Wir nehmen zurück, Arme strecken und beugen, räkeln und strecken, tief durchatmen, Augen öffnen«.)

ad 2) Entwicklung der PT-Atmung

Die PT-Atmung wird als tragendes rhythmisches Element im Üben angesehen und bestimmt Tempo, Rhythmus und Ablauf formelhafter Sätze und Wendungen in individueller Ausprägung. Die Atmung wird als Spiegel unseres inneren Zustandes angesehen, und *Lindemann* fordert eine entsprechende Atmungshygiene, die sich u.a. in der Optimierung von Sprechen und Atmen, in der Nutzung der Nasenatmung und vor allem der Zwerchfellatmung äußert (56, 57).

Die PT-Atmung geht von der individuellen Atmung des einzelnen aus und betont vor allem die Ausatmung. Dem Übenden wird empfohlen, tief auszuatmen, zu warten bis das Einatmen von selbst kommt und dann wieder verhalten auszuatmen. Die Betonung liegt lediglich im verhaltenen, tiefen Ausatmen. Das Atmen muß passiv geschehen – nicht bewußt eingreifen – kommen lassen, und nur die Ausatmung verlängern. Jegliches allzu bewußtes Atmen stört den normalen natürlichen Ablauf, der ohnehin vegetativ gesteuert wird. Auch eine zu lange Pause zwischen Aus- und Einatmung führt zum Zwang, nachatmen zu müssen. Die Teilnehmer müssen dazu kommen, ihren eigenen individuellen Ablauf passiv, aber beobachtend zu spüren, und werden fühlen, daß dieses gleichmäßige Auf und Ab der Atmung beruhigend und entspannend sein kann (s. S. 90 f.).

ad 3) Entwicklung der PT-Atmung in Verbindung mit der Schwereempfindung

In Verbindung mit der PT-Atmung wird nunmehr die Schwere angesprochen, die in allen Entspannungsmethoden als Indikator für muskuläre Entspannung gilt. Im Rahmen der »Wanderung durch den eigenen Körper« wird mit der konzentrativen Hinwendung zunächst rein suggestiv das Gefühl der Schwere provoziert. Rein vorstellungsmäßig kann sich der Kursteilnehmer vergegenwärtigen, daß jeder Körperteil nachweisbar schwer ist wie jeder andere physikalische Körper und er diese Eigenschwere aufgreift und spürt und durch den Text dahin geführt wird:

> »Sie konzentrieren sich auf die rechte Hand – sie wird schwer und ist schwer – Sie atmen mehrfach dorthin und spüren Wärme und Schwere – nun wandern die Gedanken zum rechten Fuß – er ist ganz schwer, bleischwer – dann zur rechten Wade – die Muskeln dort sind locker und entspannt, schwer, ganz schwer und warm – die rechte Hand, der rechte Fuß und das ganze rechte Bein sind schwer und warm – Sie lenken die Ausatmung dorthin und spüren Schwere und Wärme, dann zum linken Fuß, zur linken Wade, zum linken Bein, zur linken Hand, zum linken Arm, zur Körpermitte usw. Die Schwere breitet sich über den ganzen Körper aus, und in Verbindung mit der PT-Atmung taucht auch strömende Wärme auf.«

Zum Abschluß das Zurücknehmen nicht vergessen.

ad 4) Entwicklung der PT-Atmung in Verbindung mit der Wärmeempfindung

Die PT-Atmung bildet auf Stufe 4 die Grundlage für die Entwicklung der Wärmeempfindung. Wie in Stufe 1 werden nacheinander bestimmte Körperteile in logischer Folge konzentrativ angegangen und deren Eigenwärme gespürt. Jeder Körperteil besitzt diese Eigenwärme, die es sensitiv zu nutzen gilt. *Lindemann* empfiehlt die paradoxe Vorstellung, in den jeweiligen Körperteilen den eigenen Atem zu spüren bzw. dorthin zu lenken, dahin zu atmen (56, 57). Zum Beispiel könnte folgender Text das Wärmegefühl sensibilisieren (siehe S. 94 ff., Entspannung durch Entwicklung des Körperempfindens):

»Lenken Sie Ihre Aufmerksamkeit in die rechte Hand – versuchen Sie, die Eigenwärme zu spüren – die Hand ist trocken und warm – atmen Sie in die Hand hinein, und spüren Sie den Wärmehauch in der Handinnenfläche – konzentrieren Sie sich auf die Wärme in der rechten Hand – wir spüren die linke Hand – sie ist warm und schwer – angenehme Wärme – wir atmen in die Handinnenfläche – beide Arme sind angenehm warm – wir gehen in den rechten Fuß und spüren angenehme Wärme dort – die Wärme ist deutlich spürbar usw.«

In dieser Weise werden Körperbereiche mit Wärme versorgt durch Aufspüren der Eigenwärme und Hinlenken der PT-Ausatmung.

Die Wärmeempfindung ist nachweisbar mit einer Gefäßentspannung verbunden, wodurch wiederum positive Effekte auf die Durchblutung und Blutdruckregulationen angenommen werden (vgl. Autogenes Training und Yoga).

ad 5) PT-Atmung und Entwicklung der Wärmeempfindung in der Körpermitte

Konzentrative Hinwendungen auf den Körper zielen immer auch darauf hin, Wärme in die Körpermitte, in den Leibraum zu projizieren. Teile des vegetativen Nervensystems versucht man durch das direkte Ansprechen anzugehen, um auch eine Beeinflussung der inneren Organe des Bauchraumes zu erreichen. Vor allem gilt es als vorteilhaft, das Sonnengeflecht (Plexus solaris) in der Tiefe des oberen Bauchraumes hinter dem Magen mit Wärme zu umhüllen. Das Sonnengeflecht beeinflußt wesentliche innere Organe. Durch seine Umhüllung mit Wärme und »Ruhe« übertragen sich positive Effekte auf Magen, Leber, Milz, Bauchspeicheldrüse, Herz u.a. Die Begriffe »Sonne«, »Sonnengeflecht« sind vorstellungsmäßig gut mit »Wärme« zu verknüpfen. *Lindemann* empfiehlt auch hier wieder, mit Hilfe der PT-Atmung in den Bauchraum »zu atmen« (57). *Müller-Hegemann* (73) spricht von positiver Wärmeentwicklung im Brustkorb, die u.U. antianginöse Effekte auslöst, was vorstellungsmäßig durchaus gelingen kann und für die Teilnehmer der ambulanten Koronargruppen, die häufig noch unter Angina pectoris leiden, von Vorteil wäre.

Problematisch scheint die Lokalisation des Sonnengeflechts zu sein. Meist streuen die Wärmeempfindungen in die Nabelgegend, den Magenraum, auch in den Unterleib oder den Nieren- und Lendenwirbelsäulenbereich. Sie werden durchweg als angenehm empfunden, obwohl damit auch peristaltische Reaktionen des Magen-Darm-Bereichs verbunden sein können und akustisch feststellbar sind.

Methodische Grundlage ist wiederum die konzentrative »Wanderung durch den eigenen Körper«. Über die Hände, die Arme, die Füße, die Waden usw., in denen das Eigengewicht und die Eigenwärme spürbar werden, geht es zur Leibmitte. Der Text könnte sich dann erweitern zu:

»Wir konzentrieren uns auf die Leibmitte, auf den Bauchraum in Höhe des Nabels – wir spüren die Eigenwärme des Bauchraumes – wir atmen dorthin – die Körperwärme und der Atem verbinden sich zu einer strömenden Wärme, die sich angenehm ausbreitet – das Sonnengeflecht ist strömend warm – der Leib ist angenehm warm – wir konzentrieren uns auf den Oberbauch, auf das Becken, auf den Lendenbereich – wir konzentrieren uns auf den Brustraum, auf die Herzgegend – wir spüren eine angenehme Wärme – wir atmen in den Körper hinein – der Körper ist strömend warm – ... wir nehmen zurück ...«

ad 6) PT-Atmung und die Entwicklung der Wärmeempfindung im Schulter-Nacken-Bereich

Der Schulter-Nacken-Bereich gilt als ein weiterer Problembereich. Viele Menschen, schon im Schulalter, leiden aufgrund einseitiger Belastungen und Fehlhaltungen dort an Verkrampfungen und Verspannungszuständen. Es kann zu Beeinträchtigungen der Wirbelsäule kommen, aber vor allem sind Verspannungen die Ursache vieler Kopfschmerzen. Obwohl Kopfschmerzen und Migräneanfälle vielfältige Ursachen haben können, ist es durch Entspannungsübungen möglich, sie zu lindern. *Lindemann* weist darauf hin, daß bei Migräne oder Kopfschmerzen die völlige Entspannung wichtiger ist als die Autosuggestionsformel (57).

Das Üben bleibt wie gehabt. Über die Stationen rechte Hand, linke Hand, rechter und linker Unterarm führt uns die konzentrative Wanderung mit Betonung auf Eigenwärme und -gewicht zum Nacken:

»Wir versuchen, die Eigenwärme des Nackens zu spüren – die Muskeln dort sind locker und entspannt – der Nacken ist strömend warm – die linke Schulter ist angenehm warm – die rechte Schulter ist angenehm warm – wir spüren die Wärme und die Schwere im rechten Arm – im linken Arm – die Muskeln der Schulter, die Arme sind locker und entspannt – Schulter und Nacken sind strömend warm – wir atmen in den Schulter-Nacken-Bereich – Schulter und Nacken strömend warm usw.«

Fortführend können sich dann Hände, Füße, die Leibmitte anschließen und den ganzkörperlichen Entspannungszustand bewirken, der dann noch genutzt wird durch formelhafte individuelle Wendungen. Das Zurücknehmen beendet die Stufe 6.

ad 7) PT-Atmung mit punktueller Entwicklung von Wärme und Schwere

Nach dem Durchlaufen und häufigen Üben der vorgenannten Stufen ist es nicht mehr schwierig, bestimmte »Störstellen« des ganzen Körpers mit Wärme und Schwere zu versorgen bzw. die Eigenwärme in bestimmten Bereichen zu realisieren. Der so Geschulte kann dann gezielt und punktuell bestimmte »neuralgische Punkte« oder Schmerzstellen erreichen und dort Veränderungen und Linderungen bewirken (kalte Füße oder Hände, Schmerzempfindungen, Verkrampfungen, Verspannungen). Wir wissen, daß es Geübten gelingen kann, ihre kalten Füße durch konzentrative Hinwendung zu durchbluten und damit zu erwärmen. Und es wird berichtet, daß sich z.B. von Lawinen Verschüttete damit vor dem Erfrieren retteten.

Geübt wird nicht mehr zusammenhängend und über Nachbarbezirke fortschreitend, es werden sprunghaft unterschiedliche Köperpartien erfaßt und »beatmet«, u.U. in der Folge: rechte große Zehe, Hüfte, Kinn, Unterarm, Ohr, Ellbogengelenk, Hand, Nierengegend usw.

ad 8) Erkenntnisse aus der praktischen Entspannungsarbeit

Diese Entspannungsansätze des Psychohygienetrainings nach *Lindemann* stellen sich so als ein sehr komplexes System dar, das einen umfassenden systematischen Aufbau aufweist und somit voraussetzt, methodisch Stufe für Stufe in das System einzuführen und mit Informationen aus dem biologisch-physiologischen Bereich zu beleben. Eine halbe Stunde pro Woche könnte für das unterweisende, informative Üben ausreichen. Die Kursteilnehmer selbst sollten angehalten werden, täglich ca. zehn Minuten zu trainieren. Ohne tägliche Entspannungsbemühungen bleibt das Ganze ineffektiv. So gesehen ist der richtige Einstieg wichtig; ist dieser mit einem positiven Entspannungserleben gekoppelt, dann bleiben die Teilnehmer dabei.

Das Vorsprechen durch den Lehrer oder Kursleiter ist mit Ausnahme der Atemübungen und der formelhaften Wendungen anfangs aus methodischen Gründen notwendig, später langsam aufzugeben und durch das alleinige innere Sprechen der Teilnehmer zu ersetzen. Starke Suggestivwirkungen im anfänglichen Vorsprechen unterstützen zwar den Einstieg, erschweren jedoch die zunehmend notwendige Distanz zwischen dem Übenden und dem Übungsleiter, die als Basis eigenständigen Übens notwendig ist.

Erweiterung und Festigung der Übungen des Psychohygienetrainings

In der Erweiterung und Präzisierung seines Systems und seiner Methode beginnt *Lindemann* (57) mit einer *Grundübung*, einer Körpergefühlsübung, mit der der Körper erspürt werden soll. Ihr folgt als 2. Übung wiederum die *PT-Atmung* zur Vertiefung der Entspannung und 3. die Übung für die Entwicklung der *Eigenschwere*, 4. der *Eigenwärme*. Diese Übungen gelten als Vorbereitung auf die *Endübung*, die als besonders wichtig und positiv angesehen wird. Hauptindikationen sind Schlafstörungen, Angst, Bluthochdruck und Schmerzen.

In der Entspannungsarbeit der ambulanten Koronargruppen ist das Psychohygienetraining nach *Lindemann* besonders zu empfehlen, da schon nach kurzer Übungszeit entsprechende Effekte wirksam werden.

Wann immer in unseren ambulanten Koronargruppen Entspannungsmethoden wiederholt und gefestigt werden, meistens werden zumindest zwei Techniken geübt. Wir sind dazu übergegangen, nicht ausschließlich ein Verfahren, z.B. das Autogene Training, zu entwickeln, sondern die Palette der Fertigkeiten zu erweitern, damit der Kursteilnehmer in Anpassung an unterschiedliche Befindlichkeiten selbst in der Lage ist, sich auch mit seinen Entspannungsmethoden umzustellen. Musikentspannung und eine Übung aus dem Psychohygienetraining sind immer dabei, und bei denen, die einen systematischen Kurs absolviert haben, wird auch das Autogene Training nicht vernachlässigt (vgl. Entspannungswege S. 60 ff.).

Die Auswahl liegt im Ermessen des Kursleiters und im Bedürfnis der Teilnehmer. Im Bereich des Psychohygienetrainings, um auf die o.g. Übungen zurückzukommen, muß hier festgestellt werden, daß Probleme während ihrer Ausübung nicht aufgetreten sind. Nach einer kurzen Adaptationsphase sind die einzelnen Stufen, obwohl sie methodisch geordnet sind, austauschbar. Bevorzugt werden offensichtlich die **Endübung** oder die **Kurzformulierung**.

Als wesentlich scheint sich die aus der Erfahrung mit ambulanten Koronargruppen hergeleitete Erkenntnis zu stabilisieren, daß sich vor allem die **Schwereübungen** als sehr positiv erweisen. Schwere zeigt meist die Tendenz sich auszubreiten.

In der Verbindung mit der PT-Atmung gelingt die organismische Umschaltung auf innere Organbereiche. Vor allem auf das Herz scheint sich die Schwereübung positiv auszuwirken, ohne es direkt anzusprechen. Und in diese Übung ist auch die Bauchdecke einzubeziehen, die dann als locker und entspannt angesprochen und gefühlt wird und die Atmung fördert. Der Teilnehmer spürt dabei oftmals die Pulswelle bis in die lockere Bauchdecke hinein.

Schwere und Ruhe verbinden sich wie im Autogenen Training häufig mit angenehmen Gedankeninhalten und Vorstellungen wie Friede, Wohlbefinden, Ausgeglichenheit, Gelassenheit, Heiterkeit, angenehme Körperlichkeit und verbessern damit Entspannungszustände. Bezieht der Kursleiter in den Text des Zurücknehmens noch die Aufforderung »... ***und lächeln***«, dann werden die Zufriedenheit und das Wohlbefinden der Übenden offenkundig.

Die PT-Grundübung*

»Ich bin vollkommen ruhig und heiter. – Meine Aufmerksamkeit ist im rechten Unterarm – ich spüre ihn. Ich fühle die rechte Hand – die Handinnenfläche – die Finger. Ich spüre den linken Unterarm – ich fühle die linke Hand – die Handinnenfläche – die Finger. – Ich bin vollkommen ruhig und gelassen.
Ich fühle die Nackengegend – Kopfhaut entspannt – Stirn glatt – Augenlider ruhig – Gesicht entspannt. – Ich bin vollkommen ruhig und heiter.
Ich fühle die Leibmitte – die rechte Leistengegend – ich spüre den rechten Oberschenkel – das rechte Knie – den Unterschenkel. – Ich fühle den Fuß – die Fußsohle – die große Zehe

* Diese Übung und die folgenden fünf Übungen stammen von *Lindemann* (57).

– zweite Zehe – dritte – vierte und kleine Zehe. Ich bin vollkommen ruhig und gelassen. Ich fühle die linke Leistengegend. – Ich spüre den linken Oberschenkel – das Knie – den Unterschenkel. – Ich fühle den Fuß – die Fußsohle – die große Zehe – zweite Zehe – dritte – vierte – und kleine Zehe. – Ich bin vollkommen ruhig und gelassen. Ich fühle die linke Hüfte – die rechte Hüfte – die rechte Nierengegend – die linke Nierengegend. – Mein Bewußtsein ist wieder in der Leibmitte – in der Tiefe. Ich fühle mich wohl in meinem Körper. – Ich fühle mich wohl in meiner Haut – rundherum wohl. – Ich bleibe vollkommen ruhig und heiter.«

Die Anwendung der PT-Atmung bei der Grundübung

»Ich bin vollkommen ruhig und heiter. – Mein Bewußtsein ist im rechten Unterarm – ich spüre ihn. Ich fühle die rechte Hand – die Handinnenfläche. – Ich lasse die verlängerte Ausatmung dorthin fließen.
Ich spüre den linken Unterarm – ich fühle die linke Hand – die Handinnenfläche. – Ich lasse die verlängerte Ausatmung dorthin fließen. – Ich bin vollkommen ruhig und gelassen.
Ich fühle die Nackengegend – Kopfhaut entspannt – Stirn glatt – Augenlider ruhig – Gesicht entspannt. – Ich bin vollkommen ruhig und heiter.
Ich fühle die Leibmitte, die warme verlängerte Ausatmungsluft strömt in die Leibmitte. – Ich fühle die rechte Leistengegend. – Ich fühle den rechten Oberschenkel – das rechte Knie – den Unterschenkel. – Ich fühle den Fuß – die Fußsohle. – Ich lasse die verlängerte Ausatmung dorthin fließen. Ich bin vollkommen ruhig und gelassen. Ich fühle die linke Leistengegend. – Ich fühle den linken Oberschenkel – das linke Knie – den Unterschenkel. – Ich fühle den Fuß – die Fußsohle. – Ich lasse die verlängerte Ausatmung dorthin fließen. – Ich bin vollkommen ruhig und gelassen.
Ich fühle die linke Hüfte – die verlängerte Ausatmung fließt dorthin. – Ich fühle die rechte Hüfte – die verlängerte Ausatmung fließt dorthin. – Ich fühle die rechte Nierengegend – die verlängerte Ausatmung fließt dorthin. – Ich fühle die linke Nierengegend – die verlängerte Ausatmung fließt dorthin.
Meine Aufmerksamkeit ist in der Leibmitte – in der Tiefe. – Ich fühle mich vollkommen wohl in meinem Körper. – Ich fühle mich wohl in meiner Haut – rundherum wohl. – Ich bleibe vollkommen ruhig und heiter.

Zurücknehmen: Recken – strecken – dehnen – und gähnen.«

Die Eigengewichtsübung

»Ich bin vollkommen ruhig und heiter. – Ich spüre meinen rechten Unterarm – verlängerte Ausatmung dorthin fließen lassen – rechter Unterarm entspannt – spürt Eigengewicht – spürt Eigengewicht – Eigengewicht.
Ich spüre den linken Unterarm – verlängerte Ausatmung dorthin fließen lassen – linker Unterarm entspannt – spürt Eigengewicht – spürt Eigengewicht – Eigengewicht.
Arme entspannt – spüren Eigengewicht – spüren Eigengewicht. – Ich bin vollkommen ruhig und heiter.

Schulter-Nacken-Bereich entspannt – spürt Eigenschwere – Eigenschwere. – Kopfhaut entspannt – Stirn glatt – Augenlider ruhig – Gesicht entspannt – Kaumuskeln, Unterkiefer locker und gelöst. – Ich bin vollkommen ruhig und heiter.
Ich spüre den rechten Oberschenkel – verlängerte Ausatmung dorthin fließen lassen – rechter Oberschenkel entspannt – spürt Eigengewicht – spürt Eigengewicht – Eigengewicht. – Ich spüre den rechten Unterschenkel – rechter Unterschenkel entspannt – spürt Eigengewicht – spürt Eigengewicht. – Ich bin vollkommen ruhig und gelassen. Ich spüre den linken Oberschenkel – verlängerte Ausatmung dorthin fließen lassen – spüre Eigengewicht – Eigengewicht. Ich spüre den linken Unterschenkel – linker Unterschenkel entspannt – spürt Eigengewicht – Eigengewicht.
Beine entspannt – spüren Eigengewicht – Eigengewicht.
Meine Aufmerksamkeit liegt in der Leibmitte – in der Tiefe. – Ich bin vollkommen ruhig und gelassen.
Arme und Beine entspannt – spüren Eigengewicht – Eigengewicht. – Ich übe regelmäßig jeden Tag. – Ich bin entspannt – ruhig und gelassen. Ich bleibe vollkommen ruhig und heiter.«

Die Eigenwärmeübung

»Ich bin vollkommen ruhig und heiter. – Ich fühle meine rechte Hand – verlängerte Ausatmung dorthin fließen lassen – rechte Hand fühlt Eigenwärme. – Handinnenfläche fühlt Eigenwärme – strömend und trocken warm – besonders bei der Ausatmung strömend und trocken warm. – Finger fühlen Eigenwärme – trocken warm. – Ich bin vollkommen ruhig und gelassen.
Ich fühle meine linke Hand – linke Hand fühlt Eigenwärme. – Handinnenfläche fühlt Eigenwärme – wenn ich die verlängerte Ausatmung dorthin fließen lasse – strömend – und trocken warm. – Finger fühlen Eigenwärme – trocken warm. Ich bin vollkommen ruhig und gelassen.«
»Ich lasse die warme Ausatmungsluft in die linke Schulter fließen – Eigenwärme wird fühlbar. – Die warme Ausatmungsluft fließt in die rechte Schulter – angenehme Wärme tritt ein. – Schulter-Nacken-Bereich entspannt. Nacken fühlt Eigenwärme – als ob jemand dorthin hauchte. – Ich bin vollkommen ruhig und gelassen.
Kopfhaut entspannt – Stirn glatt – Augenlider ruhig – Gesichtszüge entspannt – Kaumuskeln, Unterkiefer locker und gelöst. – Ich bin vollkommen ruhig und gelassen.«
Ich lasse die verlängerte Ausatmung in die Leibmitte fließen – strömende Wärme tritt auf – Leibmitte bei der Ausatmung strömend warm – strömend warm – die Wärme breitet sich nach unten ins kleine Becken aus. – Ich bin vollkommen ruhig und gelassen.
Ich spüre meinen rechten Oberschenkel entspannt – Kniekehle fühlt, wenn ich die verlängerte Ausatmung dorthin fließen lasse – strömend warm. – Rechter Fuß fühlt Eigenwärme – angenehm warm. – Fußsohle fühlt Eigenwärme, wenn ich die Ausatmung dorthin fließen lasse – strömend und trocken warm – strömend und trocken warm. – Große Zehe strömt warm. – Ich bin vollkommen ruhig und gelassen.
Ich spüre den linken Oberschenkel entspannt – Kniekehle fühlt, wenn die verlängerte Ausatmung dorthin fließt, strömende Wärme. – Linker Fuß fühlt Eigenwärme, wenn ich die Ausatmung dorthin fließen lasse – strömend und trocken warm – strömend und trocken warm. – Große Zehe strömend warm. – Ich bin vollkommen ruhig und gelassen.
Ich lasse die Ausatmung in die linke Hüfte fließen – das Strömendwarm wird fühlbar. Die

warme Ausatmungsluft fließt in die rechte Hüfte – auch hier strömend warm. – Rechte Nierengegend fühlt Eigenwärme, wenn ich die Ausatmung dorthin fließen lasse – strömend warm – strömend warm. – Linke Nierengegend fühlt Eigenwärme, bei der Ausatmung – strömend warm – strömend warm. – Leibmitte fühlt Eigenwärme – bei der Ausatmung strömend warm – strömend warm.«

Die PT-Endübung

»Ich bin vollkommen ruhig und heiter. – Meine Aufmerksamkeit ist im rechten Unterarm – rechter Unterarm entspannt – spürt Eigengewicht. – Rechte Hand fühlt Eigenwärme – Handinnenfläche fühlt Eigenwärme, wenn ich die verlängerte Ausatmung dorthin fließen lasse – strömend und trocken warm. Zeigefinger strömt warm. – Ich bin vollkommen ruhig und gelassen.
Ich spüre meinen linken Unterarm – linker Unterarm entspannt – fühlt Eigengewicht. – Linke Hand fühlt Eigenwärme – Handinnenfläche fühlt Eigenwärme, wenn ich die verlängerte Ausatmung dorthin fließen lasse – strömend und trocken warm. Zeigefinger strömt warm. – Ich bin vollkommen ruhig und gelassen.
Ich lasse die verlängerte Ausatmung in das linke Schultergelenk fließen – Eigenwärme wird fühlbar. – Die warme Ausatmungsluft fließt in das rechte Schultergelenk – Eigenwärme kommt. – Schulter-Nacken-Bereich entspannt. – Nacken fühlt Eigenwärme, wenn ich die verlängerte Ausatmung dorthin fließen lasse – strömend – angenehm warm. – Ich bin vollkommen ruhig und gelassen.
Kopfhaut entspannt – Stirn glatt – angenehm kühl – Augenlider ruhig – Gesichtszüge entspannt – Kaumuskeln, Unterkiefer locker gelöst. – Ich bin vollkommen ruhig und heiter.
Ich lasse die verlängerte Ausatmung in die Leibmitte fließen – strömende Wärme tritt auf – strömend warm. Die Wärme breitet sich ins kleine Becken nach unten aus. – Ich bin vollkommen ruhig und gelassen.«
»Ich spüre den rechten Oberschenkel entspannt – sein Eigengewicht. – Rechter Unterschenkel entspannt – ich spüre sein Eigengewicht. – Fuß fühlt Eigenwärme – Fußsohle fühlt Eigenwärme, wenn ich die verlängerte Ausatmung dorthin fließen lasse – strömend und trocken warm. Große Zehe strömt warm. – Ich bin vollkommen ruhig und gelassen.
Ich spüre den linken Oberschenkel entspannt – sein Eigengewicht. – Linker Unterschenkel entspannt – ich spüre sein Eigengewicht. – Fuß fühlt Eigenwärme – Fußsohle fühlt Eigenwärme, wenn ich die Ausatmung dorthin fließen lasse – strömend und trocken warm. Große Zehe strömend warm. – Ich bin vollkommen ruhig und gelassen.
Ich lasse die Ausatmung in die linke Hüfte fließen – strömend warm. – Die Ausatmungsluft fließt in die rechte Hüfte – auch hier strömend warm. – Rechte Nierengegend fühlt Eigenwärme, wenn ich die Ausatmung dorthin sende – strömend warm – strömend warm. – Linke Nierengegend fühlt Eigenwärme, wenn ich die Ausatmung dorthin sende – strömend warm – strömend warm. – Leibmitte fühlt Eigenwärme – bei der Ausatmung strömend warm – strömend warm. – Ich gebe mir meine Vorsätze in die Leibmitte: ›Ich bin munter, frisch und heiter und mache immer so weiter.‹ ›Ich bin vollkommen ruhig, gelassen und frei.‹ ›Ich fühle mich völlig wohl in meiner Haut.‹ Ich bleibe vollkommen ruhig und heiter.«

Kurzformulierung des Psychohygienetrainings

»Ich bin vollkommen ruhig und heiter. – Arme entspannt – spüren Eigenschwere – Handinnenflächen trocken warm – Finger trocken warm – Beine entspannt – Fußsohlen trocken warm – Zehen trocken warm – Schulter-Nacken-Bereich entspannt – Nacken fühlt Eigenwärme – Kopfhaut entspannt – Stirn glatt – Augenlider ruhig – Gesicht entspannt – Kaumuskeln gelöst – Unterkiefer locker – Leibmitte fühlt, beim Ausatmen, strömend warm – (an dieser Stelle kann man sich seine individuellen Vorsätze geben).
Ich bleibe vollkommen ruhig und heiter.«

Formelhafte Vorsätze und Autosuggestionen

Schultz (86) hat die Vorsatzbildung als einen wesentlichen, integrativen Bestandteil seiner Methode angesehen. Viele seiner Anhänger haben die formelhaften Vorsätze erweitert, und auch *Lindemann* betont ihre positiven Möglichkeiten und Anwendungsbereiche im Psychohygienetraining (56, 57).

Die formelhafte Vorsatzbildung wird in die nach der jeweiligen Übungsfolge sich vertiefende Entspannungssituation eingebaut, die von vielen Autoren als hypnoider Zustand, Hypnoid, Leerraum, Hingabe- oder Ruhephase bezeichnet wird. Anzeichen dafür sind das Eintreten von Schwere- und Wärmeempfindungen, das Gefühl von Gelassenheit und Ruhe, die Konzentration nach innen und das Negieren von Außenreizen. Der Übende befindet sich in einem Zustand zwischen Wachsein und Schlaf.

Es gibt Vorsätze für alle Lebensbereiche und -situationen, alle Charaktere, alle Bedürfnisse, vielfältige körperliche Befindlichkeiten und psychische Zustände. Der Gesunde nutzt sie und auch der Kranke.

Die Wirkung der formelhaften Vorsätze verglich *Schultz* mit derjenigen der sog. posthypnotischen Aufträge, die er aus der Hypnose kannte (86). Die im Versenkungszustand, im Hypnoid gegebene und häufig wiederholte Formel wirkt so intensiv bis in das »Unbewußte« hinein, daß sie dann in der aktuellen Situation automatisch beteiligt ist. Der Raucher, der sich in der Leerphase seiner Entspannungsmethode die Formel »Rauchen völlig gleichgültig« wiederholt »eingetrichtert« hat, wird bei entsprechender Motivation dadurch in die Lage versetzt, eine ihm angebotene Zigarette abzulehnen.

Die Möglichkeiten, die sich daraus ergeben, sind natürlich an der spezifischen Situation des Übenden orientiert. Er muß das *Bedürfnis zu einer Verhaltensänderung* entwickelt haben, er muß über sich selbst reflektieren und sich selbst steuern können. Dabei hilft ihm u.a. das Gespräch in der Gruppe, mit dem Arzt und mit dem Kursleiter.

Die Vorsatzbildung wird in jedwede Entspannungsarbeit einbezogen, sie wird Bestandteil des Trainingsprogramms.

Wichtig ist, daß die Teilnehmer aktiv an ihrer Einstellung vielen Dingen gegenüber arbeiten, nachdenken und letzten Endes wissen, was sie an sich verändern wollen. Häufig haben sich im Laufe des Lebens Fehlverhaltensweisen entwickelt, die abgebaut und verändert werden können. Negative Vorstellungen, pessimistische und ängstliche, auch aggressive Verhaltensweisen bestimmen oft das Auftreten und lenken das Verhalten in die falsche Richtung. Sie müssen ersetzt werden durch positive und optimistische Gedanken und Einstellungen, die u.U. auch heilend und verändernd wirksam werden können.

Voraussetzungen für die Einbeziehung von Vorsatzbildungen in das Entspannungstraining

Voraussetzung für die Einbeziehung von Vorsatzbildungen ist neben einer positiven Haltung und Bewertung das Beherrschen einer Entspannungsmethode (Psychohygienetraining, Autogenes Training u.a.). Damit die Vorsätze wirken, müssen beim Übenden bestimmte Bedürfnisse oder Erkenntnisse vorliegen. Er muß wissen, was er ansprechen oder verändern möchte.

Nachdem er von der Richtigkeit und den Möglichkeiten der Vorsatzbildung überzeugt ist, stellt er sich diese Formeln zurecht. Unter Umständen bespricht er sie mit einem Partner, der sein Vertrauen genießt. Der Kursleiter darf auf **keinen Fall insistieren**, daß die Kursteilnehmer ihre Formeln allen anvertrauen. Auch vom Kursleiter aus ist hier das individuelle Eingehen auf den einzelnen recht problematisch. Häufig reichen die Formeln in die Privatsphäre hinein. Insofern ist es meist mit dem allgemeinen Vorstellen der Möglichkeiten anhand vielfältiger Beispiele getan mit dem Hinweis auf persönliche Ausformulierungen und stetes Üben und Wiederholen. Schon *Coué* wies auf die Wirkungen der Autosuggestion hin (17). Gedanken sollen in uns Wurzel fassen, Worte sich im Gehirn und Denken eingraben und von da aus positiv auf uns wirken.

In der ambulanten Koronargruppe tut der Kursleiter gut daran, wenn er vor allem eine Fülle von Beispielen vorstellt. Die Literatur offeriert dafür ein reichhaltiges Angebot (z.B. *Thomas* [101]).

Hat der Trainierende die Absicht, mit der Formel irgendwelche Krankheitssymptome anzusteuern (das ist bei Koronargruppenteilnehmern oft der Fall), so sollte er darüber mit seinem Arzt sprechen. Normalerweise bieten sich ihm jedoch vor allem Allgemeinformeln an, die sein Alltagsverhalten ansprechen und Ruhe und Gelassenheit betonen.

Die **sprachliche Ausformulierung ist subjektiv und individuell,** denn die Teilnehmer entwickeln von sich aus ihre eigenen Formeln. Häufig erscheinen diese dem Außenstehenden banal und fast kindisch. Sie entstehen jedoch aus persönlichen Einstellungen und Vorstellungen und können deswegen nicht allzu kritisch unter die Lupe genommen werden. Die sprachliche Struktur ist nur für den Benutzer bedeutsam, und er akzeptiert sie, da er sie selbst entwickelt hat.

Die **Vorsätze sollten kurz und präzise sein** (»Ich schaffe es«, »Alkohol gleichgültig«), sie können sich rhythmisieren oder reimen (»Wo immer ich zu schlafen hät, ich schlafe wie im eigenen Bett«) oder stabreimen (»Ich laufe lebenslang«, »Lerne lebenslang«). Sie können sich auch logisch aufbauen (»Ich bin ruhig und entspannt → Ich rede ruhig und entspannt → Ich rede beim Vortrag ruhig und frei → Ich spreche immer ruhig und frei«), und sie können sich an bestimmten Situationen orientieren (»Beim Chef verhalte – spreche – ich [mich] ruhig und entspannt«, »In der Diskussion bleibe ich ruhig und konzentriert«, »Ich lasse den anderen ausreden«).

Die jeweiligen **Vorsätze sollten nicht die Hilfs- oder Vollverben »wollen«, »sollen«, »müssen« enthalten. Auch Negationen sind zu vermeiden,** wie z.B. »Ich darf nicht rauchen« oder »Ich muß ruhiger werden«. Dies führt wiederum zu Zwängen. Sie sind statt dessen durch die Indifferenzformeln zu ersetzen (... ist gleichgültig«); oder aber man geht von einem Ist-Zustand, vom Indikativ aus – das und das ist so (»Ich bin ruhig«, »Meine Stirn ist angenehm kühl«, »Ich spreche ruhig und langsam«).

Die **Anwendung hat natürlich auch ihre Grenzen.** Fünf Formeln hintereinander aufgesagt bewirken gar nichts. Man sollte sich seine Möglichkeiten ordnen und mit einer leichten Formel beginnen, sie aber dann auch täglich in die Entspannungsmethode einbauen. Die Wiederholungshäufigkeit der jeweiligen formelhaften Vorsätze kann je nach Bedarf variiert werden, sollte jedoch nicht zu hoch liegen (z.B. über achtmal), weil dann die Hinwendungskonzentration auf das, was die Formel beinhaltet, nachlassen kann. Die Wirkung kann dann sowohl allgemein sein, z.B. bei einer Ruheformel, wie auch spezifisch bezogen sein auf aktuelle Probleme. Sie kann unbewußt greifen oder auch bewußt herbeigedacht werden. So kann der Geübte bei der Zahnbehandlung oder in der Besprechung beim Chef diese geübte Ruhe an sich spüren oder sich daran erinnern, daß er geübt ist, dieses und jenes zu tolerieren oder zu tun. Auch beim Autofahren kann der Vorsatz »Ich fahre ruhig und entspannt und lasse die anderen überholen« streßreduzierend wirken.

Anwendungsmöglichkeiten und -beispiele

Es gibt nun Vorsatzbildungen
- bei Hemmungen und Angstzuständen: – Ich bin ruhig, gelassen und entspannt – Ich bin ganz ruhig und frei von ... – Ich handle selbstbewußt –
- bei bestimmten Arbeitshaltungen und Einstellungsproblemen: ... Arbeit ist notwendig – ... fällt mir leicht – Lernen fällt mir leicht – Ich arbeite konzentriert – Bewegung (Sport) ist angenehm – Ich schaffe es – Ich bin gut vorbereitet – Ich übe täglich – Bewegung hilft mir – Laufen stärkt mich –
- bei Störungen durch die Umwelt: – Geräusche völlig gleichgültig –
- bei Sprachhemmungen: – Ich rede ruhig, fließend und frei – Ich bin ruhig und gelassen –
- bei Handschweiß: – Handflächen kühl und trocken –
- bei Schlafstörungen: – Schlafen völlig gleichgültig, Ruhe angenehm.

Diese Beispiele geben einen kurzen ersten Eindruck über die **Möglichkeiten der Formelbildung:** Im Verhältnis zum eigenen Körper, bei psychosozialen Problemen, im Verhalten zum/zur Partner/in, zum Übungsleiter, zum Nachbarn, zum Arbeitskollegen usw. gibt es individuelle Ansätze, spezifische Situationen oder Personen, die man einbauen und ansprechen kann.

Weitere Beispiele für formelhafte Vorsätze, die nicht nur für die Mitglieder der ambulanten Koronargruppen von Interesse sein mögen, finden sich in Fülle bei *Thomas* (101). Als Vorgabe zur eigenen Formelbildung seien hiermit einige daraus vorgestellt.

Ruheformeln

- Die Ruhe wird immer tiefer –
- Gar nichts denken, tun oder wollen; es geschieht alles wie von selbst –
- Ich fühle mich ruhig, behaglich und wohl –
- Ich schlafe nach dem Sport ruhig und fest –
- Ich bin und bleibe ganz sicher und frei (ganz ruhig und angstfrei) –
- Ich fühle mich ruhig, vertrauend und frei –
- Der Körper ist und bleibt ganz ruhig, schwer und warm –
- Ich trage (löse) Schwierigkeiten gelassen mit Humor –
- Ich arbeite (fahre, schreibe, serviere usw.) ganz ruhig, sicher und frei –

Allgemeine Formeln gegen Schmerzen

Bei allen äußeren Schmerzen (an Haut und Schleimhäuten, einschließlich der Zahnschmerzen) hilft die Kühlstellung:
- …ganz angenehm kühl und schmerzfrei –

Bei inneren Schmerzen die Warmstellung:
- …ganz angenehm warm und schmerzfrei –

Bei **Kopfschmerzen** (oft einschließlich Migräne) meist Kühlstellung:
- Die Stirn bleibt angenehm kühl –
- Rechte Stirn bleibt angenehm kühl –

Bei allen Formen von **Rheumatismus:**
- Schultern und Ellenbogen bleiben ganz warm und schmerzfrei –
- Die großen Gelenke sind warm und schmerzfrei –
- Der Rücken ist warm und schmerzfrei –
- Unterleib und Rücken sind und bleiben ganz angenehm warm und schmerzfrei –

Zahnschmerzen:
- Rechter Unterkiefer ganz angenehm kühl und schmerzfrei –
- Beschwerden sind ganz gleichgültig –

Vorwiegend körperliche Störungen oder Erkrankungen

Haut:
- Wenn ich je erröten will, geht das Blut in die Beine und nicht in den Kopf, Gesicht angenehm kühl –
- Die Füße sind trocken und warm –
- Erröten ganz gleichgültig – die Wangen sind angenehm kühl –
- Die Haut im Gesicht ist ruhig und kühl –
- Die Hände sind ruhig, trocken und kühl –

Temperaturanpassungen:
- Die Haut bleibt angenehm kühl –
- Schwitzen ist ganz gleichgültig –
- Ich fühle mich angenehm ruhig, kühl und wohl –
- Kälte gleichgültig, die Haut ist angenehm warm –
- Zugluft ist gleichgültig –

Kopf:
(Erleichterung der Anpassungsfähigkeit, Steigerung der Arbeitsleistung)
- Das Gehirn ist gut durchblutet –
- Das Gehirn ist voll Blut, es arbeitet gut –
- Der Kopf ist ruhig und leicht, er bleibt ruhig und schmerzfrei –

Augen:
- Die Augenlider sind ruhig und frei –
- Die Augen sind ruhig, frei und klar –
- Die Augen sehen klar, sie nehmen alles wahr –

Ohren (Ohrensausen):
- Die Ohren sind ganz ruhig und still –
- Geräusche sind ganz gleichgültig –

Nase (Vorbeugung von Schnupfen):
- Die Nase ist angenehm warm –
- Nase und Rachen sind angenehm warm –
- Die Nase ist ruhig, trocken und kühl –

Hals und Nacken (Vorbeugung einer Halsentzündung):
- Der Hals ist angenehm warm –

Verschiedene Spannungs- und Schmerzzustände:
- Der Nacken bleibt angenehm warm –
- Rechte Schulter, rechter Arm sind ganz locker, frei und warm –

Atmung und Asthma:
- Stirn, Nase und Rachen sind angenehm kühl –
- Die Atmung ist ruhig und leicht –
- Die Atmung geht leicht und gleichmäßig –
- Die Atmung fließt von selbst, Asthma ist ganz gleichgültig –
- Stirn, Nase und Rachen sind angenehm kühl, die Brust ist strömend warm –

Magen:
- Der Magen ist ganz ruhig, warm und schmerzfrei –
- Der Magen arbeitet ganz ruhig und regelmäßig, er behält die Speisen gern –
- Ich bin ruhig, zufrieden und satt –
- Ich esse nur wenig, doch fröhlich und frei,
  doch Kuchen und Butter sind nicht mehr dabei –

Seekrankheit:
- Magen behält –
- Das Schaukeln des Schiffes ist ganz egal, der Magen bleibt ganz ruhig –
- Ich schlafe ganz ruhig, tief und fest, jedes Schaukeln vertieft die Ruhe –

Darm und Verdauung:
- Der Darm arbeitet pünktlich und ruhig –
- Die Verdauung geschieht ganz pünktlich um sechs –
- Der Dickdarm behält –
- Die Blase behält –
- Es läuft ganz von selbst –

Vorwiegend seelische Störungen oder Erkrankungen

Schlafstörungen:
- Ich schlafe des Nachts ganz ruhig, lang und tief –
- Ich schlafe bis morgen früh ganz ruhig, tief und fest –
- Ich erwache um drei fröhlich und frei –
- Ich erwache um sechs ganz munter und frisch –
- Früh am Morgen steh' ich auf, freu mich auf den Tageslauf –
- Ich schlafe ganz ruhig, geräuschlos und fest –
- Ich schlafe jeden Abend ein, ganz tief und fest, es wird so sein –

Angst und Lampenfieber:
- Ich bin und bleibe ganz ruhig und frei –
- Ich bleibe ganz ruhig und fühle mich frei –
- Ich bleibe ganz ruhig und frei von Angst –

- Ich geh' unter Menschen ganz fröhlich und frei –
- Was andere denken, läßt mich kalt –
- Beobachtetwerden ist gänzlich gleichgültig –
- Andere Menschen sind (in diesem Falle) ganz gleichgültig –
- Mein Chef ist ganz gleichgültig –
- Ich spreche ruhig, fließend und frei –
- Ich bin auf der Bühne ganz fröhlich und frei –
- Ich spiele die Geige ganz ruhig und frei –
- Publikum ganz gleichgültig –

Zwänge:
- Angriffe sind ganz gleichgültig –
- Augenzucken ganz gleichgültig –
- Bemerkungen ganz gleichgültig –
- Depressionen ganz gleichgültig –
- Essen ganz gleichgültig –
- Fernsehen ganz gleichgültig –

- Ich bin in allen Lagen gelassen, sicher und frei; was andere von mir sagen, das ist mir einerlei
- Ich bin ganz ruhig und frei von jedem Zwang –

Abhängigkeit:
- Alkohol zu keiner Zeit, an keinem Ort, bei keiner Gelegenheit –
- Alkohol ganz gleichgültig –
- Wirtshaus ganz gleichgültig –
- Zigaretten ganz gleichgültig –
- Zigaretten entfallen den Fingern –
- Ich vertrage keinen Alkohol –
- Enthaltsamkeit macht froh –

Vorwiegend psychologische und berufliche Schwierigkeiten

Hilfen bei der Technik des geistigen Arbeitens:
- Ich arbeite gerne –
- Lernen macht Freude –
- Lesen und Denken freut und entspannt –
- Ich arbeite ruhig, gelassen und gern –
- Ich antworte ruhig, sicher und frei –
- Das Gedächtnis behält –
- Das Lernen fällt leicht –
- Ich arbeite stetig, das Schreiben geht von selbst –
- Ich schaffe meine Pläne –
- Was gelernt ist, wird bleiben –
- Die Prüfung ist ganz gleichgültig –
- Die Prüfung ist wichtig, gesichert und leicht –
- Die Prüfung gelingt –

Straßenverkehr:
- Ich fahre auf den Straßen geduldig und gelassen –
- Ich fahre ruhig, sicher und frei; wie andere fahren, ist mir gleich –

Charakterbildung:
- Ich setze mich durch –
- Ich bleibe geduldig –
- Ich weiß, was ich will –
- Ich werde aktiv –
- Ich handle ganz klar, gelassen und fest –
- Ich ruhe sicher in mir selbst –
- Mein Leben gestalte ich selbst –
- Ich schaffe und halte jetzt Ordnung –
- Ich sehe das Gute –
- Ich ordne mich ein –
- Ich räume jetzt auf –
- Die Menschen sind Freunde –

Vorsatzbildung bei den Teilnehmern der ambulanten Koronargruppe und anderen Reha-Gruppen

Sie orientiert sich zunächst im wesentlichen an den Problemen, die in Verbindung mit der Erkrankung auftreten. Pauschal betrachtet kann man sie zum Teil durchaus mit dem Typ-A-Verhalten (28) in Verbindung bringen. Die dort genannten Eigenschaften finden sich teilweise wieder in den **Inhalten der formelhaften Vorsätze**, mit denen man ihren Abbau oder die Relativierung erstrebt, z.B. von:

- Wettbewerbsverhalten und -orientierung (immer der Erste zu sein),
- übermäßigem Streben nach Anerkennung und dem Buhlen um die Gunst anderer,
- Ungeduld, Aggressivität und starken Antrieben (»Können wir nicht bald anfangen«),
- psychomotorischer Unruhe (z.B. Klopfen und Zappeln),
- Neigung zu perfekten Verhaltensweisen im Übermaß,
- Dominanzstreben (z.B. andere korrigieren und anleiten).

Während es vielen gelingt, Veränderungen in der Ernährung, im Bewegungsverhalten, im Verhältnis zu Nikotin und Alkohol zu erreichen, ist dies in den o.g. Typ-A-Verhaltensweisen schwerer. Es gelingt zwar zumeist gedanklich und bewußtseinsmäßig, doch die rationale Verarbeitung bedeutet nicht in jedem Falle auch Verhaltensänderung. Viel Einsicht und Wille sind dazu notwendig.

Ein Teilnehmer, der sich als sehr ehrgeizig gewesen zu sein beschreibt, berichtet in dem Zusammenhang von einem Vorsatz, den er nicht nur im Autogenen Training, sondern auch im Alltag benutzt – »Ich setze meinen ganzen Ehrgeiz ein, um meinen Ehrgeiz abzubauen«. Die meisten Teilnehmer der Koronargruppen beabsichtigen, ihr Verhalten so zu ändern, daß sie alles, was sie tun, mit *Ruhe und Gelassenheit* tun. Sie haben erkannt oder lernen es, sich und die eigenen Fähigkeiten zu relativieren und sich in den neuen veränderten Lebensumständen positiv zu sehen. Dies ist nicht einfach. Auch die formelhaften Vorsätze tragen u.a. dazu bei.

Ein Mitglied der Gruppe schreibt in einer anonymen Befragung, daß er nach den Übungen »Freude, Hoffnung und Glück und ein Gefühl von Gesundheit und Stärke« empfinde.

Bei den »Wanderungen durch den Körper« (siehe Psychohygienetraining, S. 95 ff.) glaubt ein anderer, »die Adern zu spüren, den Magen und das Herz«. Er empfindet »Angstlosigkeit, und bei ansteigendem Wärmegefühl kommen Gedanken wie Freiheit, Weite, Unangefochtenheit, Bedrängnislosigkeit«.

Vor einer urologischen Operation nutzte ein Teilnehmer, der übrigens in keiner Entspannungsstunde fehlt, die Formeln »Bauch (Becken) entspannt, Schmerzen gleichgültig« und »Bauch (Becken) strömend warm«.

Allgemein dominieren Vorsätze, die die Ruhe (»Ich bin ruhig und gelassen«), das Ernährungsverhalten (»Süßigkeiten und Erdnüsse ganz gleichgültig«) oder die persönliche Haltung zu anderen ansprechen (»Herr D. und Herr E. ganz gleichgültig«). Weiterhin finden sich Sätze wie »Augen müde und schwer, ich schlafe fest und ruhig«, »Ich arbeite (fahre) entspannt und gelassen«, »Ich bin entspannt und ruhig, mein Gedächtnis behält«.

Weiterhin versucht man insgesamt, emotionale Labilitäten, Unruhezustände, Gereiztheit, Verstimmungen, Apathien, Krankheitsgefühle, schlechtes Gedächtnis und ein zu passives Bewegungsverhalten anzusprechen. Doch, wie schon erwähnt, ist es für den Leiter der Entspannungsgruppe nicht immer leicht, diese Inhalte zu erfahren. Vor allem in diesem Teil seiner Arbeit sollte er viel pädagogisches Einfühlungsvermögen beweisen und warten können, bis die Gruppenmitglieder von sich aus zu ihm kommen und um Unterstützung bitten.

Das Autogene Training

Diese Methode der konzentrativen Selbstentspannung, vor ca. 60 Jahren von *Schultz* (86) entwickelt, ist mittlerweile allenthalben bekannt durch eine Fülle von Informationen, Schriften und Kursen. Das Autogene Training gilt als grundständiges System, das andere Methoden beeinflußt hat und in der ursprünglichen Form sich noch heute behauptet, obwohl integrative Modifikationsansätze und weiterführende Autogene Trainingsformen neue und komplexe Möglichkeiten bieten, zur Selbstentspannung zu finden.

Theoretische Grundlagen und Übungserfahrungen

Konzentrative Selbstentspannung bedeutet in keinem Falle, daß zum Autogenen Training eine besondere Konzentration nötig wäre, sondern meint eine Form der *passiven Konzentration*. »Die passive Konzentration ist ein Bewußtseinszustand, in den man in bestimmten Situationen spontan verfällt, den man aber ohne besondere Übung nicht vorsätzlich herbeiführen kann. Typisch für die passive Konzentration ist das Erlebnis, ganz auf eine Sache eingestellt zu sein, ohne sich dabei anzustrengen. Vom Musikhören oder Lesen ist den meisten Menschen dieser Zustand bekannt« (47). Musik läßt sich bekanntlich gut mit Entspannungsmethoden verbinden.

Im Zustand der passiven Konzentration wird der Übende sich seines Körpers bewußt und kann durch direkte Hinwendung in Verbindung mit festgelegten Formeln autosuggestiv bestimmte körperliche Zustände wie Schwere und Wärme wahrnehmen oder verändern bzw. intensivieren. Er gelangt durch stetes Üben zu einer willkürlichen Einflußnahme auf autonome unwillkürliche Prozesse und Funktionen im Organismus. Da körperliche und geistige Prozesse in steter Wechselwirkung stehen, dehnt sich die Beeinflussung durch die Selbstsuggestion auch in die Bereiche der Verhaltensweisen und Einstellungen aus.

Für unsere Ziele in der Rehagruppe eignet sich zunächst der althergebrachte Schultzsche Ansatz mit seinen methodischen Stufungen in der Unterstufe ohne die von zahlreichen Schultz-Schülern eingebrachten Veränderungen. Nicht immer sind die neuen Veröffentlichungen über Autogenes Training mit den Inhalten und Intentionen von *Schultz* in Einklang zu bringen. Er war von Anfang an darauf bedacht, daß nur Ärzte das Autogene Training lehren. Heute gelten Psychologen und Pädagogen sowie geschulte Laien als weitere Vermittler und Kursleiter. Da die Arbeit in den ambulanten Koronargruppen von Ärzten betreut sein muß, gibt es gegen die Einbeziehung des Autogenen Trainings in die präventive und rehabilitative Arbeit dieser Gruppen keine Einwände.

In der Oberstufe des Autogenen Trainings gelingt es, zu Einblicken in die Persönlichkeitsstruktur zu gelangen. Erinnerungen an Vergangenes, Einkehr in frühere Altersstufen und Bildvorstellungen werden möglich, und zwar auf der Grundlage meditationsähnlicher Zustände, in die man über den Einstieg durch die Unterstufe gelangt. Man stößt dabei bis zur »Wurzel« bestehender physischer und psychischer Probleme vor und kann dann entsprechend darauf Einfluß nehmen. Dies ist jedoch nur in Verbindung mit einem Psychotherapeuten möglich. Da selbst der in der Unterstufe des Autogenen Trainings versierte Kursleiter mit vielen Problemen konfrontiert würde, die sich in der Oberstufe ergeben können, und er vor allem interpretatorisch vieles falsch machen könnte, sei hier im Zusammenhang mit der Arbeit in Rehabilitationsgruppen davor gewarnt. Für diese Gruppen genügen die Übungen der Unter- oder Grundstufe. Untrennbar mit ihnen verbunden sind natürlich die individuell ausgerichteten formelhaften Vorsätze (vgl. S. 123). In die ambulante Koronargruppe sollte das Autogene Training systematisch über längere Zeiträume in die aktive Arbeit eingebaut werden. Es bedarf dabei einer methodisch an *Schultz* orientierten didaktisch und physiologisch fundierten Vorgehensweise durch gut ausgebildete Kursleiter. Interessierte Teilnehmer und Kursleiter könnten sich außerdem in entsprechenden Kursen ausbilden und sich dabei an der Fachliteratur orientieren. Vor allem in der Monographie von *Schultz* finden sich viele Informationen, Anregungen und Absicherungen (86).

Eine Entspannungsmethode wie das Autogene Training wird in ihrem Einsatz in den ambulanten Koronargruppen dadurch legitimiert, daß sie ebenso wie das Ausdauertraining zu einer vagotonen (trophotropen) Umschaltung des vegetativen Nervensystems führt. Damit soll es gelingen, die vegetative Labilität unter Kontrolle zu bringen, Unruhe- und Angstzustände zu reduzieren, Einschlafstörungen zu beseitigen oder das soziale Verhalten zu korrigieren.
Darüber hinaus und ausgehend von der Theorie des Herzinfarktes als psychosomatisches Geschehen, für dessen Entwicklung nicht ausschließlich somatische Faktoren verantwortlich gemacht werden, können durch die Entspannung **Verhaltensänderungen** insgesamt bewirkt und die allgemeine psychische Stabilität verbessert werden.
Im Hinblick auf die primären Risikofaktoren kann das Autogene Training einen Infarkt oder Reinfarkt verhindern helfen, wenn bei dem betroffenen Personenkreis belastende und negativ wirkende Kanalisierungen im Verhalten, Überengagement oder dominante Konzentrationen z.B. auf den Beruf sowie belastende Lebenssituationen durchbrochen werden.

In der ambulanten Koronargruppe werden, wie angedeutet, ausschließlich **Übungen der Unterstufe** eingeführt. Bei dieser Adressatengruppe könnte, um die Teilnehmer nicht ständig an ihre Krankheit zu erinnern oder sie zusätzlich zu ängstigen, die Herzübung »das Herz schlägt ruhig und gleichmäßig« weggelassen werden. Andererseits sind die Teilnehmer ohnehin durchweg »herzorientiert«, so daß die Einbeziehung der Herz- oder Pulsübung nach der Atemübung im allgemeinen positiv gesehen werden könnte. *Müller-Hegemanns* (73) Vorschlag der Formel »Herz strömend warm« mit dem entsprechenden Effekt wäre durchaus positiv zu sehen und könnte u.U. zu einer Dilatation der Herzkranzgefäße und damit zu einer verbesserten Myokarddurchblutung mit entsprechendem O_2-Angebot führen. Wer »warmherzig« übt, wird durch ein wohliges entspanntes Gefühl in der Brust oder der Herzgegend belohnt. Unruhezustände oder Extrasystolen sollten jedoch zum Anlaß genommen werden, in der Formel den Puls anzusprechen »Puls ruhig und gleichmäßig« oder die Formel ganz wegzulassen.

Sehr leistungsorientierte Teilnehmer oder solche mit irgendwelchen Befürchtungen und Angstzuständen haben besonders zu Beginn der Erlernung des Autogenen Trainings Schwierigkeiten.

Sobald die ersten Übungsempfindungen auftreten, z.B. ist die Schwere relativ leicht zu entwickeln, gelingen auch andere Übungseffekte in Folge.

Die Ansichten über das begleitende Vorsprechen der Übungsformeln sind unterschiedlich. *Schultz* selbst lehnte jegliches Mitwirken des Kursleiters ab, da es sich nach seiner Ansicht dann nicht mehr um Autogenes Training handle, sondern um heterosuggestive Einflüsse, die eine spezifische Umschaltung beim Teilnehmer bewirken (86). Ziel z.B. des Autogenen Trainings ist es, durch selbständiges Üben über eine spezifische Umschaltung des Organismus in den - hypnoiden Zustand zu gelangen. Der Übende muß selbst in der Lage sein, Vorstellungen unabhängig von jeder Einflußnahme und Unterstützung von außen zu bilden.

In der Praxis des Autogenen Trainings hat sich erwiesen, daß das Begleitsprechen für viele Teilnehmer nützlich und vorteilhaft sein kann, wenn die Formeln durch den Kursleiter in leicht monotoner Art und Weise vorgesprochen werden. Dies hat sich auch in unseren Gruppen bewährt. Auch *Müller-Hegemann* lehnt heterosuggestive Hilfen durch den Kursleiter nicht vollkommen ab, da sich »den Patienten völlig neue therapeutische Möglichkeiten und Erlebnisbereiche« erschließen (73).

Eigenen Fragebogenerhebungen (n = 64) ist zu entnehmen, daß es bei 67% der Teilnehmer bezüglich der Sprechweise und des Sprechtempos des Kursleiters und dem eigenen Üben der Teilnehmer keinerlei Probleme und Abweichungen gibt. Der Rest der Befragten berichtet von Diskrepanzen zwischen der eigenen Sprechweise und der des Kursleiters. Als häufigste Schwierigkeit wurde das für die meisten zu schnelle Sprechtempo herausgestellt.

Das Begleitsprechen kann unterstützend wirken, sowohl was das richtige Sprechtempo angeht als auch bezüglich des Einprägens der entsprechenden Formulierungen. Die Teilnehmer haben dadurch zumeist ein intensiveres Erlebnis, indem sie eher die Übungen realisieren können und der Lernprozeß sich beschleunigt. Das adäquate Sprechtempo ergibt sich für den Teilnehmer im häuslichen Üben aus der Orientierung am Atmen, dessen rhythmischer Ablauf oft intuitiv den Sprechrhythmus bestimmt.

Halhuber (32) empfiehlt, und dies haben wir auch in unseren Versuchen bestätigt gefunden, vor dem Training des Autogenen Trainings das der *progressiven Muskelentspannung* (Tiefmuskelentspannung) zu versuchen. Im motorischen Bereich und im Umgang mit der Skelettmuskulatur habe der Mensch mehr Erfahrung. Und dies konnten wir auch feststellen, vor allem körperlich geschulte Teilnehmer wie ehemalige Turner, Sportler schlechthin und Leute vom Ballett sind hier im Vorteil.

Beide Methoden lassen sich insofern auch verbinden, als der Einstieg über Kontraktion und Dekontraktion optimale Entspannungsvoraussetzungen für das Autogene Training bietet. Die Vor- und Nachteile beider Methoden werden von *Altpeter-Becüwe* (3) in Tabelle 2 und 3 dargestellt.

Voraussetzungen für das Üben

1. **Jedes Sollen, Wollen, Müssen ist unvereinbar mit dem durchgängigen Prinzip des Geschehenlassens.**
2. **Jeder sollte freiwillig üben. Im Laufe der Zeit entwickelt sich ein Übungsbedürfnis.**

3. **Jeder Teilnehmer sollte in der Lage sein, täglich 8–10 Minuten selbständig zu üben.**
4. **Jeder sollte darüber nachdenken, warum er übt.**
5. **Jeder sollte sich gedanklich mit dem Autogenen Training beschäftigen und theoretisches Wissen mit Eigenvorstellungen verbinden können.**

Autogenes Training	
Vorteile	**Nachteile**
Erfolge wissenschaftlich besser dokumentiert Speziell abends und nachts gut anwendbar Im Sitzen und Liegen praktikabel Bei Schlafstörungen favorisiert als Methode Mehr Kurse angeboten Für Weiterbildung in Psychotherapie anerkannt »Sozialprestige« höher Kassenabrechnung möglich	Ständige Übung und Kontinuität erforderlich Mindestens eine Stunde Einführung notwendig Geschlossene Gruppen wünschenswert Schwerer erlernbar, da Introspektionsfähigkeit, Konzentrationsfähigkeit, Abstraktionsfähigkeit, Suggestibilität beim Lernenden erforderlich Bei schweren Neurosen und Psychosen kontraindiziert Bei Koronarkranken »Herzübung« kontraindiziert Angst vor »Fremdbeeinflussung« hinderlich Legitimation des Leiters notwendig

Tab. 2 Vor- und Nachteile des Autogenen Trainings aus der Sicht des Psychologen (aus 32)

Muskuläre Relaxation	
Vorteile	**Nachteile**
Methode schnell erlernbar Keine lange Einführung nötig Offene Gruppen möglich Fraktionierte Anwendung möglich Diskontinuität möglich Übungen im Sitzen günstiger, im Liegen möglich Vermittlung durch den Übungsleiter möglich	Erfolge wissenschaftlich weniger in deutschsprachiger Literatur dokumentiert Methode weniger bekannt Weniger Möglichkeiten der Ausbildung Bei Koronarkranken Atempreßübungen kontraindiziert Nachts schlechter anwendbar Bei Epilepsie kontraindiziert Ruhige Stimme des Therapeuten wichtig »Sozialprestige« geringer Kassenanerkennung nur nach Absprache

Tab. 3 Vor- und Nachteile der muskulären Relaxation (aus 32)

6. **Jeder sollte in der Lage sein, das eigene Üben in der häuslichen oder beruflichen Umwelt zu vertreten und eine ungestörte Übungszeit zu beanspruchen.**
7. **Jeder sollte üben können, auch wenn Räumlichkeiten und Umgebung unvorteilhaft sind (oder der Nachbar »geräuschvoll« eingeschlafen ist).**
8. **Jeder sollte bei Nichtgelingen unter ungünstigen inneren und äußeren Voraussetzungen das Üben abbrechen und vertagen.**
9. **Jeder sollte auch andere Methoden kennen, um eventuell ausweichen zu können.**
10. **Jeder sollte nach dem Üben zurücknehmen.**
11. **Es sollte jedem bewußt sein, daß das »sollte« (von 2-10) nicht zu Zwängen führen darf, sondern im Sinne des Geschehenlassens zu verstehen ist.**

Aufbau und Übungsinhalte der Grundstufe des Autogenen Trainings

Im folgenden sei kurz auf den Aufbau der Grundstufe hingewiesen, weitere Übungsinhalte und Hinweise sind der angegebenen Literatur zu entnehmen. Der Kursleiter sollte, bevor er selbst lehrt, Eigenerfahrungen erworben und über längere Zeit selbst geübt haben. (Am besten ist es wohl, einen Kurs bei einem Spezialisten zu besuchen.)

Die Grundstufe des Autogenen Trainings umfaßt sechs, wenn man die »Ruheübung« dazu rechnet, sieben Übungsstufen:
1. Gesamtruhe
2. Muskeln
3. Blutgefäße
4. Atmung
5. Herz (Puls)
6. Bauchorgane
7. Kopf (Stirn)
(8.) Zurücknehmen.

Der Aufbau ist zunächst festgelegt und soll anfangs nicht verändert werden. Geübt wird in den angegebenen Entspannungshaltungen (s. S. 74 ff.). Willensanspannungen und Verkrampfungen sind zu vermeiden. Das Üben erfolgt im Sinne des Geschehenlassens in passiver Konzentration.

Die Ruheübung

Die Ruheübung, auch Ruhetönung genannt, gibt durch ihre Formel »Ich bin vollkommen ruhig und entspannt« oder »Ich bin ganz ruhig« das grundlegende Motto des Übens an. Gewissermaßen als Leitmotiv beginnt man damit das Üben, benutzt es als Übergang zur nächsten Formel und beendet damit das Üben vor dem Zurücknehmen. Sie kann auch im Alltag in jeder angenehmen oder unangenehmen Situation innerlich gesprochen werden und hilft z.B. beim Arzt oder in einem Verkehrsstau u.ä., Ruhe und Gelassenheit zu bewahren. Viele Teilnehmer nutzen sie in Verbindung mit der Formel »An jedem Ort, an jeder Zeit – Ruhe und Gelassenheit« als »Begleitmusik« bei vielen Gelegenheiten.

Die Ruheübung als Schwerpunktübung gelingt offensichtlich besser, wenn man sich von den psychischen und anderen Belastungen des Tages gelöst hat. Zwänge, Spannungen, Zeitdruck, gedankliche Planungen, ungelöste Probleme bzw. der Gedanke daran sind anfangs sehr störend, und erst im Verlaufe des Übens gewinnt der Teilnehmer die Fähigkeit, sich zumindest für den Übungszeitraum von ihnen zu trennen. Später, wenn geübt, hilft ihm die Ruheformel, Dinge und Probleme zu relativieren.

Die auftretenden Gedanken soll der Übende jedoch akzeptieren und im Bewußtseinsstrom laufen lassen, so wie es in Meditationsverfahren üblich ist, auf keinen Fall die Gedankeninhalte aufgreifen oder Wenn-dann-Beziehungen herstellen. Man kann sich mit der simplen Einstellung »Ihr Gedanken und Ideen seid wichtig, aber momentan kann ich euch nicht aufgreifen; ich komme später auf euch zurück« behelfen. Meist stören solche Gedanken nur in den ersten Wochen. Beim Vorsprechen durch den Kursleiter läßt man die Formeln auf sich wirken oder spricht sie innerlich nach. Das hat auch den Vorteil, daß die Teilnehmer mit der Formulierung und der Pausenlänge vertraut werden. Später entwickeln sie eigene Rhythmen und richten sich dabei nach der Atmung. Eigenes lautes Vorsprechen beim häuslichen Training ist mühselig. Es gibt Trainierende, die sich den jeweiligen **Text plakativ** vorstellen, als Slogans geschrieben auf einer weißen Wand nach Art der Leuchtreklame. Bei **visuellen Typen** wirkt die Formel dann regelrecht »einleuchtend«.

Die Schwereübung

Die Schwereübung spricht durch ihre Formel »Der rechte Arm ist ganz schwer« die **Muskulatur** an. In passiver Konzentration wendet man sich innerlich dem rechten (linken) Arm zu, stellt ihn sich vor, fühlt ihn, wiederholt ca. sechsmal mit innerem Sprechen die o.g. Formel und spürt dann allmählich die Schwere des Armes. Nach mehreren Übungseinheiten überträgt sich diese auf den anderen Arm, bis sie sich auf viele Bereiche der Skelettmuskulatur ausbreitet.

Hier wird ein allgemeines Prinzip des Autogenen Trainings deutlich: **Ein Teil wirkt für das Ganze.** Der rechte Arm oder die rechte Hand genügen anfangs, allmählich **generalisiert** sich die Wirkung. Der Rechtshänder beginnt mit rechts, der Linkshänder links. Diese sog. **Lateralität** des Menschen geht auf die Ausprägung motorischer Zentren und zentralnervöser Verbindungen zurück und hat sich im Laufe des Lebens stabilisiert. In unserem Fall begünstigt sie eine verbesserte Innervierung und damit eine stärkere Sensibilität des angesprochenen Arms. Neuere Untersuchungen stellen die Ansprache der Finger heraus wegen der stärkeren **kortikalen Repräsentanz**, d.h., in der Großhirnrinde sind für die Finger mehr Zentren steuernd aktiv als für andere entspannungswichtige Körperteile.

Bei häufiger Wiederholung der Übung und Stabilisierung der Effekte überträgt sich z.B. die Schwere auf den anderen Arm, auf die Beine. Damit wird das **Prinzip der Generalisierung** deutlich. Man übt eine Seite und erlangt später die gleiche Wirkung im anderen Teil, in den anderen Extremitäten; dies läuft wie von selbst.

Es gibt Kursteilnehmer, die von Anfang an jeweils beide Arme oder Beine als schwer oder später warm spüren. Sie fragen dann ängstlich danach und müssen darin bestätigt werden, daß dieser Transfer in jedem Fall als positiv anzusehen ist und beweist, daß bei ihnen diese Methode des Autogenen Trainings besonders greift oder gut geübt worden ist.

Manche Teilnehmer kommen bisweilen kaum zurecht mit dem Begriff »Schwere«, dann empfiehlt sich die Anwendung und Vorstellung der »Entspannung« bzw. der muskulären Entspannung oder auch die Vorstellung der Leichtigkeit!

Die Wärmeübung

Die Wärmeübung spricht mit der Formel »Der rechte (linke) Arm ist strömend warm« die Gefäße an. Die **Blutgefäße** reagieren mit einer Erweiterung und damit mit einer Verbesserung der Blutversorgung. Bessere Durchblutung bedeutet mithin auch eine Verbesserung der **Thermoregulation**. Subjektiv empfindet der Übende eine Zunahme der Wärme im rechten Arm, objektiv ist eine verbesserte Kapillarisierung die Folge. Bei weiterem regelmäßigem Üben treten Generalisierungseffekte im anderen Arm, im Brustraum und in den Beinen auf; u.U. ist dann auch die Formel »Arme und Beine sind strömend warm« anzuwenden.

Anfangs greift die Formel mit einem Kribbeln; dem Teilnehmer ist dabei deutlich zu machen, daß sich damit die gewünschte Gefäßentspannung ankündigt. Wärme taucht häufig schon in Verbindung mit der Schwereübung auf, in den Armen und später auch in den Beinen. Und das Wärmeerlebnis kann vor allem natürlich das Vertrauen in das Entspannungsverfahren, in dem Fall in das Autogene Training, stärken.

Es kann jedoch auch geschehen, daß jemand entweder Schwere oder nur Wärme spürt. Man muß dann jedoch bewußt machen und verstehen, daß beide Komplexe, Wärme und Schwere, physiologisch einheitlich gesehen werden müssen. Es fehlt dem Suchenden nur an der nötigen Sensibilität. Gefäßentspannung geht stets mit Entspannung der Skelettmuskulatur einher und umgekehrt. In der Formel sollte vor allem das Strömen betont werden – »strömend warm«. Daß dieses meist mit einer Erhöhung des Volumens verbunden ist, wird deutlich in den subjektiven Empfindungen der Teilnehmer, die dann von angeschwollenen, vergrößerten oder unförmigen Armen und Händen berichten. Auch entsteht der Eindruck, nach der schweren Seite hin schief zu liegen.

Entstehen dabei Ängste oder unangenehme Ausprägungen, sollten die Übenden kurz die entsprechende Extremität kontrahieren (Faust ballen) und sich dadurch wieder »in den Griff« kriegen.

Die Atemübung

Die Atemübung spricht ein zentrales Geschehen an, das wesentlich zur Gesamtentspannung beiträgt. Hier kommen die Effekte zum Tragen, die unter Abschnitt »Entspannung durch ruhiges Atmen« (s. S. 67 ff. und S. 90 ff.) erwähnt wurden. Die Formel »Atmung ruhig und gleichmäßig« verstärkt die durch die Schwere eingeleitete Entspannung und kann auch außerhalb des Autogenen Trainings in Alltagssituationen sehr wirkungsvoll angewendet werden. Vor allem bei auftretenden Verkrampfungen und Verspannungen, unter denen nicht nur der koronarsensible Mensch leidet, kann sie relativ leicht wirksam werden. *Schultz* empfiehlt, die Formel zu variieren in »Es atmet mich« (86). Andere schlagen vor »Es atmet in mir« und drücken damit das Passive dieses Übungsbereiches aus. Ich werde geatmet, die Lunge wird beatmet, dies sind die Zustände, die der physiologischen Situation entsprechen und zu einer ganzkörperlichen und auch psychischen Entspannung beitragen. Wesentlich ist dabei, den natürlichen Atemrhythmus »laufen« zu lassen und u.U. die Ausatmung zu betonen, d.h. etwas verlängern und stehen zu lassen. Die Ausatmungsphase ist der entspannungswirksame Teil des Atmens überhaupt. Wird zu flach geatmet, wie dies anfangs häufig geschieht, dann muß während des Übens nachgeatmet werden, d.h. bewußt tief und mit besonderer – oft hörbarer und erleichternder – Ausatmung.
Atmung und Schwere verbinden sich oft zu einem besonderen *Entspannungserlebnis*. Die gelöste Schwere in den Extremitäten und die »laufende« entspannte Atmung sind besonders für den Teilnehmer der ambulanten Koronargruppe von Bedeutung durch ihre positiven Effekte auf Herz und Kreislauf. Die Atemübung schafft meist den Durchbruch zu einem intensiven Körper- und Entspannungsgefühl.

Die Herzübung

Die Herzübung ist schon im wesentlichen besprochen worden. Hier lautet die Formel »Das Herz schlägt ruhig und gleichmäßig«. Die oft vorgeschlagene Wendung »Herz schlägt ruhig und kräftig« ist bei unserer Adressatengruppe zu »kräftig«. Aber auch hier sind subjektive Einschätzungen und Empfindungen zu berücksichtigen. Abschwächungen in den Wirkungen erreicht man durch die Formel »Puls schlägt ruhig und gleichmäßig«. Obwohl die Effekte im Prinzip gleich sind, steht das Herz dabei nicht so dominant im Mittelpunkt des Übens. Gibt es jedoch auch nur die geringsten Anzeichen irgendwelcher negativen körperlichen oder psychischen Resonanzen und Dissonanzen, wird auf diese Formel verzichtet und dafür die Atmung in den Vordergrund gestellt und häufiger geübt.

In eigenen Entspannungsgruppen wurde die Herzübung in den Anfängen vom Kursleiter völlig negiert bzw. im weiteren Verlauf die Formel »Puls ruhig und gleichmäßig« an die Atemübung angebunden. Da viele Teilnehmer jedoch die Herzübung in der Reha-Klinik kennenlernten und im häuslichen Üben nutzen, verlangten sie auch hier danach. So äußerten sich in einer anonymen Befragung von 32 Teilnehmern 86% positiv dazu und auch zur schließlichen Anwendung. Über Ängste beim Üben in Verbindung mit der Herzübung berichten lediglich 12%. Wenn der Herzschlag beim Üben als störend empfunden wurde, konnte dies durch die angegebene Übung gemildert werden. Die in anderen Anfängergruppen (Entspannungsgruppen in der Volkshochschule und an der Universität) anfangs häufig auftretenden Anstiege der Herzfrequenzen, auf die auch die Literatur hinweist (25, 36, 47, 73, 86), können in unseren Gruppen nicht bestätigt werden. Das Nichtauftreten dieser erregungsbedingten Veränderungen wie »Herzjagen« und der Initialangst wird sicherlich auf die entsprechende Medikation der Teilnehmer in den ambulanten Koronargruppen zurückzuführen sein. Einige Teilnehmer sagten aus, daß mit Hilfe der »Pulsübung« mehr das Gefühl des Fließens als das des Klopfens entstünde. So spielen auch hier individuelle Empfindlichkeiten eine bestimmte Rolle bei der Durchführung des Übens.

Die Bauchübung

Die Bauchübung versucht mit ihrer Formel »Bauch strömend warm« oder »Sonnengeflecht strömend warm«, das vegetative Nervensystem mit den von ihm versorgten inneren Leiborganen im Sinne der Ruhestellung bzw. optimalen Regulation zu beeinflussen. Das Sonnengeflecht mit den Gegenspielern Sympathikus und Parasympathikus steuert u.a. die Arbeit innerer Organe und wird selbst durch die Aktivierung der Thermoregulation im Bauchraum optimiert. Die konzentrative Hinwendung orientiert sich an der Gegend des Leibraumes, in der sich ein Geflecht vegetativer Nerven, das sog. Sonnengeflecht, befindet. Dieser »Sammelpunkt« liegt in der Nähe über und hinter dem Magen in der Leibestiefe. Von dort breitet sich die Wärme strahlenförmig aus und führt subjektiv zu einem angenehmen Wohlgefühl, lokal und ganzkörperlich.

Dadurch, daß das Sonnengeflecht nicht autonom selbstreaktiv ist, sondern seine Reaktionen in die von ihm versorgten inneren Organbereiche einfließen, spürt der Autogen Trainierende bei der Sonnengeflechtsübung unterschiedliche Wirkungen. So kann der Leib an sich von strömender Wärme durchflutet werden, der Magen kann spürbar werden oder knurren, die Darmperistaltik wahrgenommen werden, Wärme kann sich entlang der Lendenwirbelsäule, in der Nierengegend oder im Brustraum ausbreiten – insgesamt ist eine Fülle unterschiedlicher, meist angenehmer Reaktionen möglich. Ein entspanntes vegetatives Nervensystem ist in der Lage, durch ausgeglichene Regelungs- und Steuerungsprozesse die inneren Organe biologisch optimal zu beeinflussen. Spannungen, die sich u.a. auf Magen und Darm niederschlagen, sind jedem bekannt. Durch Wärme in Verbindung mit der Sonnengeflechtsübung kann der Trainierte das sog. Fließgleichgewicht der Funktionen wiederherstellen, die Arbeit der beiden Gegenspieler im Vegetativum optimieren und in Folge z.B. den Blutdruck normalisieren, die Herzfrequenz positiv beeinflussen oder den »nervösen« Magen beruhigen.

Die dabei so häufig entstehende Wärme fließt sogar bis in den Schulter-Nacken-Bereich bzw. kann durch die ergänzende Formel »*Schulter und Nacken strömend warm*« dorthin dirigiert werden. Dies führt dann zu wohltuenden Reduzierungen von Spannungen in den Schultern, im Nacken oder kann damit spannungsbedingte Kopfschmerzen lindern.

Mit der Sonnengeflechts- oder Bauchübung gelingt insgesamt die Verbindung von peripherer und zentraler Wärme und damit die Vertiefung der Ganzkörperentspannung.

Die Stirnübung

Die Stirnübung ist die letzte der körperlich orientierten Übungen und lautet »Stirn ist angenehm kühl«. Mit den Effekten dieser Formel soll laut *Schultz* stets ein »kühler« Kopf bei klarem Verstand gewährleistet werden (86). Der Übende bleibt damit stets in der Lage, »kühl und klar« während des Übens Herr seiner Möglichkeiten zu bleiben, zu reflektieren, zu steuern, fortzusetzen oder abzubrechen, sich passiv zu konzentrieren und die Entspannung zu empfinden oder zu genießen. Der Körper ist warm und entspannt, der Kopf bleibt kühl und klar. Bei Neigung zu Kopfschmerzen kann die Formel ersetzt werden durch »Kopf bleibt leicht und klar«, oder aber man verzichtet ganz darauf. Als angenehm erweist sich statt ihrer die Hinwendung auf den Schulter-Nacken-Bereich, dessen Verspannungen häufig Kopfschmerzen verursachen. Die Formel lautet, wie angedeutet, sodann »Schultern und Nacken strömend warm«.

Vor dem Einschlafen kann die Stirnübung wegfallen und evtl. auch durch die Schulter-Nacken-Übung ersetzt werden. Der Übende liegt mit wohlig durchströmtem, durchpulstem, schwerem Körper, und darüber thront der Kopf klar und kühl – eine angenehme Situation voller Wohlbefinden. Übersteigerungen wie »kalt« oder »sehr kühl« können zu gegenteiligen Effekten führen und sind zu meiden. Bestehen Schwierigkeiten in der Realisierung des richtigen Kühleffektes, so wird dem Teilnehmer empfohlen, sich erlebte Situationen vorzustellen, in denen er einen kühlen Lufthauch auf der Stirn spürte, beim Radfahren, an einem offenen Fenster usw. Die Empfindung gelingt auch, wenn anfangs ein- bis zweimal einige Wassertropfen auf die Stirn gegeben wurden; ein Tropfen japanisches Heilpflanzenöl oder Kölnisch Wasser haben den gleichen Effekt. Daran kann sich dann der Übende erinnern und diese Empfindung später wieder aufgreifen. Oft reicht auch aus, wenn er sich beim Üben in die Nähe eines leicht geöffneten Fensters legt oder nahe der Zimmerwand die in jedem Raum vorhandenen Luftbewegungen zu spüren sucht. Es gibt eine Reihe von Hilfsvorstellungen, die hier helfen. Die Stirnübung wird allgemein als recht angenehm, erfrischend und belebend geschildert, und *Schultz* hat sie nicht ohne Grund an das Ende seiner körperbezogenen Übungen gestellt.

Das Zurücknehmen

Das Zurücknehmen beendet in jedem Falle durch Räkeln und Strecken, durch leichtes Anspannen und Entspannen der Muskulatur das gesamte Üben. Bei der Nutzung des Autogenen Trainings als Überleitung in den Schlaf ist natürlich darauf zu verzichten. Ebenso empfiehlt sich eine milde Form des Zurücknehmens bei Hypertonikern.

Zwischen die Körperformeln des Autogenen Trainings und das Zurücknehmen schiebt sich die **Entspannungsphase des Leerraumes** oder des sog. **Hypnoids,** die dann auf jeden Fall mit den formelhaften Vorsätzen angereichert wird und zu einem unverzichtbaren Bestandteil des Autogenen Trainings gehört (s. S. 125 ff., Beispiele für formelhafte Wendungen).

Zusammenfassung

Folgender Ablauf ist somit unter Berücksichtigung geringer Abweichungen möglich:

Ruhe:	Ich bin vollkommen ruhig und entspannt. (mehrere Male)
Schwere:	Mein rechter Arm ist ganz schwer. (sechsmal)
Ruhe:	Ich bin vollkommen ruhig und entspannt. (zweimal)
Wärme:	Mein rechter Arm ist strömend warm. (sechsmal)
Ruhe:	Ich bin vollkommen ruhig und entspannt. (zweimal)
Atmung:	Atmung ruhig und gleichmäßig. (sechsmal)
Ruhe:	Ich bin vollkommen ruhig und entspannt. (zweimal)
Herz:	Herz schlägt ruhig und gleichmäßig. (sechsmal)
Ruhe:	Ich bin vollkommen ruhig und entspannt. (zweimal)
Sonnengeflecht:	Sonnengeflecht strömend warm. (sechsmal)
Ruhe:	Ich bin vollkommen ruhig und entspannt. (zweimal)
Stirn:	Meine Stirn ist angenehm kühl. (sechsmal)
oder:	
Schulter-Nacken:	Schulter-Nacken strömend warm. (sechsmal)
Ruhe:	Ich bin vollkommen ruhig und entspannt. (sechsmal)
Leerraum:	Individuelle Formeln. (sechsmal)
Zurücknehmen:	Ich nehme zurück, Arme fest, Arme und Beine bewegen, räkeln und strecken, tief durchatmen, Augen öffnen, langsam aufrichten (Umfang und Intensität sind individuell.)

Entwicklungen und Modifikationen des Autogenen Trainings

Gegenwärtig hat sich ein methodisch relativ sorgloser Umgang mit dem Autogenen Training in die Entspannungsgruppen oder Ausbildungskonzepte eingeschlichen. Dies ist insofern bedauerlich, als das altbewährt feste Gerüst von *Schultz* sich durchweg bewährt zu haben scheint und es vor allem den Teilnehmern erlaubt, zu jeder Zeit und Phase ihrer Lernentwicklung in andere Gruppen zu wechseln, ohne neu eingewiesen zu werden oder zu wiederholen (86). Wie beim Erlernen einer Fremdsprache sind auch hier Wechsel möglich, da Lerninhalte und didaktisch-methodische Grundlagen gleich sind. Das Lernen dieser Entspannungsmethode im Sinne von Verhaltensänderungen wird wie jedes Lernen durch feste Normen, vorgegebene Wege und klare Zielvorstellungen optimiert.

Die in Kursleiter-Ausbildungs- oder -Weiterbildungsveranstaltungen geübte Kritik an dem genormten Verfahren mit den vorgegebenen gestuften Übungsinhalten und an der Tatsache, daß diese Entspannungsmethode zu rigide und gebunden sei und freie Wege und variable Inhalte nicht ermögliche, daß sie weder der Individualität und Mentalität der Teilnehmer entspreche noch dem Kursleiter eine gewisse Kreativität im Lehren gestatte, ist nur bedingt gerechtfertigt und akzeptabel. Es gibt dafür genügend »freie Methoden«, die auch hier angesprochen werden.

Die Einführung über die »Normen« des Autogenen Trainings hat sich durchweg auch in der ambulanten Koronargruppe bewährt. *Schultz* wie auch viele seiner Schüler und Anhänger haben schließlich darauf verwiesen, daß der autogen Trainierte nach dem Durchlaufen des Lehrgangs der Grundstufe individuelle Schwerpunkte setzen oder Formeln und Inhalte verkürzen und verändern kann. Es gibt eine Reihe positiver Weiterentwicklungen und Modifikationen des Autogenen Trainings, die hier nunmehr Berücksichtigung finden (und auch in unseren Gruppen nach dem Erlernen der Unterstufe des Autogenen Trainings geübt wurden).

Die Neubearbeitung von *Müller-Hegemann*

Modifikationen des Autogenen Trainings sind nach *Schultz* immer problematisch. Besonders beim Erlernen müssen stets die gleichen Formeln und Stufen eingehalten werden. Nach jahrelangem Lehren und intensiven Eigenerfahrungen in Verbindung mit der Psychotherapie gelangte *Müller-Hegemann* (73) zu seiner Methode der »Autogenen Psychotherapie«, in der unter Mithilfe seiner Patienten eine methodische Neubearbeitung des Autogenen Trainings erfolgte. Als Ausschnitt daraus – Teile aus einem Gesamtzusammenhang zu trennen, ist immer problematisch – sollen jedoch zwei Abläufe des Autogenen Trainings vorgestellt werden, die sich aus der Übungspraxis ergeben haben und auch für unsere Teilnehmer geeignet sind, nachdem sie das Autogene Training in der konservativen Form kennengelernt haben. Die Teilnehmer bei *Müller-Hegemann* üben mit einem Übungsbogen, auf dem folgende zwei Übungsabläufe festgehalten sind (73):

I. Ich bin ganz ruhig
1. Mein rechter (linker) Arm ist ganz schwer!
2. Beide Arme sind ganz schwer!
3. Arme und Beine sind ganz schwer!
4. Der ganze Körper ist schwer!
5. Beide Arme sind ganz warm!
6. Arme und Beine sind ganz warm!
7. Sonnengeflecht ist strömend warm!
8. Herz schlägt ruhig und gleichmäßig!
9. Es atmet mich!
10. Gesichtsmuskeln sind völlig erschlafft!
11. Stirn ist etwas kühl!

II. Ich bin ganz ruhig
1. Beide Arme, alle Finger bleischwer!
2. Arme und Beine bleischwer!
3. Nacken und ganzer Körper bleischwer!
4. Beide Arme strömend warm, bis in die Finger hinein!
5. Arme und Beine strömend warm!
6. Sonnengeflecht strömend warm!
7. Herz strömend warm!
8. Herzschlag ruhig und gleichmäßig!
9. (Mich) atmen lassen!
10. Gesichtsmuskeln erschlafft, Unterkiefer locker!
11. Zunge schwer, Augen nach oben!
12. Stirn etwas kühl!

Die Übung wird beendet mit Ballen der Fäuste, kräftigem Anziehen der Unterarme, Durchatmen und Öffnen der Augen.

Müller-Hegemann teilt sein System des Autogenen Trainings in Grundstufe, Mittelstufe und Oberstufe. Vorwiegend die Grundstufe mit den o.g. Übungen ist für die Entspannungsarbeit in den ambulanten Koronargruppen relevant. In der Mittel- und Oberstufe spielt das Prinzip der Meditation eine entscheidende Rolle, nur muß dieses Autogene Phantasietraining vom versierten Psychotherapeuten geleitet werden.

Die Theorie *Müller-Hegemanns* kann vor allem dem Kursleiter der ambulanten Koronargruppe viel Anregungen geben. Der in Theorie und Praxis Ratsuchende sollte sich diesem interessanten Buch »Autogene Psychotherapie« (73) ohne Bedenken anvertrauen.
Für die aktuelle Entspannungsarbeit erscheint uns vor allem das Phantasietraining und die Einbeziehung von gymnastischen Übungen bedeutsam.

Phantasietraining

Phantasie meint in unserem Zusammenhang Einbildungskraft und Vorstellungsvermögen sowie die Fähigkeit, vormalige Erfahrungen zu neuen Phantasieprodukten zu kombinieren. Im

Hypnoid auftauchende Erinnerungen werden mit neuen Gedanken gekoppelt und bewußt »laufengelassen«. Ängste, Zwänge und andere Störungen tauchen auf und werden weitergeleitet. Der Übende läßt sie abziehen und stellt sich neue positive Reaktions- und Verhaltensformen bereit. Und er spricht dann darüber in der Gruppe sowie mit dem Kursleiter. Der Teilnehmer lernt allmählich, diese auftauchenden Gedanken und Erlebnisse zu akzeptieren, sie kommen zu lassen, sich darüber zu äußern und dadurch abzureagieren.

Das Durchspielen von Verhaltensweisen, das Arbeiten mit Phantasievorstellungen, die im Hypnoid aufkommen, sollte sich jedoch an real möglichen Situationen und Zuständen orientieren und das Irreale meiden, d.h. Inhalte ausklammern, die nicht zum realen und aktuellen Erfahrungsbereich gehören (das, was man gemeinhin mit »Spinnen« bezeichnet, vermeiden). Dieser Ansatz ist jedoch sofort aufzugeben, wenn sich Widerstände und Zwänge ergeben oder das Ganze ins Lächerliche gezogen wird. Es setzt eine in Entspannungsmethoden geübte, gefestigte Gruppe voraus sowie einen versierten Kursleiter, der viel Fingerspitzengefühl im Umgang mit den Teilnehmern entwickelt.

Gymnastische Übungen

In unseren Gruppen haben wir häufig das Zurücknehmen durch das Einspielen belebender Musik verstärken können oder gelegentlich durch aktivierende gymnastische Übungen im Stand und im Gehen vorwärts erweitert. Zumeist bestanden diese Übungen aus Armschwüngen und -kreisen sowie Ausfallschritten mit Federn oder Hochtiefbewegungen. Das allgemeine Aktivitätsniveau wurde dabei völlig wiederhergestellt.
In VHS-Gruppen mit Gesunden wurde diese allgemeine Gymnastik unter Verwendung von Gehen, Hüpfen, Springen, Schwingen und Federn auf ca. 10–12 Minuten ausgedehnt und allgemein als sehr positiv empfunden.

In den ambulanten Koronargruppen ist dies sicher auch zu befürworten, wenn genügend Pausen eingehalten und vorwiegend Lockerungs- und Dehnungsübungen einbezogen werden unter Berücksichtigung der für den Koronarsport zu beachtenden Regeln und Vorsichtsmaßnahmen. *Müller-Hegemann* meint, daß aus der Beschäftigung mit dem Autogenen Training auch ein Zugang zum körperlichen Training geschaffen werde, und bietet dafür ein Gymnastikprogramm an, das im häuslichen Üben einen sinnvollen Ausgleich zu der autogenen Entspannung darstellt und eben u.U. auch als Morgengymnastik anzusehen ist. Gymnastikprogramme sind für die Teilnehmer der ambulanten Koronargruppen in ihrer Bedeutung umstritten, jedoch meinen wir, daß Teilnehmer, die schon länger am Koronarsport teilnehmen und dessen Prinzipien, Inhalte und Intensitäten erfaßt haben, diese auch im häuslichen Training realisieren können. Bei Beachtung der entsprechenden Vorgaben und Erkenntnisse wäre das folgende Gymnastikprogramm als Morgengymnastik oder im Anschluß an die Entspannungsminuten sicherlich akzeptabel.

Gymnastikprogramm:

1. Armpendeln neben dem Körper, im Stand oder im Gehen vorwärts oder rückwärts
2. Mühlkreisen, Gleichkreisen oder Gegenkreisen der Arme, im Stand oder im Gehen vorwärts oder rückwärts
3. Die hoch über den Kopf gestreckten Arme nach hinten federn, Schultern nach vorn drücken, im Stand oder im Gehen

4. Weite Ausfallschritte rechts und links im Wechsel, in der Vorwärtsbewegung oder im Stand, wippendes Nachfedern, Oberkörper aufrecht, Arme in Seithalte
5. Vorhochspreizen der Beine im Wechsel, im Stand oder im Gehen
6. Seitgrätschstand, Arme in Seithalte, Rumpf verdrehen um die Längsachse
7. Beide Arme oder jeweils einen Arm in Hochhalte, Rumpfseitbeugen mit Nachfedern
8. Kniebeugen bis zu einem rechten Kniewinkel und Kniestrecken im Wechsel
9. Stand rücklings vor einer Wand im Grätschstand, Rumpfdrehen nach rechts und links im Wechsel und Berühren der Wand mit beiden Händen gleichzeitig in Schulterhöhe
10. Oberschenkel rechts und links im Wechsel zur Brust anziehen und mit beiden Händen umfassen und heranziehen
11. Schultern im Wechsel anheben und fallen lassen, im Atemrhythmus
12. Langsames Gehen durch den Raum mit bewußtem Ein- und Ausatmen.

Die Übungen sind relativ leicht durchführbar, u.U. auch teilweise im Sitzen. Ihre Wiederholungszahl kann je nach Befindlichkeit variieren und sich allmählich steigern. Nach jeder Übung ist eine Pause einzulegen, in der z.B. kleinere Verrichtungen im Haushalt getätigt oder die zum Zähneputzen, Rasieren o.ä. genutzt werden. Das Pulsmessen ist auch hier für diejenigen, die daran gewöhnt sind, eine entsprechende Notwendigkeit.

Die komparative Methode

Die komparative Methode beruht wie das Schultzsche Original auf der konzentrativen Hinwendung auf bestimmte Organ- oder Körperbereiche unter Ausnutzung formelhafter Wendungen. Angesprochen werden jedoch nur vier Teile, und zwar der rechte Arm mit Schwere, der rechte Arm mit Wärme, der Leibraum bzw. das Sonnengeflecht und der Schulter-Nacken-Bereich jeweils mit Wärme. Mit autosuggestiven Mitteln wird durch die mentale Hinwendung auf die genannten Positionen eine Muskel- und Gefäßentspannung hervorgerufen und eine bessere Gesamtdurchblutung erreicht mit den entsprechenden positiven Effekten. Wie beim Autogenen Training sind bei dieser Methode Transferwirkungen auf andere Körperpartien (andere Körperseite, Beine) im Sinne des Generalisierungsprinzips durchaus normal.

Der autosuggestive Übungsablauf orientiert sich vor allem an der *Atmung*. Ein Vorsprechen der Übungsformeln durch den Kursleiter, wie es aus methodischen Gründen beim Autogenen Training z.B. häufig ist, kann hier nicht gelingen, da die rhythmische Struktur mit den Wiederholungen des Ein- und Ausatmens bei jedem Teilnehmer unterschiedlich ist und jeden individuell stützt. Die Ausatmungsphase bleibt wie z.B. im Psychohygienetraining durchweg länger als die Einatmungsphase.

Eine bewußte Hinwendung auf das eigene Atmen leitet das Üben ein. Am besten wird erst einmal ohne jeglichen Formelzusatz das bewußte Atmen geübt, nicht länger als fünf Minuten in völliger Entspannung. Wichtig ist, daß der Atemrhythmus und die Atemtiefe nicht wesentlich willkürlich verändert werden. Der ungestörte, unbewußte, automatisierte Atemablauf ist eine entscheidende Voraussetzung der komparativen Methode. Der Inhalt der Schultzschen Formel »Es atmet mich« oder »Es atmet in mir«, die das Passive andeutet, soll hier zum Tragen kommen.
Nun werden die Komplexe »Ruhe« und konzentrative Hinwendung (z.B. Schwere – Arm) im Wechsel der Ein- und Ausatmung suggestiv erlebt (der Übende spricht sie sich innerlich selbst

vor und versucht, sie intern zu spüren). Im Einatmen wird der Begriff »Ruhe« angesprochen, man kann sich aber auch schon dem betreffenden Körperteil zuwenden, so daß dann der Übungsablauf

»Arm (Einatmen) — warm, warm (Ausatmen)« oder
»Ruhe (Einatmen) — warm, warm (Ausatmen)«

entsteht.

Der **komparative Ablauf,** der dieser Methode den Namen gibt, resultiert daraus, daß dann in Folge das »warm« abgelöst wird durch »wärmer, wärmer« und schließlich durch »ganz warm« oder »strömend warm«. Dieser sich steigernde Ablauf wirkt besonders intensiv (Übersicht und Ablauf s. Tab. 4).

Einatmung	Ausatmung			
Hinwendung auf:	Hinwendung auf:			
1. Ruhe	Arm	→	Schwer, schwer	(3–5mal)
Ruhe	Arm	→	Schwerer, schwerer	(3–5mal)
Ruhe	Arm	→	Ganz schwer	(3–5mal)
2. Ruhe	Arm	→	Warm, warm, warm	(3–5mal)
Ruhe	Arm	→	Wärmer, wärmer	(3–5mal)
Ruhe	Arm	→	Strömend warm, auch: angenehm warm	(3–5mal)
3. Ruhe	Sonnengeflecht	→	Warm, warm, warm	(3–5mal)
Ruhe	Sonnengeflecht	→	Wärmer, wärmer	(3–5mal)
Ruhe	Sonnengeflecht	→	Strömend warm, auch: angenehm warm	(3–5mal)
4. Ruhe	Schulter–Nacken	→	Warm, warm, warm	(3–5mal)
Ruhe	Schulter–Nacken	→	Wärmer, wärmer	(3–5mal)
Ruhe	Schulter–Nacken	→	Strömend warm, auch: angenehm warm	(3–5mal)

Tab. 4 Schematische Darstellung des Ablaufes der komparativen Methode

Die Abläufe können beliebig variiert und individualisiert werden. So kann die Grundform »warm« im Wechsel mit »Ruhe« sich im Atmungsablauf drei- bis fünfmal wiederholen, dann die Steigerungsform »wärmer« ebensooft genutzt und der als besonders wirksam empfundene Superlativ »strömend warm« regelrecht genossen werden. Auch der Gesamtablauf ist wiederholbar. Insgesamt beschränkt sich das Üben auf ca. sechs Minuten.

Geübt wird je nach Neigung und Möglichkeit in den bekannten Positionen bei völliger körperlicher Entspannung in bequemer Kleidung. Die Übenden können auf dem Parkett der Gymnastikhalle oder auf Turnmatten liegen wie auch in geeigneten Stühlen sitzen. Grelle Beleuchtung oder eine geräuschvolle Umgebung sind anfangs zu meiden.

Besonders zu beachten ist auch hier nach dem Üben das Zurücknehmen durch aktivierende Bewegungen (Recken und Strecken) im Wechsel mit isometrischen Kontraktionen, die den Übenden zurückführen in die Wirklichkeit. Dies ist auf jeden Fall vorher zu üben.

Alle Teilnehmer berichten, daß die drei Steigerungsformen eine Intensivierung derjenigen Empfindungen nach sich ziehen, die vom Autogenen Training bekannt sind. Als Problem taucht anfangs auf, daß die Teilnehmer nach eigener Aussage zuviel überlegen was folgt und gedanklich zu sehr springen müssen. In der Besprechung muß dann der Ablauf noch einmal, evtl. anhand einer Übersichtsskizze, bewußt gemacht werden. Auch die Zahl der Wiederholungen, die den Teilnehmern anfangs angeblich Schwierigkeiten bereitet, sollte nicht zu Zwängen führen. Sie ist im Prinzip variabel. Nicht optimal ist es, wenn die Atmung sich verändert, zu flach wird oder unrhythmisch. Dann muß sie noch einmal bewußt gemacht oder separat geübt werden. Im Schulter-Nacken-Bereich entsteht meist ein angenehmes Fließen der Wärme; vom Nacken, aus der sog. »Wetterecke« des Körpers, an der Halswirbelsäule entlang bis nach außen in die Schultern und zu den Schulterblättern wandert eine positive Wärmeströmung. Auch bei der Sonnengeflechtsübung entsteht im Heben und Senken der weichen, entspannten Bauchdecke ein angenehmes, sich ausbreitendes Wärmegefühl.

Einzelne Teilnehmer sprechen sich zwischendurch auch die Ruheformel des Autogenen Trainings ganz vor. Formelhafte Vorsätze können wie gewohnt eingebaut werden.

Auch diese komparative Methode ist **einfacher für den Teilnehmer;**
- der die Atmung laufen lassen kann,
- der sich suggestiv auf die entsprechenden Körperpartien konzentrieren kann,
- der gelassen wartet und nicht so sehr vom Wollen ausgeht,
- der sich dem Ganzen einfach hingibt und geschehen lassen kann,
- der keine Widerstände gegen das Ganze überwinden muß,
- der nicht zu ängstlich ist,
- der nicht allzu rational die physiologischen Abläufe seziert,
- der motiviert ist, sich zu entspannen.

Zusammenfassend kann die komparative Methode durch folgende **Merkmale** charakterisiert werden:

1. Sie ist im Vergleich zum Autogenen Training reduziert auf vier Bereiche (Tab. 4).
2. Heterogene Einwirkungen (z.B. Vorsprechen durch den Kursleiter) werden ausgeschlossen.
3. Individuelle Gestaltung des Übungsablaufes (durch Anpassung an die Atmung und durch individuelle Wiederholungen) ist möglich.
4. Intensivierung der autogenen Empfindungen durch Steigerungsformen.
5. Ausnutzung der Übungshaltungen wie beim Autogenen Training oder bei der Tiefmuskelentspannung.
6. Einbau formelhafter Wendungen in den Leerraum (Hypnoid) nach dem eigentlichen Üben ist möglich.
7. Es besteht stets die Möglichkeit, das Üben abzubrechen (durch Zurücknehmen).
8. Wiederholtes Üben unter möglichst gleichen situativen Gegebenheiten unterstützt besonders anfangs das Erlernen der komparativen Methode.

Augenentspannung und Bilderleben

Die Augen spielen bei Entspannungszuständen eine wichtige Rolle. Zumeist sind sie dabei geschlossen. Das Schließen der Augen ist normalerweise eine Voraussetzung für suggestive Umschaltungen. Es mindert optische Außenreize und begünstigt entspannte und entspannende Augenstellungen.

Augenentspannung

Bei *Jacobson* (41, 42) wird die Augenentspannung als Generalisierungsvoraussetzung regelrecht geübt. Dabei blickt der Übende etwa 30 Sekunden nach rechts, hält den Blick an und fühlt die Spannung. Danach bewegen sich die Augen zurück – Entspannungsphase –, und der Blick wandert nach links, wiederum 30 Sekunden. Dasselbe geschieht mit dem Blick nach oben, und schließlich blickt der Übende nach unten. Ziel ist es, die Entspannung der Augenmuskeln zu üben.

Erfahrene Übungsleiter empfehlen den Übenden, zur Entspannungsvertiefung gelegentlich bei geschlossenen Lidern nach oben innen »schielend« hinter das Stirnbein zu blicken, obwohl das real unmöglich ist. Dadurch wird das Phänomen der Innenrotation der Augen unterstützt, wie es bei Schlafenden oder Bewußtlosen auftreten kann und mit Tonusveränderungen der Augenmuskeln verbunden ist.

Schultz (86) hat diese Innen-Oben-Stellung der Augäpfel empfohlen, um eine Erleichterung des Einstiegs in die Entspannung und eine Vertiefung der Selbstumstellung zu bewirken. *Hoffmann* (36) hingegen spricht vom **konzentrativen Blick,** der mit offenen Augen auf einen Punkt 25–30 cm vor der Stirn fixiert wird und damit die konzentrative Umschaltung fördert.

Die Augenstellung durch Fixierung eines Gegenstandes, einer Hand oder eines Lichtpunktes gehört von alters her zur Entspannungsinduktion bei der Hypnose und zur Herstellung des entsprechenden Versenkungszustandes. *Hoffmann* deutet an, daß die Innen-Oben-Stellung der Augen direkt einen physiologischen Schaltmechanismus im Gehirn auslöse mit folgendem reflektorischen »Tonusverlust, Immobilisierung und Minderung des Bewußtseinsgrades« (36). Es werden dieselben psychovegetativen Vorgänge in Gang gesetzt wie durch die autogene Umschaltung.

Durch den konzentrativen Blick erreichten unsere Teilnehmer einen optimalen Einstieg in unterschiedliche Entspannungsmethoden (Autogenes Training, Musikentspannung, »Wanderung durch den Körper«, Aktivtherapie). Sie helfen sich häufig im häuslichen Üben damit, einen Punkt an der Decke zu suchen und diesen mit den Augen so lange wie möglich zu fixieren, bis die Augen von alleine zufallen und sich die körperlichen Entspannungsempfindungen verstärken. Diese Hilfe ist angezeigt bei körperlichen Unruhezuständen und bei starker willensmäßiger Beteiligung, die als ungünstig angesehen werden muß, weil sie die Entspannung bremst.

Die konzentrative Einengung auf einen Punkt verhindert außerdem die vor allem bei Anfängern häufige Fluktuation der Gedanken mit den anfangs störenden wegführenden assoziativen Verknüpfungen.

Bilderleben

Auch die Einbeziehung von Bildern bzw. Bildvorstellungen gehört seit je zum Bestand von Entspannungsmethoden. In der Oberstufe des Autogenen Trainings sind sie wesentlich und bestimmen das Vorgehen. Das Bilderleben, das in der Unterstufe mehr oder weniger spontan auftreten kann, wird in der Oberstufe aufbauend systematisiert und gelehrt. *Leuner* hat Bilderlebnisse als katathym bezeichnet und auf vergangenheitsbezogene Erfahrungen und Bilder zurückgeführt (52). Sie können in der Psychodiagnostik benutzt werden oder auch therapeutisch Verwendung finden, indem man gezielt neue Bilder oder Bildinhalte vorstellt.
Das Bilderleben kann bewußt eingebaut und gesteuert werden; für uns kann es auch als Einstieg in die Entspannung dienen, ähnlich der Entspannungsinduktion durch Musik. Zunächst läßt der Kursleiter die Bilder durch anschauliche Texte und Schilderungen entstehen, der Teilnehmer realisiert sie und führt sie u.U. eigenständig weiter. Ein bildhafter Text führt in der Vorstellung z.B. über einen Feldweg zu einer oder über eine Wiese, durch einen Wald auf einen Berg oder zu einem Bergsee, oder er folgt einem imaginären Flußlauf von der Quelle bis zur Mündung.
Für unser Vorhaben, z.B. innerhalb der Unterstufe des Autogenen Trainings, bleibt bedeutsam, daß angenehme Bilder, die zumeist auf positive Eigenerfahrungen zurückgehen, entspannungsintensiv wirken und in den Text bewußt eingebaut werden (so z.B. das Bild von sich ruhig wiegenden Baumwipfeln, unter denen man liegt, von Wolken oder Wasserwellen, von angenehmen Ruhesituationen, aber auch das Bild einer schönen Blume, eines Apfels usw.). Mit solchen bildhaften Versenkungen, die wir als Hilfe ansehen und als Verstärkung benutzen, erreichen wir auch in der Rehabilitationsgruppe angenehme Entspannungsempfindungen.

Heterogenes Entspannungstraining

Frank (26) entwickelte auf der Grundlage des Autogenen Trainings ein relativ intensiv wirkendes Verfahren, das auf einer konzentrativen Einengung und der **Ausnutzung bildlicher Vorstellungen** beruht. Es wurde zwar für andere Zielbereiche konzipiert, ist jedoch wegen des positiven Einstiegs in Entspannungen übertragbar auf weitere Übungs- und Adressatengruppen. Diese Methode hält sich durchaus an die bekannten Übungsinhalte und -stufen des Autogenen Trainings, verdichtet jedoch wirkungsvoll den Gesamtablauf durch den Einbau der oben beschriebenen Bilder, so daß sich kaum ein Übender ihrer Wirkung entziehen kann. So mancher fällt bei diesem Entspannungstext in einen vorübergehenden Schlaf und kann auf Befragen den Inhalt der Bilder oder Formeln kaum wiedergeben. Das könnte eventuell als negativ angesehen werden, denn mit jedem Teilbereich könnten spezifische Ziele und Wirkungen erreicht werden. Doch ein wohltuender Schlummer hat für den einzelnen unter Umständen auch angenehme Effekte.

Text zum heterogenen Entspannungstraining

Der in bestimmten Passagen geänderte Text (26) lautet wie folgt:

»Bitte suchen Sie sich einen Punkt an der Decke, und halten Sie ihn mit den Augen fest, fixieren Sie ihn ganz stark. Je mehr Sie ihn festhalten, desto lockerer wird Ihr Körper, wie Sie leicht feststellen können. Mit jedem Atemzug merken Sie, wie Ihr Körper flacher, breiter, immer mehr aufliegt. Sie werden lockerer, immer entspannter, immer ruhiger. Nichts erzwingen, alles kommt wie von selbst. Sie denken an nichts mehr, nur daran, daß Sie den Punkt festhalten wollen. Sie haben auch schon bemerkt, daß der Punkt einmal scharf zu sehen ist und dann wieder unscharf wird. Und er wird wieder unscharf und langsam wieder scharf. Und Sie bemerken, daß Ihre Augäpfel zu brennen begonnen haben, so als wollten sie tränen. Aber Sie halten den Punkt weiterhin ganz fest und werden dabei immer ruhiger und dösiger und schläfriger. Sie werden müde, nichts mehr denken – nur noch Ruhe. Sie bemerken auch, daß Ihre Augenlider leicht vibrieren, weil sie schwerer geworden sind. Und je schwerer sie sind, desto mehr möchten Sie die Augen schließen und sich ganz diesem schlafähnlichen Zustand hingeben. Sie machen aber nur das, was Sie wirklich wollen. Wenn sich die Augen schließen wollen, dann schließen sie sich; wenn Sie die Augen offen behalten wollen, dann behalten Sie sie offen. Erst wenn Sie die Augen schließen wollen, weil sie so schwer geworden sind, lassen Sie die Augenlider einfach fallen und geben sich ganz der Ruhe und diesem schlafähnlichen Zustand hin.

Jetzt haben Sie die *Augen* geschlossen, das Brennen der Augen hört auf, und Sie befinden sich jetzt ganz in diesem Zustand der Ruhe, des angenehmen Wohlbefindens und der Entspannung. Nichts kann Sie mehr in diesem Zustand stören – Geräusche sind ganz gleichgültig und werden nur mehr von ganz weit weg wahrgenommen, ganz dumpf, sie sind ja für Sie ohne Bedeutung. Nur mehr mit meiner Stimme sind Sie mit der Umwelt verbunden; alles andere ist weit entfernt und ohne Gültigkeit. Sie geben sich ganz hin: einfach fallen lassen, immer ruhiger werden, sich hingeben und fallen lassen. Gedanken sind verschwunden, alles entwickelt sich wie von selbst. Sie geben sich ganz dem Zustand der Dösigkeit und Schläfrigkeit hin, diesem angenehmen, ruhigen Zustand.

Und *Schwere* fällt von der rechten Schulter aus durch den rechten Arm, den Oberarm, den Unterarm, die Hand bis in die Fingerspitzen. Sie ist im Oberarm, im Unterarm bis hinunter zu den Fingerspitzen. Die gleiche Schwere in dem linken Arm. Sie ist im Oberarm, im Unterarm, in der Hand und in den Fingerspitzen. Die Schwere fällt auch durch beide Beine; vom Becken aus fällt sie durch beide Oberschenkel, durch beide Unterschenkel, in beide Füße fällt sie hinein bis in die Zehenspitzen. Bleischwer fällt sie durch beide Beine ganz hinunter. Beide Beine sind jetzt bleischwer, ganz angenehm schwer; so wie beide Arme ganz angenehm schwer sind. Beide Arme und Beine sind ganz angenehm schwer wie Blei. Und diese Schwere macht den schlafähnlichen Zustand noch angenehmer, noch ruhiger und gibt Ihnen dieses wohle Gefühl der Ruhe, aus dem Sie nichts herausbringen kann.«

»Und der fallenden Schwere folgt die strömende *Wärme*. Von der rechten Schulter aus strömt sie in den rechten Oberarm, den Unterarm, in die Hand und die Fingerspitzen. Die gleiche Wärme in den linken Arm, den Oberarm, den Unterarm, die Hand und in die Fingerspitzen. Der linke Arm ist ganz warm. Die gleiche Wärme strömt der fallenden Schwere nach in die Beine. Vom Becken aus durch beide Oberschenkel, beide Unterschenkel, beide Füße bis hinunter in die Zehenspitzen. Beide Beine sind jetzt ganz warm; beide Beine und beide Arme sind angenehm warm. Und die Schwere und die Wärme vertiefen den angenehm-ruhigen Zustand der Schläfrigkeit und der Entspannung.

Und die *Atmung* ist ruhig und regelmäßig, es ist wie auf einer Luftmatratze, die auf dem Meer sanft schaukelt. Man braucht sie nicht zu bewegen und zu steuern, sie bewegt sich von ganz alleine, ganz regelmäßig, immer auf und ab und auf und ab wird sie von der sanften Dünung des Meeres gehoben. Es ist ein angenehmes Schaukeln in der Dünung.

Und das *Herz* schlägt ruhig, kräftig, gleichmäßig; gleichmäßig, kräftig, ruhig schlägt das Herz.
Und auf die Luftmatratze scheint die Sonne. Sie schickt ihre Strahlen auf Ihren *Bauch*. Und Ihr Bauch wird von den Strahlen der Sonne strömend warm, und er schickt selbst diese Strahlen weiter, so daß der ganze Bauch strömend warm wird. Vom Magen aus zur linken Seite und von der linken Seite zum Becken und vom Becken zur rechten Seite und von der rechten Seite zurück zum Magen. Und so ist der ganze Bauch selbst strömend und strahlend warm, angenehm warm.
Die gleiche Wärme strahlt aus vom *Nacken* zur rechten *Schulter* und von der rechten Schulter zurück zum Nacken; und vom Nacken zur linken Schulter und von der linken Schulter zurück zum Nacken. So strömt die Wärme immer hinüber und herüber, hinüber und herüber, ganz im sanften Rhythmus der Dünung des Meeres, immer hin und her. Und diese Nackenwärme wird bestehen bleiben, auch wenn wir uns aus diesem angenehmen, schlafähnlichen Zustand wieder lösen.

Der *Kopf* aber ist leicht, und seicht schwebt er über der Luftmatratze, und er ist frei und klar. Klar und frei schwebt er ganz leicht und seicht über der Luftmatratze. Und eine weiche Brise streicht über das Meer, eine angenehm-kühle Brise streicht leicht über das Meer und erfaßt Ihre Stirn, so daß Ihre Stirn selbst angenehm kühl wird. Ihre *Stirn* ist angenehm kühl von der sanften Brise, die über das Meer streicht. Und nichts mehr kann Sie aus diesem angenehm ruhigen Zustand der Dösigkeit und Schläfrigkeit, der Schwere, Wärme und Ruhe herausbringen. Nur mehr meine Stimme verbindet Sie mit der Umwelt.

Sie haben jetzt noch etwas Zeit, sich an etwas Schönes zu erinnern, und Sie können damit machen, was Sie wollen, es wird ganz angenehm sein. Sie haben jetzt etwas Zeit ...
Und auch diese Gedanken ziehen sich wieder zurück, Sie lassen sie einfach weiterlaufen. Das graue Dunkel des Schlafes umgibt Sie wieder, immer stärker und ist wieder ganz um Sie herum. Die Gedanken sind weg, verschwunden. Sie empfinden nur wieder diese wohlige Wärme in Ihrem Körper, die angenehme Schwere an Ihrem Körper und die gelöste Ruhe in Ihnen, diesen Zustand der Ausgeglichenheit, des Hingegebenseins, der Sammlung und Konzentration nach innen.
Und wir lösen uns jetzt wieder aus diesem Zustand; Sie werden sich dann völlig frisch fühlen, ganz ohne Unbehagen, ohne Schwindelgefühl oder Kopfweh, ganz munter und wach und voll leistungsfähig. Auf »1« werden die Beine frei und leicht werden. Auf »2« werden die Arme frei und leicht werden. Auf »3« wird der Körper frei und leicht, die Atmung wird tief. Auf »4« sind beide Arme und Beine frei, leicht und voller Energie. Auf »5« ist der Körper ganz frei und leicht, die Atmung tief und kräftig. Und auf »6« werden Sie die Augen öffnen, und dann werden Sie frisch und munter sein wie nach einem erquickenden Schlaf. Wir nehmen jetzt gemeinsam zurück: »1!« Die Beine werden frei und leicht! »2!« Die Arme werden frei und leicht! »3!« Der Körper wird frei und leicht, die Atmung tief! »4!« Beide Arme und Beine sind frei, leicht und voller Energie! »5!« Der Körper ist ganz frei und leicht, die Atmung ist tief und kräftig! »6!« Sie öffnen die Augen und sind frisch und munter wie nach einem erquickenden Schlaf!«

Die Aktivtherapie

Die Aktivtherapie ist eine weitere modifizierte Form des Autogenen Trainings und wurde zunächst konzipiert für die psychische Stabilisierung von Wettkampfsportlern und für die Steuerung und Regulierung von emotionalen Prozessen, die schwer zu lenken sind. Obwohl für unsere Teilnehmer jegliches Leistungsdenken problematisch sein kann, so bietet doch die Aktivtherapie sich wegen ihrer Komplexität und individuellen Gestaltung an.

Für die Teilnehmer der ambulanten Koronargruppe könnte diese Methode vor allem Möglichkeiten eröffnen, emotional bedingte Störungen und Belastungen durch berufliche oder private Mißerfolge, Angstzustände, Störungen im sozialen Umfeld, Schlafstörungen und dergleichen mehr zu regulieren.

Diese autoregulative Methode lehnt sich eng an das Schultzsche Autogene Training an. Sie ist daran orientiert, psychische und körperliche Umschaltungen durch die Bildung bedingter Reflexe zu vollziehen. Man geht davon aus, daß die Suggestivwirkung des vorgestellten Wortes im systematischen Üben die Gefühle von Wärme und Schwere mit entsprechenden objektiv nachweisbaren physiologischen Reaktionen im angesprochenen Körperteil (Muskulatur, Gefäße) entstehen läßt. Auch hier bewirken die körperlichen Umschaltungen insgesamt Ruhe, Entspannung, Affektdämpfung und in Verbindung mit formelhaften Vorsätzen entsprechende Verhaltensregulationen.

»Das Übungsprogramm der Aktivtherapie besteht aus einem entspannenden Teil, einer Übergangsformel zur Aktivierung, dem aktivierenden Teil durch formelhafte Vorsatzbilder und der Schwunggymnastik« (27). Geübt wird im Sitzen (Kutscherhaltung) oder in der Rückenlage. Als *Formelabfolge* wird empfohlen:

1. Übung: »Ich bin ganz ruhig, ganz entspannt.«
2. Übung: »Meine beiden Arme sind ganz schwer.«
3. Übung: »Meine beiden Beine sind ganz schwer.«
4. Übung: »Meine beiden Arme sind ganz warm.«
5. Übung: »Meine beiden Beine sind ganz warm.«

mit der jeweiligen *Zwischenformel*: »Ich bin jetzt nervlich ruhig und körperlich entspannt.«

Das Vertrauen in die eigenen Möglichkeiten und positive Einstellungen werden günstig beeinflußt durch die Formel: »Ich bin zuversichtlich und freue mich auf ...«

Im Gegensatz zum Autogenen Training werden keine weiteren Körperbereiche angesprochen, dafür jedoch beide Arme und beide Beine. Und nach jeder Übungsreihe der Übungen 1–5 folgen **Atem- und Schwungübungen als eine Art des Zurücknehmens,** um die anschließende körperliche Aktivierung einzuleiten. Hier findet sich eine gewisse Ähnlichkeit zu dem Gymnastikteil bei *Müller-Hegemann* (s. S. 144 f.). Den Schwerpunkt seiner Methode sieht *Frester* u.a. vor allem im Ausbau dieses aktivierenden, stimulierenden Effektes. Da Autogenes Training häufig zu Müdigkeit, Gliederschwere oder bei gewissen Wortumstellungen zu Verkrampfungen führen kann, will *Fresters* Methode, die Aktivtherapie, diese Nachteile umgehen – Aktivierung durch Schwunggymnastik und stimulierende Vorsatzbildung (27).

Auch diese aktivierende Vorsatzbildung mit autosuggestivem Inhalt ist individuell und an der jeweiligen aktuellen Situation orientiert. Feste Vorsatzbildungen können dem Teilnehmer helfen, bestimmte Tätigkeiten und Handlungen anzusprechen und durch die Vorwegnahme in Verbindung mit gedanklichen Aktivierungsvorstellungen »vorauszuüben« und damit u.U. zu entschärfen. Der geübte Teilnehmer erlebt dann die ihn belastende Situation oder bestimmte Konfliktbereiche wesentlich gedämpfter oder als etwas »Alltägliches«. Er lernt, sie zu relativieren, ohne das entsprechende Aktivationsniveau zu senken, und gewinnt u.U. an Vertrauen in persönliche Fähigkeiten. Geübt wird auch hier täglich. Die Anwendung kann z.B. durchaus auch kurz vor der Belastung erfolgen, z.B. während des Wartens auf den Aufruf im Wartezimmer des Zahnarztes. In diesem Fall genügen bei ausreichender Übung sogar die Kurzformen:

»Ruhig und entspannt – Schwere – Wärme – nervlich ruhig – zuversichtlich – gelassen.«

Auch in der Koronargruppe bietet die Methode individuelle Möglichkeiten und hat sich für einzelne Teilnehmer bewährt.

Die aktive Selbstregulierung

Die aktive Selbstregulierung dient der Beseitigung oder Verringerung der körperlichen Ermüdung nach Belastungen und der Wiederherstellung der allgemeinen Leistungsfähigkeit. Sie wurde ursprünglich für Sportler konzipiert, ist jedoch vielseitig anwendbar und kann auch für Infarktpatienten in der Gruppe oder im »Heimtraining« benutzt werden, u.U. als konservierter Text auf einem Tonträger. Ein Übungsablauf, in dem das Einschlafen (erwünscht) und der nachfolgende Übergang in einen aktiven Zustand mit einbezogen sind, soll nicht länger als 30 Minuten dauern. Bei allgemeinen Ermüdungs- oder Erschöpfungserscheinungen kann die aktive Selbstregulierung morgens nach dem Aufstehen, tagsüber in Erholungspausen und abends vor dem Schlafengehen angewandt oder, wie erwähnt, zum Bestandteil des Gruppentrainings in der ambulanten Koronargruppe erhoben werden. Auch in der Übungsphase am Tage wird auf das *Einschlafen* des Übenden Wert gelegt. Dadurch soll eine vollkommene Erholung und Wiederherstellung ermöglicht werden.

Übungsabläufe

Folgende Reihenfolge wird empfohlen:

1. Einführungsteil – Herstellen des Zustandes von Ruhe und Erholung durch Einnehmen von Entspannungshaltungen, vertieftes Atmen (s. S. 114, PT-Atmung) oder auch durch vorbereitende Entspannungsmusik
2. Entspannung der Armmuskeln
3. Entspannung der Beinmuskeln
4. Entspannung der Rumpfmuskeln
5. Entspannung der Gesichtsmuskeln
6. Atmungsregulierung
7. Ansprechen der Herztätigkeit
8. Herausführung aus dem Zustand der Entspannung
9. Aktivierung.

Texte zur aktiven Selbstregulierung

Der vollständige Text für die Selbstregulierung (103) lautet:

1. Ich fühle mich bequem und gut, ich ruhe mich aus. Ich entspanne mich. Der ganze Körper ruht sich aus. Ich fühle keinerlei Spannung. Ich liege ruhig. Alle Muskeln sind entspannt. Ich ruhe mich aus.

2. Die Muskeln des rechten (linken) Armes sind entspannt. Die rechte Schulter ist entspannt. Die Schulter hängt (beim Sitzen). Die Unterarmmuskeln sind entspannt. Entspannt sind die Muskeln von Hand und Fingern. Der ganze Arm ist entspannt. Er liegt unbeweglich und schwer. Er hängt (beim Sitzen) schwer herunter. Ich fühle Schwere im ganzen Arm. Eine Wärmewelle geht durch den Arm. Das Wärmegefühl erreicht die Finger. Die Wärme pulsiert in die Fingerspitzen. Ich spüre eine angenehme Wärme im ganzen Arm. (Wiederholung für den anderen Arm.)

3. Die Muskeln des rechten (linken) Beines sind entspannt. Die Muskeln des Oberschenkels sind entspannt. Entspannt sind die Muskeln des Unterschenkels. Der Fuß liegt bequem und entspannt. Das ganze Bein ist entspannt. Es ist unbeweglich und schwer. Ich fühle die Schwere von Unter- und Oberschenkel. Das Bein steht (liegt) schwer auf dem Boden. Ich fühle die Schwere des ganzen Beines. Ich kann es nicht anheben. Eine Wärmewelle durchläuft das Bein. Eine angenehme Wärme strömt durch Ober- und Unterschenkel. Ich spüre die Wärme im Fuß und in den Zehen. Ich fühle eine angenehme Wärme im ganzen Bein. (Wiederholung für das andere Bein.)

4. Der ganze Körper ist entspannt. Die Rückenmuskeln sind entspannt. Die Schultern hängen herab. Entspannt sind die Muskeln des Brustkorbes. Ich fühle die Schwere des ganzen Körpers. Die Bauchmuskeln sind entspannt. Eine Wärmewelle erfaßt die obere Hälfte des Bauches. Ich spüre eine angenehme Wärme im ganzen Körper.

5. Der Kopf liegt bequem und ruhig. Die Halsmuskeln sind entspannt. Der Kopf hängt (beim Sitzen) frei nach vorne. Die Gesichtsmuskeln sind entspannt. Die Augenbrauen sind entspannt. Die Augenlider sind gesenkt und leicht geschlossen. Die Mundwinkel hängen nach unten. Die Muskeln des Mundes sind entspannt. Der Mund ist ein wenig geöffnet. Die Muskeln des Kinns sind entspannt. Die Zunge liegt entspannt im Mund. Ich spüre eine angenehme Kühle auf der Stirn. Das ganze Gesicht ist ruhig und entspannt.

6. Ich ruhe mich aus. Ich fühle mich leicht und ungezwungen. Ich atme frei und leicht. Ich atme gleichmäßig und ruhig. Die frische Luft kühlt angenehm die Nasenlöcher. Angenehme Frische gelangt zu den Lungen. Ich kann frei und leicht atmen. Ich atme ruhig. Ich fühle mich wohl. Ich ruhe mich aus.

7. Das Herz beruhigt sich, es schlägt gleichmäßig und ruhig. Es ist ganz ruhig. Ich kann sein Schlagen kaum merken. Das Herz schlägt ruhig und gleichmäßig, ruhig und gleichmäßig, ruhig und gleichmäßig. Ich fühle mich wohl. Ich ruhe mich aus.

8. Ich habe mich ausgeruht. Ich fühle mich frisch. Ich atme tiefer und öfter. Mit jedem Atemzug verringert sich die Schwere der Muskeln. Ich atme tief und frei. Die Spannung in den Arm- und Beinmuskeln verstärkt sich. Ich strecke mich. Ich spüre die Spannkraft der Muskeln im ganzen Körper. Ich öffne die Augen. Ich habe mich ausgeruht. Ich habe Kraft und Energie. Ich fühle Tatendrang und Frische im ganzen Körper. Ich atme tief und frei. Ich fühle Tatendrang und Frische. Arm- und Beinmuskeln, die Muskeln des ganzen Körpers sind aktiv. Ich möchte aufstehen und etwas tun. Ich stehe auf!

9. Aufstehen! Bei orthostatischen Problemen langsam aufstehen. Das Aufstehen gedanklich vorbereiten. Dann Arme in Hoch- und Seithalte, tief einatmen; intensiv und tief ausatmen. Bewegen, gehen o.ä.«

Nach der Übung 7 kann eine längere Entspannungsphase folgen, aber auch eine Schlafphase. Bei Tonbandtexten ist dies zu berücksichtigen. Die Aktivierung bzw. das Zurücknehmen berücksichtigen die Herz-Kreislauf-Situation des Übenden. Hypotoniker müssen sich stärker aktivieren als Teilnehmer mit höherem Blutdruck. Bei Hypertonikern reicht oft die alleinige gedankliche Vorbereitung auf das Aktivieren. Leichte Armbewegungen können dabei bzw. danach das Zurücknehmen unterstützen.

Verkürzter Text zur Selbstregulierung

Steht dem Übenden nur wenig Zeit zur Verfügung, kann der Text verkürzt werden und innerhalb weniger Minuten zur Entspannung führen. Auch die Reihenfolge der Übungen kann sich dabei ändern. Besonders sollen dabei die Prozesse der Atmung angesprochen werden.

1. Ich ruhe mich aus. Ich bin entspannt. Der ganze Körper ruht sich aus. Ich fühle keinerlei Müdigkeit. Ich ruhe mich aus.

2. Ich atme frei und leicht. Ich atme gleichmäßig und ruhig. Atmung ruhig und gleichmäßig.

3. Mein Herz schlägt ruhig. Ruhig und gleichmäßig schlägt das Herz. Das Herz schlägt gleichmäßig und rhythmisch. Ruhig und gleichmäßig schlägt das Herz.

4. Die Muskeln des rechten Armes sind entspannt. Die Schultern sind entspannt. Die Schultern sind entspannt und hängen nach vorn. Die Arme sind entspannt. Ich spüre die Schwere meiner Arme. In den Armen spüre ich eine angenehme Wärme.

5. Die Muskeln des rechten Beines sind entspannt. Die Muskeln des linken Beines sind entspannt. Die Beinmuskeln sind entspannt. Sie liegen unbeweglich und schwer. Ich fühle in den Beinen eine angenehme Wärme.

6. Der ganze Körper ist entspannt. Die Rückenmuskeln sind entspannt. Die Bauchmuskeln sind entspannt. Ich fühle eine angenehme Wärme im ganzen Körper.

7. Die Gesichtsmuskeln sind entspannt. Die Augenbrauen sind entspannt. Die Stirn ist glatt. Die Wangen hängen schlaff herunter. Die Augenlider sind geschlossen. Die Mundwinkel hängen herab. Die Muskeln des Mundes sind entspannt.

8. Ich habe mich erholt. Ich fühle mich frei und frisch. Ich atme tiefer und häufiger. Mit jedem Einatmen nimmt die Schwere der Muskeln ab. Ich atme tief. Ich fühle Tatendrang und Frische im ganzen Körper. Ich strecke mich. Ich öffne die Augen. Mein Körper wird aktiv. Ich möchte aufstehen und etwas tun. Ich bin voller Kraft und Tatendrang.

9. Aufstehen oder aufrichten. Arme in Hoch- und Seithalte. Tief durchatmen. Tief einatmen. Beim Einatmen Atem etwas anhalten, danach intensiv und tief ausatmen. Bewegen, gehen o.ä.«

Die Autoren weisen auch hier darauf hin, daß in der Anfangsetappe des Erlernens der Methode zur Selbstregulierung der Text vom Lehrenden laut vorgelesen werde, und der Erfolg der Übungsstunde auch vom Verhalten des Leiters abhänge. Er müsse während der ganzen Zeit die Kontrolle über seine Zuhörer behalten. Beim *Verlesen des Textes* sind folgende Bedingungen einzuhalten (103):
- Mit langsamem Tempo lesen.
- Pausen zwischen den Übungen einhalten.
- Nicht sehr laut lesen, doch die Worte deutlich aussprechen.
- Monoton und eintönig ohne Intonationswechsel sprechen.
- Die Grundintonation, die während des gesamten Lesens erhalten bleibt, sollte ruhig und sicher sein.
- Beim Ausklingen des Entspannungszustandes muß das Lesetempo erhöht werden, die Intonation sollte ausdrucksvoller und emotionaler werden.

Auch hier sollten die Übungen systematisch zwei- bis dreimal am Tage durchgeführt werden. Wenn der Übende den Text nach einigen Wochen auswendig kann und in der Lage ist, sich damit zu entspannen, kann er selbständig damit umgehen und üben. Vor allem auch unter den Bedingungen des täglichen Lebens ist diese Methode nach der Zeit des Eingewöhnens gut zu praktizieren.

Komplexer modifizierter Text nach *Oderich*

Ist die Gruppe schon geübt im Aufnehmen von modifizierten Texten des Autogenen Trainings, so bietet der folgende Ablauf von *Oderich* (74) ausgesprochen gute Entspannungsmöglichkeiten und -effekte. *Oderich* weist darauf hin, daß nach über zehnjähriger Trainingserprobung dieser modifizierten Form bei Gesunden und Patienten er sie nunmehr guten Gewissens einem größeren Interessentenkreis zugänglich machen könne. Er meint, daß sprachlich anschaulichere, sprachlich feinere Formulierungen schnellere Umschaltungen und insgesamt schnellere Heilerfolge ermöglichten. Die kurzen Texte von *Schultz* würden im Anfangsstadium als »zu kühl« und »zu wenig ansprechend« das Lernen erschweren und nicht so »bekömmlich« sein (74).

Der Standardtext der modifizierten Form nach *Oderich* lautet wie folgt:

»Strecken! Entspannungshaltung einnehmen! Augen schließen!
Ich bin ganz ruhig, ruhig und entspannt –
Ruhig und entspannt ist mein ganzer Körper –
Alle Muskeln sind schlaff und entspannt –
Ich bin ganz ruhig, ganz ruhig und entspannt –
Meine Gedanken sind mehr und mehr auf Ruhe gerichtet –
Alles andere ist nebensächlich … bedeutungslos –
Nichts kann mich stören –
Arme und Beine (sind) bleiern schwer –
Arme, Bauch und Beine (sind) wohlig warm durchströmt –
Nacken, Schulter und Rücken (sind) wohlig warm durchströmt –
Mein ganzer Körper (ist) wohlig warm durchströmt –
Ich bin ganz ruhig, ganz ruhig und gelöst –
Ich gebe mich diesem Zustand wohltuender Ruhe hin –
Diese innere Ruhe ist wohltuend und lösend –
Ich bin ganz ruhig, ganz ruhig und angenehm gelöst –
Diese innere Ruhe hüllt mich ein wie ein weiter weicher Mantel – schirmt mich ab – schirmt mich ab –
Mein Herz schlägt ruhig und regelmäßig –
Mein Puls schlägt ruhig und regelmäßig –
(Mein/der) Atem geht ganz ruhig und leicht –
(Meine/die) Stirn ist angenehm kühl (umweht) –
Ein leichter, angenehm kühler Lufthauch umweht meine Stirn –
Ganz ruhig, ganz gelöst, angenehm gelöst bin ich –
Diese innere Ruhe ist wohltuend, lösend und stärkend –
Sie gibt mir Spannkraft und Sicherheit –
Überall hin wird mich diese innere Ruhe begleiten!
Ich bin allen Problemen gewachsen!
Arme (und Beine) fest anziehen! Tief einatmen!
Augen auf! Strecken!«

Situativentspannung

Im Alltag ist es nicht immer möglich, die beschriebenen Methoden in ihrem formalen Rahmen mit den vorgegebenen Inhalten durchzugehen, um spontan z.B. Streß oder Angst abzubauen oder sich einfach zu entspannen. Neben der Ruheformel, die in allen Gelegenheiten anspricht und wirkt, ist es auf einem entsprechenden Lernniveau möglich, spontane oder Situativentspannung zu versuchen.

Dazu bieten sich sowohl das Sitzen als auch das Stehen an. Ob man nun im Flur eines Amtes auf seinen Aufruf wartet oder in einem Wartezimmer der Dinge harrt, die da kommen werden,

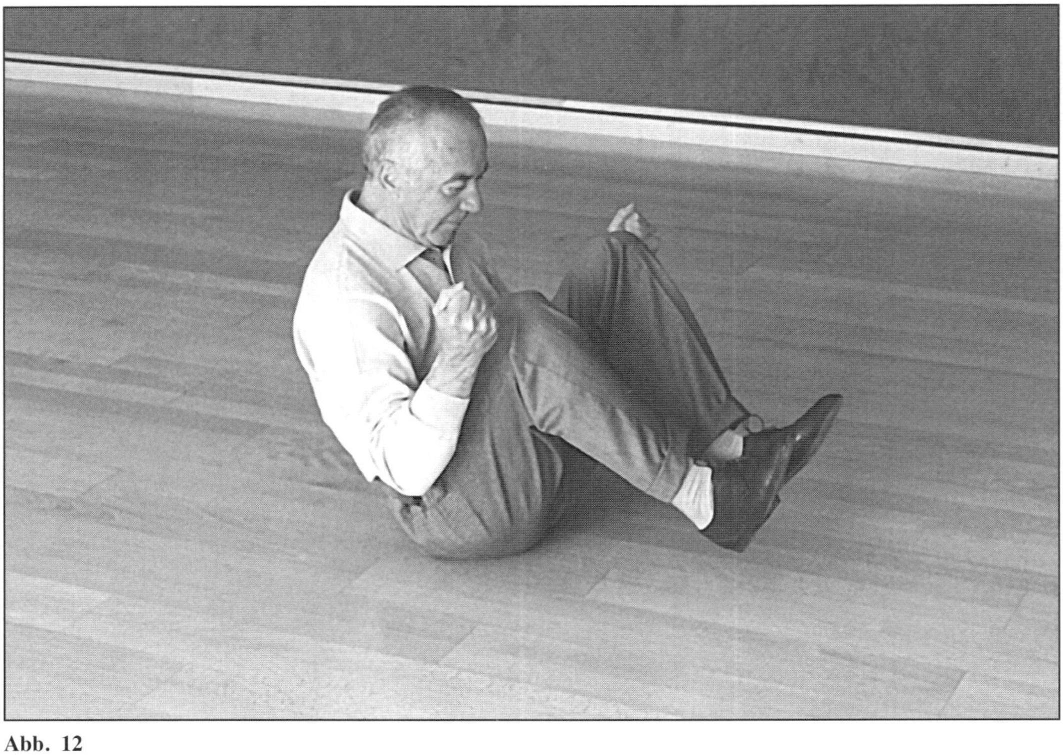

Abb. 12

man steht (mit hängenden Schultern und Armen an die Wand gelehnt) oder setzt sich (in den Droschkenkutschersitz) hin, schließt die Augen oder fixiert einen imaginären Punkt an der gegenüberliegenden Wand und sagt sich innerlich die Ruheformel, versucht die Atemübung und baut seine formelhaften Vorsätze ein. Über die Einatmung – *Ganz* – und die ruhige Ausatmung – *Ruhig* – geht man in sich und versucht abzuschalten, wobei man u.U. die Entspannungsempfindungen aufgreift, die man aus den Methoden kennt und zu spüren gewöhnt ist. Auch solche situativen Entspannungen sollte man durchaus gelegentlich vorher durchexerzieren.

Hat man die Gelegenheit und die Möglichkeit, die Rückenlage einzunehmen, so kann man von da heraus spontan den ganzen Körper auf einmal anspannen und entspannen, wie man es aus der progressiven Relaxation (Tiefmuskelentspannung) gewöhnt ist. Man richtet sich aus der Rückenlage auf in den Hocksitz, beugt den Kopf nach vorn und winkelt die Arme neben dem Körper an. Die Beine werden angehockt und angehoben (Abb. 12). In dieser Haltung spannt man den ganzen Körper kurz an und entspannt wieder, indem man langsam in die Rückenlage zurückrollt und tief durchatmet. Da es sich dabei vor allem um isometrische Kontraktionen handelt, die leicht zu Pressungen führen können, ist die Anspannungszeit auf etwa fünf Sekunden zu begrenzen (s. S. 99, Tiefmuskelentspannung) und auf weiterführende Atmung zu achten. Angenehm ist es, wenn danach noch eine Weile in der Rückenlage entspannt werden kann.

»Vorübungen« – Entspannung nach *Thérèse Bertherat*

Bertherat (7) sucht den »Schlüssel zu unserem Körper«, um »darin endlich die Vitalität, die Gesundheit und die Selbstbestimmung zu finden, die uns eigen sind«. Sie meint: »Unser Körper, das sind wir selbst. Er ist unsere einzig greifbare Realität. Er stellt sich nicht in Gegensatz zu unserem Verstand, zu unseren Gefühlen, zu unserer Seele. Er umschließt und birgt sie. Sich seines Körpers bewußt zu werden, heißt, sich den Zugang zum eigenen Sein in seiner Ganzheit erschließen.«

Bertherat stellt Probleme und Methoden vor, die den Körper als unteilbare Einheit betrachten, und schlägt Übungen und Bewegungen in ihrer Methode der »sanften Gymnastik« vor, die dem Körper eigen sind, diese Einheit fördern und die Körpererfahrung in den Mittelpunkt stellen.

Mit ihrer »Anti-Gymnastik« will sie den Menschen von vielen Übeln befreien, Schlafstörungen, Verstopfung und dergleichen mehr, will die Wahrnehmung schärfen, Tatkraft und Selbstvertrauen wiederfinden, geistige Fähigkeiten steigern, von Zwängen befreien usw. Sie behandelt ausführlich die im Laufe des Lebens entstandenen Verspannungen des Körpers, die Bewegungseinschränkungen bewirken, Mißbehagen oder Leiden hervorrufen können. Diese Programmierung durch die Vergangenheit ist nach *Bertherat* korrigierbar. Voraussetzung dafür ist die Einsicht, daß der eigene Körper nicht eine unvollkommene Maschine ist, bestehend aus lauter Einzelteilen, sondern als Ganzheit erkannt werden muß, als Einheit von Physis und Psyche. Notwendig sei, sich für eigene Empfindungen wahrnehmungsfähig zu machen, Sinneserfahrungen des Körpers zu suchen, Körperempfindungen zu schulen und zu erkennen, was an unbewußten und vor langer Zeit angenommenen Haltungen, Bewegungen und Einstellungen schädlich ist. Bewegungen und Übungen sollen die verspannten Muskelpartien entspannen und den natürlichen Atemrhythmus wiederherstellen.

Ihre Übungen sollen keine bloßen »Leibesübungen« sein; sie sollen mit Intelligenz ausgeführt werden und vorbereiten, ganzheitlich zu leben sowie Individualität und Selbstvertrauen wiederfinden lassen.

Nachdem sie Körperwahrnehmung, Körpererfahrung und Körperempfinden bewußtgemacht, ihre Methode vorgestellt und mit Beispielen belegt hat, nennt sie am Ende ihre Übungen, die mit denen bei *Lowen* (59), *Alexander* (1) und *Feldenkrais* (24) vergleichbar sind. *Bertherat* (3) nennt ihre Programme »Vorübungen« oder »Basisübungen«, die den »ganzen Menschen dazu vorbereiten, damit er ganzheitlich leben kann«.

Sie sind durchaus geeignet, in den Entspannungsübungen der ambulanten Koronargruppen oder anderen Rehagruppen sowie im Individualtraining Verwendung zu finden.

Ausgewählte Beispiele und Texte

Folgende *ausgewählte* Beispiele sollen anregen, diese Richtung einzuschlagen. Es soll stets mit der ersten Übung begonnen werden, die anderen sind austauschbar. Wir wählen diejenige aus, welche uns am besten zu bekommen scheint (3).

1. Wahrnehmungsübung

»Legen Sie sich flach auf den Rücken. Ganz flach. Die Arme liegen entlang dem Körper, die Handflächen schauen zum Himmel, die Füße läßt man fallen, wie sie wollen. Lassen Sie sich Zeit, still zu werden. Es ist leichter, wenn Sie die Augen dabei schließen. Vielleicht fühlen Sie sich nicht sehr gut so. Haben Sie Geduld. Verändern Sie nichts. Beobachten Sie nur. An welchen Punkten berührt Ihr Körper den Boden?

- Die Fersen? Die eine Ferse verglichen mit der anderen?
- Die Waden?
- Das Gesäß, die Beckenknochen, das Kreuzbein?
- Der Rücken?
- Wie viele Wirbel liegen auf dem Boden?
- Die Schulterblätter?
- Wie verhalten sie sich zur Wirbelsäule, wie das eine Schulterblatt zum anderen?
- Die Schultern? Fühlen Sie den Abstand, den sie zum Boden haben?
- Der Kopf? Fühlen Sie sein Gewicht, den Punkt, an dem er den Boden berührt?
- Achten Sie auf Ihren Unterkiefer. Wenn er angespannt ist, versuchen Sie, ihn zu lockern. Lassen Sie die Zunge den ganzen Raum des Mundes einnehmen. Gut. Jetzt kann die Arbeit beginnen.«

2. Tennisballübung

»Diese Vorübung wird im Stehen gemacht. Sie brauchen einen festen Ball in der Größe einer Mandarine. Stellen Sie sich auf beide Beine, und legen Sie den Ball unter den rechten Fuß. Beginnen Sie die Fußsohle langsam mit dem Ball zu massieren. Massieren Sie die Unterseite aller Zehen und der ganzen Sohle. Lassen Sie dem rechten Fuß sein Gewicht. Fahren Sie fort, mit kreisenden, sanften Bewegungen den ganzen Fuß systematisch zu massieren: die Ferse, die Innenkante, die Außenkante. Der Ball muß der Haut und den Muskeln der Fußsohle angenehm sein. Es ist möglich, daß bestimmte Zonen weh tun. Berühren Sie sie nicht zu heftig. Massieren Sie sanft ihre Umgebung, und kommen Sie nur auf diesen Punkt zurück, wenn der Fuß es erlaubt.«

3. Hängematte

»Diese Vorübung wird manchmal die **‚Hängematte'** genannt. Sie ist für jeden gut. Sie brauchen dazu einen ziemlich weichen Ball von der Größe einer Pampelmuse. Legen Sie sich auf den Rücken. Beugen Sie die Knie, und stellen Sie die Füße flach auf den Boden, etwa so weit voneinander entfernt, wie die Hüften breit sind. Auch die Knie sollen etwas auseinander gespreizt sein. Versuchen Sie, jede unnötige Spannung zu lockern: in den Beinen vor allem die Muskeln an der Innenseite der Schenkel (Adduktoren), den Kiefer, die Schultern. Legen Sie den Ball unter Kreuzbein und Steißbein. Und dann machen Sie nichts mehr. Erlauben Sie dem Rücken, langsam nach unten zu gehen, sich dem Boden zu nähern, die Form einer Hängematte einzunehmen. Der Bauch ist ganz locker. Der Nabel fällt hinunter zur Wirbelsäule. Das Schambein, das von dem Ball angehoben wird, richtet sich nach oben. Die Taille ruht auf dem Boden. Das ist alles. Aber wenn die Anspannung der Wirbelsäulenmuskulatur zu stark ist, kann es mehrere Wochen dauern, bis Ihnen diese Stellung gelingt. Sie könnten prüfen, ob der Bauch entspannt bleibt, indem Sie die Hand darauflegen. Es nützt nichts, sich anzustrengen, um zum Erfolg zu kommen. Lassen Sie es geschehen. Jetzt nehmen Sie den Ball weg. Beobachten Sie, wie sich der untere Teil des Rückens jetzt auf den Boden legt.«

4. Schulterübung

»Nun sind die Schultern an der Reihe. Setzen Sie sich auf einen Hocker, und stellen Sie beide Füße flach auf den Boden. Die beiden Sitzhöcker (die Beckenknochen, die Sie an der Unterseite des Gesäßes fühlen) müssen gleichmäßig aufliegen. Legen Sie die rechte Hand auf Ihre nackte linke Schulter. Nicht auf ihren Rand, sondern in der Mitte zwischen dem Halsansatz und der Außenseite der Schulter. Hier haben Sie genügend Platz, die Handfläche hinzulegen. Greifen Sie mit der ganzen Hand den Trapezmuskel. Sanft, aber fest. Die Trapezmuskeln sind an dieser Stelle oft verspannt. Lassen Sie den linken Arm herunterhängen. Dann heben Sie die linke Schulter mit kleinen, leichten Stößen, um die Bewegung zu beobachten. Nun lassen Sie die Schulter sehr langsam von vorne nach hinten kreisen. Stellen Sie sich vor, daß Sie schöne runde Kreise mit Ihrer Schulter zeichnen wollten. Halten Sie den Trapezmuskel fest, so daß er sowenig wie möglich an der Bewegung teilnimmt. Eine Kreisbewegung pro Atmung genügt. Vermeiden Sie, daß der linke Ellbogen der Bewegung folgt. Der Arm soll ganz locker herabhängen, das Ganze mit der rechten Schulter.

Jetzt lassen Sie die Schultern locker und beide Arme hängen. Kreisen Sie nun mit beiden Schultern gleichzeitig, und fühlen Sie, welche Ihrer Schultern jetzt ›geschmiert‹ ist.«

5. Nackenübung

»Zu dieser Nackenübung setzen Sie sich auf einen Hocker und drehen den Kopf langsam so weit zur linken Schulter, dann zur rechten, als wollten Sie nach hinten sehen. Halten Sie nun mit der ganzen Hand nicht nur die Haut, sondern auch die Muskeln des Nackens fest. Versuchen Sie, Unterkiefer und Zunge locker zu lassen. Halten Sie sich jetzt so am Nacken, wie man ein Kätzchen am Fell hochzieht. Nicken Sie ganz kurz mit dem Kopf – als wollten Sie ja sagen – und das mehrmals. Ihr Kopf muß genauso locker sein wie der jener kleinen Puppen, deren Kopf an einer Feder befestigt ist. Jetzt machen Sie kurze Bewegungen, als wollten Sie nein sagen. Dann winzige Kreise, die Sie mit der Nasenspitze zeichnen. Nehmen Sie jetzt die Hand vom Nacken weg. Und schauen Sie jetzt wieder rechts und links hinter sich. Merken Sie, wie viel besser Sie diese Bewegung jetzt machen können?«

6. Atemübung

»Diese Vorübung wird Ihnen helfen, Ihren natürlichen Atemrhythmus zu finden. Legen Sie sich flach auf den Rücken. Die Knie sind gebeugt. Die Füße stehen flach auf dem Boden, im Abstand der Hüften. Die Knie sind etwas auseinander gespreizt. Auf der Innenseite der Schenkel soll keine Spannung sein. Legen Sie die beiden Hände oben auf Ihre Rippen, etwas oberhalb der Taille. Versuchen Sie, die Bewegung der Rippen beim Atmen zu spüren, die Richtung, in der sie sich dehnen. Es kann sein, daß Sie am Anfang sehr wenig Bewegung wahrnehmen.

Jetzt nehmen Sie auf jeder Seite die Haut am unteren Rand der Rippen in die Hand und ziehen sie nach oben. In dem Augenblick, da Sie durch die Nase einatmen, stellen Sie sich vor, daß Sie direkt ins Innere dieser Hautfalte atmen. Während Sie durch die Nase ausatmen, halten Sie die Haut weiter fest. Forcieren Sie die Einatmung nicht. Man muß den Eindruck haben, daß mehr Luft herauskommt als eingeatmet wurde. Atmen Sie so mehrmals in aller Ruhe. Dann lassen Sie los.

Jetzt greifen Sie mit der ganzen Hand die Haut über den unvollendeten Rippen, rückwärts knapp unterhalb der Taille. Lassen Sie wieder zwei Hautfalten entstehen, und atmen Sie in aller Ruhe genauso wie eben beschrieben. Dann lassen Sie los. Beobachten Sie jetzt die Bewegung der Rippen, den Rhythmus der Atmung. Es kann gut sein, daß die Bewegung jetzt ausgreifender ist und die Atmung langsamer. Man schlägt diese Übung vor allem bei Schlaflosigkeit vor und bei Leberleiden. Sie ist auch sehr wohltuend für die Wirbelsäule.

Das Zwerchfell, dieser große Muskel, der den Brustkasten »schließt«, wo ist es befestigt? Jeder weiß es nur ungefähr. An den Seiten und vorne setzt es an der Innenseite der Rippen an. Das steht fest. Aber rückwärts ist es auch mit der Wirbelsäule verbunden: am zweiten, dritten und oft auch am vierten Lendenwirbel. Nun senkt und hebt sich das Zwerchfell bei jeder Atmung, während die Luft die Lungen füllt und wieder verläßt, im Innern des Körpers. Und seine Bewegung wirkt sich auf alle umgebenden Organe und Körperteile aus. Es läßt die Wirbelsäulenmuskeln frei und gibt Ihnen keine Möglichkeit, sich zu verspannen. Zudem befindet sich das Zwerchfell rechts genau über Leber, links über der Milz und über dem Darm. Seine regelmäßige Bewegung bewirkt also zwangsläufig eine unerläßliche Massage dieser Organe.«

7. Gesichtsübung

»Diese Übung ist sehr schwer allein zu machen. Lassen Sie sich den Text möglichst von jemandem vorlesen. Er muß sehr langsam gelesen werden, mit Pausen zwischen jedem Satz, damit Sie genügend Zeit haben, die Anweisung zu befolgen.

Sie liegen auf dem Boden, wenn Sie wollen, mit ausgestreckten Beinen. Oder mit gebeugten Knien, falls Sie sich so wohler fühlen. Legen Sie die Hände mit geschlossenen Fingern wie eine Muschel über die Augen. Schließen Sie die Augen. Was sehen Sie hinter Ihren Lidern? Bewegliche Punkte, die leuchten? Farben? Beobachten Sie, was Sie sehen, und nehmen Sie dann die Hände weg. Lassen Sie die Augen geschlossen. Stellen Sie sich vor, daß Sie nach unten sinken und tief in den Höhlen ausruhen. Wie Kieselsteine, die man in einer Pfütze fallen läßt. Warten Sie, bis die Augenbewegungen aufhören. Dann beschäftigen Sie sich mit dem rechten Augenlid. Es soll sehr groß und sehr weit werden. Wie ein großer Vorhang, der über dem Auge liegt. Konzentrieren Sie sich auf den Augenschlitz. Auf die Art, wie die beiden Lider einander berühren. Locker oder verkrampft?

Umwandern Sie in Gedanken die Lidränder, und versuchen Sie, den Spalt sowohl in Richtung Nase wie in Richtung Schläfe zu verlängern.

Beschäftigen Sie sich jetzt mit der rechten Augenbraue. Folgen Sie ihrem Verlauf in Gedanken von der Nasenwurzel bis zur Schläfe. Stellen Sie sich vor, Sie zögen die Braue zur Schläfe hin. Konzentrieren Sie sich auf die Zunge, lassen Sie sie im Mund weit werden. Ihr Kiefer soll nicht angespannt sein. Die Zunge kann sogar zwischen den Zähnen durchgestreckt werden. Sie füllt die ganze Mundhöhle aus. Verfolgen Sie die Umrisse des rechten Kieferknochens. Folgen Sie ihm von der Kinnspitze bis zum rechten Ohr. Denken Sie sich in das Innere Ihrer Wange hinein. Sie können versuchen, die Muskeln im Innern der rechten Wange zu lockern. Nun zur rechten Oberlippe. Von der Mitte des Mundes bis zum Mundwinkel. Dann zur rechten Unterlippe. Lassen Sie die Unterlippe sich der Oberlippe nähern. Fühlen Sie, wie die Luft im rechten Nasenloch ein- und ausströmt, vom Grund der Nase bis zur rechten Augenbraue. Stellen Sie sich vor, daß Sie zwischen den Augen atmen. Lassen Sie viel Raum zwischen den beiden Augenbrauen, und atmen Sie in diesem Raum. Legen Sie die Hände wieder auf die Augen. Beobachten Sie wieder Farben und Bewegungen unter den geschlossenen Lidern. Vergleichen Sie, was Sie sehen, mit den Eindrücken von vorhin. Sie können sich hinsetzen und versuchen, den Unterschied wahrzunehmen. Wenden Sie sich dann der anderen Seite zu.

Dann danken Sie dem, der Ihnen diese Beschreibung vorgelesen hat. Hören Sie auf den Klang Ihrer Stimme. Klingt Sie jetzt anders?«

Eutonie

Die Lehre der Eutonie ist noch relativ wenig verbreitet. Gute Lehrer sind noch »dünn gesät«, da die Ausbildung sich über drei Jahre erstreckt und viel Engagement erfordert. Wo immer jedoch sich die Möglichkeit der Teilnahme an einem speziellen Kurs bietet, sollten sich vor allem Rehabilitanden dafür interessieren, denn er könnte ihnen vieles geben. *Alexander* (1), die ihre Prinzipien und Inhalte der Eutonie seit 1929 entwickelte, kam über Eigenerfahrungen – Gelenkrheumatismus mit schwerem Rückfall – und Anregungen aus der Gymnastikbewegung, der Musik und den Rhythmustheorien sowie aus der Psychologie und der Pädagogik zu ihrer Theorie der Ausnutzung innerer Kräfte.

»Eutonie ist ein wesentlicher Weg zur Erfahrung der körperlich-geistigen Einheit des Menschen. Nicht durch Versenkung, sondern durch Erweiterung des Bewußtseins werden schöpferische Kräfte entfaltet und sogleich die soziale Kontaktfähigkeit aktiviert – ein Entwicklungsweg, der die Qualität der Persönlichkeit freilegt und ihr die Anpassung an das Leben der Gemeinschaft ohne Verlust ihrer Eigenart ermöglicht« (1).

Der Begriff Eutonie bedeutet soviel wie **Wohlspannung,** die durch den Ausgleich der Körperspannungen erreicht wird. Der Zustand des Spannungsgleichgewichtes wird durch die Einbeziehung des gesamten Nerv-Muskel-Systems erreicht. Die Eutonie nutzt die Erfahrung, daß die Konzentration auf bestimmte Körperteile Veränderungen des jeweiligen Tonus bewirken kann. Sie wirkt auf die Ganzheit des Menschen, erstrebt die »Eutonie der Gesamtpersönlichkeit« und kann sowohl in der Schule und im Privatleben als auch in der Therapie angewendet werden. Die Methode beruht auf der Sensibilisierung für Vorgänge im Körper durch Wahrnehmungsschulung. Im Gegensatz zu bestimmten Entspannungstechniken wie Autogenem Training oder bestimmten Formen der Musikentspannung ist Eutonie **konzentrierte Bewußtseinsarbeit.** Für diese Bewußtseinsarbeit ist es notwendig, die Fähigkeit zu entwickeln, körperliche Vorgänge zu beobachten und selbst Objekt der Beobachtung zu sein, eigene Reaktionen einzuordnen und Emotionen in Verbindung damit wahrzunehmen. Es geht dabei um die Wahrnehmung der eigenen Körperprozesse und der Umwelt zur Erweiterung des Bewußtseins.

Für *Alexander* ist die Eutonie nicht nur eine Entspannungsmethode, sondern sie bedeutet eine bewußte Steuerung des Spannungszustandes der Muskeln; d.h., daß je nach Situation der Tonus herabgesetzt bzw. gesteigert und eine Tiefenentspannung für Ruhe und Schlaf erzielt werden kann.
Die Wirkungen der Körperarbeit und der geistigen Aktivierung im Sinne der Eutonie liegen in der Verbesserung der **Funktionen im körperlichen Bereich.** Verbesserungen des allgemeinen

Gesundheitszustandes und die Beseitigung körperlicher und nervöser **Störungen** sind die Folge. Haltungen und Bewegungen werden verbessert, Bewegungsgewohnheiten korrigiert. Es entstehen harmonische, fließende Bewegungen, und neue Strukturen der Persönlichkeit werden freigelegt. Das körperliche und seelische Gleichgewicht, das durch die Regulierung des Tonus entsteht, verbessert das allgemeine Wohlbefinden. Im Zusammenhang damit erwächst ein aktives Interesse an der Umwelt und den Mitmenschen.

In der praktischen Arbeit wird der eigene Körper im Kontakt mit der Umwelt erfahren. Es geht um *Tonusregulierung* durch Übung. Dabei spielen *Entspannungen* eine Rolle, die *Atmung* wird bewußt einbezogen und verschiedene Techniken (z.B. Kontakttechnik, Durchströmungstechnik, »Ergänzen«, »Verlängerung«) zur Beeinflussung unterschiedlicher Körperfunktionen entwickelt. Eine Fülle von praktischen Übungen, die gewisse Ähnlichkeiten zum Yoga aufweisen, und Kontrollstellungen tragen zur bewußten Wahrung und zur Entwicklung der beschriebenen Effekte bei.

Die Merkmale eutonischer Bewegungen sind nach *Alexander*:
- Die gleiche Tonuslage im ganzen Körper
- Spannungsgleichgewicht zwischen Agonisten und Antagonisten
- Ungehinderte Zirkulation und ungehinderte, ohne willkürliches Eingreifen geregelte Atmung.

Es sind Merkmale, die uns auch aus anderen Methoden bekannt sind.

Eutonie wird als ein lebenslanger Prozeß angesehen. Die Grundlagen der Eutoniepraxis sollten auch in die Rehabilitation Eingang finden. Sie sollten jedoch immer mit Hilfe eines ausgebildeten Lehrers erworben werden. Das Angebot an Eutoniekursen ist noch relativ gering. Verschiedene Organisationen haben sie jedoch schon auf dem Ausbildungsprogramm. Wir sollten diese Möglichkeiten wahrnehmen!

Entspannung mit Musik

Ca. zwei Drittel der Teilnehmer am Koronarsport sind seit ihrem Aufenthalt in der Rehaklinik mit Entspannungsmethoden vertraut, jedoch üben nur 30% von ihnen mehr oder weniger regelmäßig. Eigene Befragungen ergaben, daß nur 20% sie täglich praktizieren. Mit der Besserung des Allgemeinbefindens bzw. des Gesundheitszustandes scheinen Autogenes Training und andere Entspannungsmethoden oft vernachlässigt zu werden. Dies mag an der möglichen Routine, an Leistungsorientierungen, Monotonieeinflüssen und Zwängen sowie Gespanntheit im Üben liegen oder auch daran, daß dieses nüchtern, wenig variabel und emotionslos ablaufen könnte.

Entspannungsmethoden sollten jedoch in der Anwendung individuell sein und durchaus auch *Freude* und *Wohlbefinden* vermitteln. Diese Möglichkeiten bieten sich in der Entspannung mit Musik an. Erkenntnisse der Musiktherapie, der Musikpsychologie, der Medizin und die Erfahrungen der etablierten Entspannungsmethoden gehen in die folgenden Überlegungen zur Musikentspannung ein:

Musizieren, aber auch vor allem *Musikhören* wirken in starkem Maße emotional und regen unwillkürlich die Phantasie an. Dem Musikerleben sind individuelle Züge eigen, doch allgemein ist die Wirkung auf das Vegetativum des Menschen. Musik kann anregen und beruhigen, sympathikoton oder parasympathikoton (vagoton) wirken, in die völlige Ekstase treiben oder abgleiten ins Nirwana. Musik kann regelrecht körperlich empfunden werden oder setzt psychische, emotionale Prozesse in Gang. Die Wirkung ist u.a. abhängig vom Zustand und von den Erwartungen des Hörenden, auch von den spezifischen Erfahrungen mit der Musik, im positiven und im negativen Sinne. (Ein Kursteilnehmer verließ das Entspannungstraining nach den ersten Takten der Mondscheinsonate; er hatte jahrelang über einem Musikstudenten gewohnt, der acht Stunden täglich übte. Klaviermusik bedeutet für den Teilnehmer seitdem Streß mit allen Konsequenzen.)

Wirkungen auf die Phantasie nutzt man neuerdings in bestimmten Entspannungsmethoden (s.S. 142 ff., *Müller-Hegemann).* Musik kann allerdings die Phantasie und entsprechende Emotionen auch erdrücken, z.B. durch die ständige Hintergrunddudelei, wie sie heute oft üblich ist. Unterschiedliche Musik zeigt unterschiedliche Wirkungen, doch generell können folgende **Effekte** auftreten:
- Depressive Stimmungen lassen sich durch heiter-beschwingte Musik beeinflussen.
- Nervöse Spannungszustände können durch getragene, langsame Melodien ohne wesentliche Umfangsveränderungen in den Tonhöhen und Rhythmen sedierend beeinflußt werden.

- Angst- und Unsicherheitsgefühle werden u.U. von betonten oder beschwingten Rhythmen gemindert oder überdeckt.
- Zustände von Müdigkeit, Schlaffheit oder Antriebsschwäche können durch temperamentvolle Melodien verändert werden.

Dies kennen wir oberflächlich betrachtet aus den Alltagserfahrungen. In der eigentlichen bewußten, sinnvollen Anwendung, z.B. in der Musiktherapie, sieht man die Zusammenhänge spezifischer. Dort wird nach dem sog. Isoprinzip verfahren. Der gezielte Einsatz der Musik geht dabei vom aktuellen psychischen Zustand des Patienten aus, und man wählt die Musik, die diesem entspricht. Und allmählich wird sie verändert und führt die Emotionen in die vom Therapeuten gewünschte Richtung. Solche Absichten seien in unserem Vorhaben ausgeklammert.
Die Wirkungen von Musik, anregend oder beruhigend, sind abhängig von der Art der Musik sowie vom Hörer mit seiner psychischen und physischen Struktur; d.h., seine Erwartungen und Erfahrungen, seine Sensibilität und seine gegenwärtige Situation, auch die musikalische Vorbildung spielen eine Rolle. Wenn das Bedürfnis und die Bereitschaft, Musik aufzunehmen, nicht gegeben sind, wird Musik auch im Entspannungsbemühen als störend empfunden. Dies kennt man aus dem Alltag, in dem Musik z.T. zum Konsum geworden ist. Dort wird sie oft mißbraucht, es können regelrecht negative Abhängigkeiten entstehen. Ersatzbefriedigung durch Musikkonserven (Walkman, Kassettenrecorder) wird offenkundig.
Entspannung durch Musik in der *Gruppe* nutzt positive Effekte, und obwohl Musikerleben stets individuell ist und es dadurch zum Problem werden kann, mit einem Musikstück für alle ähnliche Erwartungen zu erfüllen, so bieten sich folgende **Nutzungsbereiche** an:

1. Musik als *Vordergrundmusik*, der man konzentriert folgt. Sie bleibt dominant, beeinflußt Denken, Fühlen, Phantasie oder verläuft scheinbar wellenartig, schwindet und taucht wieder auf, bleibt in ihrer Art gleich, um gewünschte Wirkungen – Sedierung oder Aktivierung – zu stabilisieren.

2. *Musik als Hintergrund* wird empfunden als Hülle. Sie schirmt ab gegen Außenreize, verstärkt die Innensicht, läßt das Körperliche wirken oder die Effekte einer Entspannungsmethode (Autogenes Training, Psychohygienetraining, Gesichtsentspannung) und begünstigt z.B. das Phantasietraining.

Bei körperlichen Mißempfindungen sind beide Musikmöglichkeiten problematisch.

Das **Musikhören allein** *ohne jegliche Verbindung zu irgendwelchen Entspannungsmethoden* ist eine verbreitete Möglichkeit, die o.g. Effekte zu erzielen. Der Teilnehmer kann sie vor allem auch *privat* nutzen und dabei »seine« Musik hören. Die gewohnte Entspannungshaltung erleichtert das Ganze. Wie bei allen Entspannungsmethoden sollte man sich dabei zurückziehen können und ungestört bleiben. Ohne zusätzliche Entspannungsmethode ist vor allem die Phantasieentwicklung stärker. Führt man diese Musikentspannung regelmäßig durch, so sind die gleichen Effekte wie die der etablierten Methoden möglich. Wird sie nur gelegentlich praktiziert, kann man momentane, aktuelle Störungen und Mißbefindlichkeiten damit angehen. Gelegentlich greifen das Autogene Training, die Tiefmuskelentspannung oder die »Wanderung durch den Körper« nicht, dann bietet sich das Mittel aus der musikalischen Hausapotheke an. Die Anwendungsdauer sollte jedoch ungefähr 20 Minuten betragen. Kürzere Musik entwickelt nicht die gewünschten Effekte, zu langes Hören kann u.U. zu Spannungen führen oder zu Unruhezuständen.

Musik ohne jegliche Einbeziehung von Entspannungstechniken (AT, Tiefmuskelentspannung, Psychohygientraining u.a.) wird gelegentlich auch in den Gruppen praktiziert. Mitglieder von Rehagruppen treffen sich z.B. selbstorganisiert eine halbe Stunde vor dem eigentlichen bewegungstherapeutischen Training in der Gymnastikhalle und nehmen ihre gewohnte Entspannungshaltung auf ihrer Gymnastikmatte ein. Ohne Anleitung lauschen sie einer selbstgewählten Musik und entspannen sich ohne didaktisch-methodische Vorgaben durch ihren Sporttherapeuten. Das spricht für die Kompetenz und das therapeutische Interesse der Gruppe und sollte mit viel Wohlwollen von außen als sehr positiv bewertet werden.

Ausgehend von solchen Möglichkeiten bietet es sich auch an, falls das Interesse dafür besteht, ihnen m.H. eines **Einführungs-** und **Hintergrundtextes** eine wirksame Induktion anzubieten, die vom Kursleiter oder von einem versierten und engagierten Helfer aus der Gruppe mit ruhiger Stimme vorzutragen wird. Auch ein solches unterstützendes Vorgehen hat sich bewährt und kann solchen Teilnehmern helfen, die zunächst Schwierigkeiten mit dem Aufnehmen von Musik haben. Es kann jedoch andererseits auch geschehen, daß Mitglieder wiederum ihrerseits nur die Musik pur hören möchten und nichts anderes als Musik akzeptieren. Darüber sollte dann in jedem Falle die Gruppe befinden.

Als möglicher **Begleittext** bietet sich folgender an:

»Wir liegen entspannt und hören die Musik. Es ist eine für uns bekannte oder auch unbekannte Musik. Wir nehmen sie so wie sie ist. Sie umhüllt uns und wir atmen dabei ruhig und gleichmäßig ein und aus und spüren Schwere und Wärme im ganzen Körper. Ohne Anstrengung lassen wir geschehen und nehmen gelöst und entspannt die uns umgebende Musik auf. Leicht und ohne Mühe spüren wir die Stimmung der Musik und lassen sie in uns wirken.

Musik umgibt uns, Musik ist in uns, Musik nimmt uns gefangen. Alle schweren Gedanken verfliegen, innere Spannungen lösen sich. Musik macht uns immer ruhiger und gelöster. Sie entspannt uns. Wir fühlen uns dabei wohl in unserer Haut, sind ruhig und gelassen.

Gedanken kommen und gehen. Wir bleiben ruhig und gelöst, ruhig und entspannt. Der ganze Körper, das Gesicht, die Arme und die Beine, der Bauch und die Bauchdecke sind entspannt. Es atmet in uns. Atmung ruhig und gleichmäßig. Musik und Ruhe in der Atmung. Musik und Wärme im ganzen Körper. Die Augenlider liegen ruhig und entspannt. Alle Muskeln sind entspannt.
Immer tiefer sinken wir ein in die Welt der Musik. Tiefe Ruhe umgibt uns. Eine Atmosphäre von Ruhe und Wohlbefinden, Ruhe und Entspannung, hüllt uns ein. Musik außen und innen. Musik erfaßt uns immer mehr. Wir öffnen uns der Musik. Harmonien, Melodien und Klänge wirken wohlig in uns, Rhythmen und Akkorde umhüllen uns. Wir sind vollkommen ruhig und entspannt, ruhig und heiter, vollkommen ruhig und gelassen. Wir lassen die Musik weiter in uns schwingen...
Gleich werden wir zurücknehmen. Wir fühlen uns wohl. Wir haben uns vollkommen erholt. Wir sind freudig entspannt, sind nun fit und munter und in guter Laune, fühlen uns erfrischt und frei wie an einem schönen Frühlingsmorgen.
Und nun werden wir aktiv. Wir räkeln und strecken uns, atmen tief durch und stehen erhaben uns langsam. Wir gehen durch den Raum, nehmen uns wahr, und voller Freude und Zufriedenheit lassen wir beschwingt das Erlebte in uns nachwirken.«

Musik und Entspannungsmethoden

In Verbindung mit einer Entspannungsmethode intensivieren sich die Effekte. Es existiert keine einhellige Meinung darüber, ob die Musik mit dem Entspannungsverfahren (z.B. Autogenem Training) gleich von Anfang an, während des Übens oder erst in der Leerphase (Hypnoid) einsetzen soll. Als Vorteil wird oft die Tatsache angesehen, daß während des Übens die Musik als Hintergrund genutzt wird und nach außen hin gegen störende Beeinträchtigungen abschirmt. Sie erleichtert die konzentrative Hinwendung auf übungs- oder methodenspezifische Aufgabenbereiche und verstärkt die allgemeinen Entspannungssymptome bei jeweils individueller Ausprägung. Eigene Fragebogenerhebungen ergaben zunächst, daß die meisten Teilnehmer die Musik nicht nur als umhüllend und abschirmend betrachten, sondern sie vor allem im Leerraum nach dem Üben der körperlichen Formeln (Autogenes Training) zur Entspannungsvertiefung benutzen und diesen Zustand in Verbindung mit dem Hören der Musik regelrecht genießen.

Neuere Befragungen zeigten veränderte Orientierungen. Nachdem beim Üben in der Koronargruppe sowohl zu Beginn der Entspannungsstunde als auch am Ende die Entspannungsmusik eingespielt wurde, sprachen sich nunmehr 80% der Teilnehmer für Musik am Anfang aus. Hier erleichtert Musik den Einstieg in die Entspannungsmethode oder kann eigenständig als Entspannungstraining mit Musik bezeichnet werden.

Der **Vergleich mit dem Sport** ist durchaus gerechtfertigt, Musikhören ist gleichfalls einfach, unkompliziert, weit verbreitet und jedem möglich. Vom **Training** im weiteren Sinne als einem gelenkten zielgerichteten Prozeß der Entwicklung und Vervollkommnung von Eigenschaften oder Fähigkeiten, kann auch in unserem Zusammenhang gesprochen werden. Trainingsmittel sind die Übungen des Autogenen Trainings oder anderer Methoden bzw. die entsprechend **ausgewählte Musik.** Weitere Parallelen zeigen sich darin, daß auch hier Trainingskonzeption, Trainingsprinzipien, Trainingsprozesse und andere Begriffe in derselben Weise genutzt werden können und Regelmäßigkeit, Systematik und Bewußtsein nötig sind, um diese Methode zu erlernen und zu stabilisieren. Bewußtheit meint hier auch die Konzentration auf die Musik, auf den Körper und auf die in Verbindung mit Musik oder Entspannungsmethode auftretenden Gefühle und Gedanken. Training meint insofern insgesamt Optimierung des Ganzen und wird hier als Begriff durchaus legitim.

Ausbildungsziele der Musikentspannung

Wiederherstellung des Gleichgewichts zwischen Spannung und Entspannung

Durch die Wirkungen der Musik (auch in Verbindung mit einer Entspannungsmethode) wird ein hoher vegetativer Tonus gesenkt, ein stark abgefallener angehoben zum Eutonus, zur vegetativen Homöostase. Dysregulationen sind gegenwärtig aktuell und äußern sich neben körperlich-organischen Beeinträchtigungen in motorischer oder innerer Unruhe, Hektik, Aufgedrehtsein, in Antriebs- oder Appetitlosigkeit, Schlafproblemen, Mangel an Initiative und dergleichen mehr. Notwendig sind deswegen die Möglichkeiten des Umschaltens in die Gegenrichtung, im Sinne des Spannungsausgleichs und der Spannungsregulation.

Entwicklung von Körperbewußtsein bzw. Entspannungsbewußtsein

Über die Orientierung am Körper in der Entspannung, in der ich meinen Körper spüre, mich auf bestimmte Bereiche konzentriere und dort Schwere oder Wärme, Spannung und Entspannung fühle, entwickelt sich eine »Entspannungsmentalität«, die auch außerhalb des Entspannungstrainings das Verhalten im Alltag beeinflußt.

Herstellung eines individuellen Wohlbefindens

Wohlbefinden äußert sich im Zustand psychischer Gelöstheit, emotionaler Gestimmtheit und körperlicher Entspannung. In das sich im musikalischen Erleben und Wahrnehmen entwickelnde Sichwohlfühlen fließen körperliche, geistige und soziale Aspekte ein und machen die enge Verbindung von Körper und Geist, Individuum und Umwelt deutlich. Das Genießen des Augenblicks führt in der Musikentspannung zu positiven Wirkungen und Entwicklungen.

Geistige Anregung und Aktivierung

Geist und Denken werden stimuliert (vergleichbar mit den Wirkungen der Stirnübung im Autogenen Training). Durch Musik angeregt, kommt es zu gedanklichen Ausdehnungen und Assoziationsketten, geistigen Aktivitäten, mentalem Tun, in dem sich nicht selten diffizile gedankliche Probleme lösen oder der Übende sich anschließend vorher nicht angenehmen Aufgaben stellt (Beispiel: aufgeschobenes Ausfüllen eines Einkommensteuerformulars, Schreiben eines problematischen Briefes, Einkaufen im Weihnachtsstreß und dergleichen mehr). Auch schöpferisches Tun drängt zur Vollendung (Musizieren, Schreiben, Garten pflegen usw.).

Entwicklung einer positiven emotionalen Grundstimmung

Die positive Grundstimmung bleibt vor allem freudebetont und überträgt sich in den Alltag. In Verbindung damit kommt es vor allem zu Haltungen und Einstellungen, die zu Differenzierungen und Relativierungen führen können. Man nimmt sich oder andere nicht mehr so wichtig, kann Probleme und Belastungen vernünftig einordnen. »Ruhe und Gelassenheit« und »Freude am Sein« sind Formeln, die aus dem Autogenen Training stammen und hier das gleiche bedeuten. Die Gefühle der Ruhe, des Abschaltens, des Wohlfühlens und der Gelassenheit reichen bis zu Andeutungen der Rauschhaftigkeit und Entspannungseuphorie (»Es ist teilweise wie eine Droge« meinte ein Teilnehmer). Im Zusammenhang mit der positiven Grundstimmung entwickeln sich positive Beziehungen zur Musik. Ein neues Interesse an der Musik formt sich. Etymologisch meint »Interesse« als lateinisches Kompositum »dazwischen-, dabeisein, teilnehmen, von Wichtigkeit sein«; es hat auch die Bedeutung von »Zinsen, Nutzen, Gewinn, Vorteil«.

Das neue Interesse bestimmt das Verhältnis zwischen dem Übenden und der Musik sowie vor allem das Erleben der Musik und des Körpers, das sicherlich Wandlungen unterworfen sein kann.

In der Musikentspannung wird der Unterschied zwischen Musik und Sprache offenkundig. Sprache ist zunächst Träger von Information, kann auch beeinflussen, Suggestivwirkungen besitzen. Bestimmte Entspannungsmethoden beziehen sich darauf. (Auch in der Musikentspannung werden die aus anderen Methoden bekannten Vorsatzbildungen oder formelhaften Vorsätze genutzt.) Musik dringt ein in die Gefühlswelt, beeinflußt die emotionale Situation und die Erlebnisfähigkeit. Unmusikalische Menschen gibt es wohl nicht. Ist einmal der Zugang über die Emotionen zur Musik erreicht, gibt es keine sog. schwere Musik mehr. Auch bei solcher wie bei jeder Musik ist das Geschehenlassen wesentlich. Bildung und Vorkenntnisse sind nicht nötig.

Der Teilnehmer sollte von vornherein wenig von der Musik erwarten. Erwartungsspannungen führen zu Schwierigkeiten. Geschehenlassen prägt das Ganze. Als Übungsmusik wählt man jedoch diejenige, zu der man Zugang hat, die die angenehmsten Empfindungen vermittelt. Dies ist zunächst im Einzelüben möglich.

Doch auch in der Gruppe wirkt Musik stets individuell. Es gibt kaum Musik, die jeden in gleicher Weise anspricht. Der einzelne reagiert unterschiedlich. Er bringt verschiedene Vorerfahrungen, anderes Wissen und Bildungsinhalte ein. Folglich muß man als Kursleiter versuchen, für die Entspannung in der Gruppe das Geeignete, auf alle in ähnlicher Weise Wirkende zu finden. In unserer Arbeit mit Gruppen hat vor allem folgende Musik zur Entspannungsunterstützung beigetragen:

Beethoven, Sonate in cis-Moll Op. 27 (Mondscheinsonate, das Adagio) und die Sonate Pathetique in c-Moll, Op. 13 (das Adagio); – die Musik von Jean-Christian Michel, Q̃uatuor avec Orgue; – die Meditationsmusik von Flackus/Fink; – Toni Scott, Zen-Meditationsmusik und seine Yoga-Meditationsmusik.

Die Art der Musik

Sie ist wesentlich für die Effekte. Vokalmusik wird allgemein als ungünstig empfunden. Die menschliche Stimme wirkt nicht immer entspannend, negative Assoziationen können hervorgerufen werden. Vokalmusik ist stark inhaltsbezogen und kann im Üben gedankliche Inhalte kanalisieren.

Orchestermusik ist allgemein neutraler in ihrer Wirkung. Bei der Nutzung einzelner Instrumente ergeben sich besonders schöne Entspannungswirkungen durch Holzblasinstrumente, wie Flöte und Klarinette. Auch Saiteninstrumente wie Bratschen und Celli mit ihrem weichen Klang können entspannen, ja sogar der Synthesizer kann sich anbieten. Entspannende Melodien haben oft einen relativ kleinen Tonumfang, so z.B. können Schlaflieder in ihren engen Tonräumen und auf den genannten Instrumenten vorgetragen benutzt werden. Jedoch ist die Wirkung auch hier rein subjektiv.

Nach *Willms* (109), einem namhaften Musiktherapeuten, eignen sich Solokonzerte besser als Sinfonien, und langsame Sätze wie Largo, Andante und Adagio sind am eindruckvollsten. Die Wahl der Musikinstrumente sei besonders relevant. An der Spitze der Entspannungseffekte stehe die Oboe, dann folgen das Klavier, das Cello und die Violine, die Klarinette und die Orgel. Gesang sei dem Entspannungseffekt manchmal abträglich. Das Instrument sollte bei den Musikstücken abwechseln. Zwischen zwei Musikstücken sollte eine Pause von etwa zehn Sekunden eingelegt werden. An erster Stelle sollten die Tonarten C-Dur, D-Dur, B-Dur und F-Dur stehen. Klavier, Gitarre und Harfe könnten auch solo gespielt werden. Für andere Instrumente sei das Orchester besser.

Für die Gruppe sollte sich der Kursleiter ein bestimmtes Repertoir zusammenstellen, das den Wünschen aller gerecht wird. In Befragungen kamen recht unterschiedliche Ansprüche zum Ausdruck, die von »ernster Musik« und »Klassik« (mit Beethoven, Mozart, Haydn, Schubert) zu »langsamer Rumba, Blues und Tanzmusik« reichten. Am meisten wurde die Musik des Barock, der Klassik und der Romantik bevorzugt. Volksmusik und Kaffeehausmusik fanden den geringsten Anklang. Fernöstliche Musik (z.B. Kitaro) findet zunehmendes Interesse.

Unter Umständen, vor allem bei Anfängern, erleichtert sich der Einstieg über die Verwendung der jeweils gleichen Musik. Durch bedingt-reflektorische Wirkungen ergeben sich dadurch bessere Übungseffekte. Später erfolgt der Übergang von bekannter auf unbekannte und ebenso von ruhiger zu aktivierender Musik. Durch das Festhalten an eine bestimmte Systematik werden festgefahrene Meinungen und Voreingenommenheiten (»Barockmusik stört mich immer«) überwunden, und die Teilnehmer werden unbekannter und neuer Musik gegenüber aufgeschlossener.

Ein vom Kursleiter zusammengestelltes Band für den Kassettenrecorder kann diese Möglichkeiten berücksichtigen. Am Ende der Kassette könnte aktivierende Musik das Zurücknehmen erleichtern. (Hier ergaben sich jedoch auch z.T. Einwände »Hazy Osterwald und diese Dixielands kann ich nicht mehr hören«.)

Die Musik muß nicht unbedingt in Stereo ablaufen. Jedoch muß sie etwa in Zimmerlautstärke zu hören sein. Leise Musik strengt an. Auf dem Gerät sind Tiefen zu betonen. Auch das Radio kann mit seinen Musiksendungen ausgenutzt werden, vorwiegend im häuslichen Üben.

Die Entspannung mit Musik kann etwas länger als z.B. Autogenes Training oder andere konventionelle Methoden verlaufen. Die *Dauer* beträgt bei reiner Musikentspannung 15–20 Minuten (ist sie gekoppelt mit einer Methode, bestimmt deren Ablauf die Gesamtlänge). Bei kürzerer Anwendung entsteht häufig innere Hast, die Effekte bleiben aus. Es entsteht keine Tiefentspannung. Auch längeres Üben als etwa 20 Minuten intensiviert keinesfalls die Wirkungen. Günstig ist es, die Zeit in etwa gleich zu halten. Dann entwickelt sich so etwas wie Zeitgefühl, und der Teilnehmer kann sich dem Üben besser hingeben – und jegliche Zwänge meiden.

Morgens, mittags und abends kann im Alltag trainiert werden, und Ausreden »keine Zeit zu haben«, dürfen nicht gelten. Zeit für *sich* zu haben, darf nicht zum Problem werden. Nach eigenen Befragungen üben 50% abends, 40% mittags und 10% am Morgen, dabei 75% in Rückenlage und 25% im Sitzen.

Probleme beim Üben bereitet dem Teilnehmer das gelegentliche Abschweifen von seiner »Aufgabe«. Dann hilft entweder die bewußte Hinwendung auf den Rhythmus der Musik, auf die Melodie oder auf bestimmte dominante Klänge. Auch die Konzentration auf den eigenen Körper, das bewußte Erfühlen verschiedener Körperpartien, die »Wanderung durch den Körper« von den Füßen bis zur Kopfhaut, das Aufgreifen von Schwere oder Wärme, die Orientierung am Atmen kann das verhindern.

Nur *Musiker* haben gelegentlich Schwierigkeiten, wenn sie in das Entspannen Eigenerfahrungen einbringen oder das Gehörte rationell sezieren. Auch dann hilft die Hinwendung zum Körper.

Zwänge sind in jeder Form hinderlich. Ein Schuldbewußtsein, nicht geübt zu haben und nun besonders bewußt üben zu wollen oder ein bewußtes Unterdrücken von Außenreizen erschweren jegliches Entspannungsbemühen. Dann besser sofort abbrechen und später neu beginnen.

E-Musik	
Vivaldi	Konzert für Pikkoloflöte und Orchester, C-Dur
Telemann	Konzert G-Dur, Bratsche und Orchester, Largo
Bach	Air aus der Orchestersuite Nr. 3 Rondo aus der Orchestersuite Nr. 2
Händel	Concerto grosso B-Dur, Nr. 1, 2. Satz, Largo Concerto grosso B-Dur, Nr. 2, 2. Satz Concerto grosso G-Dur, Nr. 3, 3. Satz Flötensonate »Hallenser« Nr. 3, Largo
Beethoven	Klaviersonate Nr. 14, op. 27, »Mondscheinsonate« Adagio sostenuto Klaviersonate Nr. 8, op. 13, »Pathetique« 2. Satz, Adagio sostenuto Violinromanzen Nr. 2, F-Dur und G-Dur
Mozart	Klavierkonzert A-Dur, KV 488, Adagio, Largo »Eine kleine Nachtmusik«, Andante Klavierkonzert A-Dur, KV 622, Adagio
Brahms	Konzert für Violine und Orchester, D-Dur, op. 72, 2. Satz Konzert für Violine, Cello und Orchester, a-Moll, 2. Satz
Schubert	Impromptus Moment musical Sinfonie Nr. 5, B-Dur, 2. Satz
Chopin	Préludes, z. B. »Regentropfenprelude«, op. 28, Nr. 15
Debussy	Clair de lune
Massenet	Meditation aus »Thais«
Schmidt, Fr.	Zwischenspiel aus der Oper »Notre Dame«

Tab. 5 a Musikauswahl für das Entspannungstraining: E-Musik

Das Zurücknehmen nach der Musikentspannung

Nach allen Formen der Musikanwendung soll zurückgenommen werden, wie dies aus anderen Methoden bekannt ist. Die Musik kann auch überleiten in eine anregende mit entsprechenden rhythmischen Ausprägungen. Sie ersetzt oder unterstützt das Zurücknehmen. Auch dabei variiert die Musik von Barock und Klassik bis zu Folk, Swing, Rock, Jazz und Marschmusik.

Das Zurücknehmen im Anschluß an das Üben kann durchaus auch überleiten in eine verstärkte körperliche Aktivierung. Gymnastische Übungen, kreisende, dehnende, lockernde Bewegungen, Laufen, Hüpfen, Schwingen erleichtern den Übergang zur Norm und sind tagsüber immer zu empfehlen. Wird abends geübt, kann zu Hause das Entspannungstraining ohne Zurücknehmen das Einschlafen begünstigen.

In reiner Musikentspannung ist das Zurücknehmen weniger hart und aktiv. Ein angenehmes Sichräkeln und -strecken, das ohne Benommensein regelrecht genossen und ausgekostet wird, beendet den schlafähnlichen Zustand des Entspanntseins. Es führt zur Rückkehr in die aktive Realität, vitalisiert und aktiviert körperlich und geistig, mobilisiert alle Körperfunktionen innerhalb ihrer Norm.

U-Musik

Pink Floyd	Wish You were here
Michael Jarre	Oxygene
Deuter	Cicada
Eberhard Schöner	Meditation
Simon and Garfunkel	Bridge over troubled Water
Cat Stephens	Moonshadow u.a.
Michael Rother	Flammende Herzen, Erlkönig, Fernwärme
Elton John	Friends, Tonight, Song for Guy
Robert Schröder	Floating Music
Richard Schneider	Silent Cry
Tangerine Dream	Hyperborea
Vangelis	Chariots of Fire
Peter Hamel	Beyond the Wall of Sleep
Who	Tommy
Between	Contemplation, Orphikon
Joan Baez	On the Banks of Ohio, Any day now u.a.
Harry Belafonte	Scarlett Robbons u.a.
Gheorge Zamfir	Auswahl u.a. Konzert B-Dur von Vivaldi oder Bach »Jesus bleibt meine Freude«
Leonard Cohen	Susanne u.a.
Richard Claydermann	Lyphard Melody, A Comme Amour, Bianconi Melody u.a.
Moody Blues	Day of Future passed
J. Chr. Michel	Requiem, Aria, Bach Aria, Oratorio de Noel u.a.
Flackus/Wiesenhütter	Meditationsmusik

Toni Scott	Music for Zen Meditation and other joys Music for Yoga Meditation
Ash Ra	Tempel-Schwingungen
Paul Horn	Inside the Great Pyramid: Meditation, Psalms, Kings Chamber u.a.

Tab. 5 b Musikauswahl für das Entspannungstraining: U-Musik

Innerhalb der Rehabilitationsgruppe, in der wir seit einiger Zeit die Entspannungsstunde *vor* dem sportlichen Training regelmäßig durchführen, ist der Übergang mit aktivierenden Melodien zur Gepflogenheit geworden. Das sich anschließende lockere, aber aufschlußreiche Gespräch über das eben Erlebte wird von den Teilnehmern als wohltuender Einstieg und Vorbereitung auf die Sportstunde empfunden.

Entspannungstraining mit Musik ist eine weitere von diversen Möglichkeiten, Entspannung zu finden. Auch hier und in Kombinationen mit anderen Methoden kann der Teilnehmer sowohl spezifische Variationsmöglichkeiten entwickeln als auch individuelle »Eigenkonstruktionen« herausfinden, die seinen Bedürfnissen entsprechen.

Die Musikauswahl

Die Musikauswahl ist nicht unproblematisch. Hier muß der Kursleiter mit einem gewissen Einfühlungsvermögen vorgehen. Erfahrungen aus der Praxis zeigen, daß sich anfangs ein langsamer »Chopin« bewährt oder das »Air« von Bach, auch Pink Floyd »Wish you were here« kann beeindrucken. Eigentlich kann man dem Kursleiter empfehlen, mit der Musik oder der Platte zu beginnen, die er am liebsten hört. Damit steht er hinter der Musik. Die Anwendung kann sich natürlich auch formal an Tempo, Rhythmus, Klangfarbe und Lautstärke orientieren.

Insgesamt reicht der Bestand der »meditativen Arznei« von Barockmusik und Klassik bis zur Moderne. Die Auswahl in Tabelle 5 muß in jedem Fall als unvollständig angesehen werden. Eine reichliche Musikauswahl findet sich außerdem bei *Willms* (108), *Brenner* (9), *Schwabe* (87) und *Christoph Rueger* (83) in seiner »musikalischen Hausapotheke«.

Meditationen in Rehabilitationsgruppen

Bezüglich der Meditation vertreten die Mitglieder der Herzsportgruppen oft die Meinung, daß dafür eine entsprechende Mentalität vorhanden sein müsse, daß es sicherlich nur über religiös orientierte Grundlagen möglich sei, daß es in chinesische oder japanische Klöster passe und daß das Erlernen zeitlich überdimensioniert sei, wenn nun zum Entspannungstraining, das ihnen aus eigener Erfahrung sehr viel bedeute, noch ein weiterführendes Meditationslernen hinzu käme.

Man sollte jedoch ein solches Angebot, wenn es denn schon ermöglicht werden kann, gerade im Bereich der Rehabilitation nicht ausschlagen, denn es gibt durchaus Kliniken, die über positive Erfahrungen mit der Anwendung von Meditationen berichten.

Und wir gehen davon aus, daß ein jeder, auch und vor allem der Kranke oder Rekonvaleszente, manchmal unbewußt oder gezielt seinen Gedanken nachgeht. Haben wir nicht alle häufig innere Bilder, angenehme oder unangenehme vor unserem geistigen Auge? Sind wir nicht gelegentlich gedanklich oder auch körperlich weggetreten oder fühlen wir uns über ruhiges Atmen, über bestimmte Körper- oder Bildwahrnehmungen oder Tagträume, die entstehen, in einer anderen Welt, abgehoben oder entrückt, konzentriert, angeregt oder irgendwie beeinflußt? Gibt es nicht für jeden Menschen Situationen, in denen er oder sie es schafft, sich in sich selbst zurückzuziehen und in diesem Zustand der Tiefentspannung oder der Meditation im Sitzen oder Liegen gedanklich abzuschalten und das geschehen zulassen, was uns, ihr oder ihm wohltut und irgendwie helfen und stabilisieren kann? Und wenn es so ist, dann haben wir damit schon vieles von dem, was Meditation ist und bewirken kann, erfahren.

In fernöstlichen Traditionen wird Meditation als eine spirituelle Übung betrachtet, mit der man höchste Bewußtseinsstufen erreicht.

Es muß für uns jedoch nicht Zen-Meditation oder die Meditation nach dem Vorbild der indischen Yogis oder der japanischen Mönche sein. Wir wollen über einen mehr oder weniger **praktischen Zugang** eine vertiefte Beschäftigung mit uns selbst erreichen oder auch nur unsere Atmung, ja, sogar z.B. nur unser Sitzen oder ruhiges Gehen meditativ einbringen und umgestalten.

Meditation ist weder ein formal festgelegtes mechanisches Vorgehen, wie einige Entspannungsverfahren es sind, noch ist Meditation erfolgsorientiert. Es ist genauso wie die Entspannung ein Geschehenlassen auf der Grundlage unterschiedlicher Vorgehensweisen und Anwendungsbereiche. Es hat an sich zunächst auch sehr wenig mit bestimmten präventiven oder therapeutischen Orientierungen zu tun, d.h. mit der Anwendung bei bestimmten Krankheiten oder Problemen wie hohem Blutdruck, dem Körpergewicht oder bei Angina-Pectoris-Zuständen. Solche zweckbestimmte Anliegen stehen normalerweise gedanklich nur im Hintergrund. Entscheidend ist das eigentlich neutrale, sachunabhängige Meditieren, das zunächst aus sich selbst heraus wirkt – und, natürlich, das kann man nicht verleugnen – sicherlich für bestimmte Anwendungsvorhaben relevant sein kann.

Meditation ist nach *Kabat-Zinn* (44) »ein Vorgang der bewußten Beobachtung von Geist und Körper, in der man alle Erfahrungen so, wie sie auftauchen, zuläßt, ohne bewußt einzugreifen. Es geht dabei nicht darum, Gedanken zu unterdrücken oder zu manipulieren, sondern darum, die Aufmerksamkeit auf ein Objekt, z.B. den Atem, zu konzentrieren (...) In der Meditation geht es darum, da zu sein, wo man gerade ist, und nicht darum, irgendwoanders hinzukommen«. Es ist weniger das Tun, als vielmehr das Sein, und es ist wichtig, daß das, was geschieht, geschieht. Man läßt Körper, Geist und Seele zur Ruhe kommen, sucht das »Ich«, das »Selbst«, die »Mitte« in innerer Harmonie zu erreichen.

Meditation entwickelt neue Befindlichkeiten, konzentrative Fähigkeiten und Zustände der inneren Aufmerksamkeit, die sich über bestimmte Achtsamkeiten entwickeln und die dazu führen, daß äußere Beeinträchtigungen und störende Gedankenabläufe innerlich abgebaut werden können. Ein meditativer Zustand läßt sich nicht erzwingen. Er muß sich einstellen wie der Schlaf. Es geht dabei weniger um ein logisches Denken als vielmehr um ein intuitives Erkennen mit einem gewissen Spürsinn. Die Meditation führt uns in unser Inneres, in unser eigenes Sein und Wesen. Geübte sprechen von spiritueller Bewußtheit und transzendenziellen Erfahrungen.

So weit muß es für uns, die wir einen Einstieg in die Meditation versuchen, zunächst nicht ausschließlich gehen. Es kann für **Rehabilitationszwecke** schon ausreichen und als wohltuend empfunden werden, wenn sich Empfindungen der Gelassenheit und Ausgeglichenheit, des Wohlbefindens, der Freude und der körperlichen und geistigen Ruhe entfalten. Zweifelsohne ergeben sich dabei indirekt spezifische Möglichkeiten, krankheitsbedingte Mißbefindlichkeiten zu mäßigen, z.B. Kopfschmerzen, Hautjucken, allergische Störungen, aber auch pektanginöse Schmerzen und Nervositäten und die damit entstehenden Unsicherheiten im Verhalten und der Compliance zu korrigieren. Und auch im Alltag können durch die Einflüsse des Meditierens streßbedingte und andere geistig-körperliche Belastungen besser bewältigt werden und das Leben erträglicher und besser gestalten.

In solchen aktuellen oder auch therapieorientierten Möglichkeiten spielt die **Achtsamkeitsmeditation** – »Tun Sie nichts, aber seien Sie achtsam« nach *Kabat-Zinn* (44) eine wesentliche Rolle. Sie ist aber auch gleichzeitig eine Vorgabe. Er spricht von sieben **inneren Einstellungen,** die während der Meditation bewußt einbezogen und entwickelt werden, um **positive Effekte** auf den/die Übenden zu übertragen. Es sind dies:

Das **Nichtbeurteilen:** Achtsamkeit wird erreicht, indem man den eigenen Erfahrungen gegenüber die Rolle eines neutralen Beobachters einnimmt.
Die **Geduld:** Es ist sinnlos, ungeduldig zu sein, denn manche Dinge benötigen Zeit, um sich entwickeln zu können.

Den **Geist des Anfängers** bewahren, damit man frei von den Erwartungen vergangener Erfahrungen ist.
Das **Vertrauen** in die **eigene innere Stimme,** denn das Wesen der Meditation besteht darin, nicht jemand anders, sondern man selbst zu sein.
Nicht-Greifen: Meditation heißt aktives Nichts-Tun. Man lernt so zu sein, wie man ist. Dies bezeichnet man als Nicht-Greifen.
Die **Akzeptanz** bedeutet, Menschen und Geschehnisse möglichst unvoreingenommen zu betrachten und sich nicht gegen Dinge aufzulehnen, die nun mal anders sind, als wir sie gern hätten.
Das **Loslassen:** Die Gewohnheit, sich an manche Dinge zu klammern und andere abzulehnen, gibt es in der Meditation nicht. Man läßt jede Erfahrung so, wie sie ist, zu. Loslassen bedeutet akzeptieren.

Allen Meditationsformen gemeinsam ist die Konzentration auf ein **Objekt,** auf einen Fokus, ist das gedankliche Einengen z.B. auf den Körper und seine Abläufe, auf einen Gedanken oder ein vorgestelltes Bild. Diese Prozesse können mit Hilfe eines Meditationsgegenstandes oder einer Meditationshilfe induziert werden. Bekannt ist sicherlich der Begriff des »Mantras«. Es ist ein unbekanntes oder ein vertrautes Wort oder ein Spruch, der als **Konzentrationsobjekt** verwendet wird. Ursprünglich als ein heiliges Wort in Riten und magische Handlungen eingebaut, wird es im Meditieren verwendet, um die Introversionen und die meditativen Prozesse zu stabilisieren und z.B. in manchen Vorgehensweisen das Abweichen in der Gedankenfülle und in den Assoziationsketten während des Meditierens zu verhindern. Jedes vom Übenden ausgewählte Wort ist dafür geeignet. In bestimmten Meditationssystemen wird das Mantra dem Anfänger von einem Lehrer verliehen. In unseren Gruppen haben sich ganz individuelle »selbsterstellte« Worte bewährt, vor allem das bekannte »Shalom«, das mit seiner Bedeutung »Frieden« im individuellen Üben auch tiefere Belange tangieren kann. Man kann sicherlich auch mit den Worten »Banane« oder »Coca-Cola« ähnliches erreichen.

Auch Klänge, ein vorgestelltes oder reales Bild, die Konzentration auf eine Flamme, die Atmung oder auch nur das bewußte Vor-sich-Hin-Gehen können helfen, sich von den Beeinflussungen der Umwelt zu lösen, sich selbst nur noch als »einfach zu sein« zu empfinden, in diesem Augenblick, ohne in bestimmten Gedanken und Bildern aus der Vergangenheit zu verweilen oder die Zukunft zu antizipieren. Was vor kurzem war oder im nächsten Moment sein wird, ist unbedeutend, ist für mich nicht existent. Ich bin hier und jetzt, in diesem Augenblick.

Meditations- oder Entspannungshaltungen

können die gleichen wie im Entspannungstraining sein. Buddha habe empfohlen, sowohl im Liegen oder im Sitzen als auch im Stehen oder im Gehen zu üben bzw. zu meditieren, bestätigte auf Anfrage ein buddhistischer Meditationslehrer. Es muß nicht immer der Lotussitz oder eine aus dem Yoga stammende Asana sein.
Die eigentliche Meditationshaltung beachtet stets den geraden Rücken mit aufrechter Wirbelsäule, sei es im Knien oder im aufrechten Sitz u.U. mit Unterstützung durch ein hartes Kissen, auf dem man bei Knieproblemen oder Durchblutungsstörungen in den Beinen etwas besser üben kann.

Körperliche oder muskuläre Ruhe ist Voraussetzung. Diese kann auch erreicht werden in der Rückenlage, die vielen Menschen aus unserem Kulturkreis angenehmer zu sein scheint. In dieser Haltung oder auch im Sitz auf einem Stuhl ist es ohne quälende Schmerzen in den Beinen möglich, zu meditieren und äußere Beeinträchtigungen wie Lärm, ungünstige Temperatureffekte, Schweißtropfen auf der Stirn oder das störende Brummen einer Fliege zu negieren. Diese sich entwickelnde Fähigkeit ist eine Form von Selbstdisziplin, die jeden geübten Meditierenden auszeichnet.

Sie erleichtert ihm das Üben, wenn man überhaupt das Meditieren als Üben bezeichnen kann. Doch eine Fertigkeit, auch die des Meditierens, ist ohne Üben nicht erreichbar. Üben ist Wiederholen, Einschleifen, Festigen in gleicher Weise, zur gleicher Zeit, am gleichen Ort, zumindest beim Anfänger. Das Ergebnis dieser Bemühungen, wenn man überhaupt davon sprechen kann, ist dann abrufbar und, wann auch immer, in entsprechender Weise nutzbar. Es kann in Alltagsituationen wirken, kann Ruhezustände vertiefen und neue individuelle Verhaltensweisen entwickeln helfen.

Verschiedene **Arten der Meditation** sind auch für unsere Gruppen möglich. Zunächst kann sich das Meditieren an einer Körperfunktion orientieren, z.B. an der Atmung. Es kann sich auf Empfindungen, Gedanken und Vorstellungen beziehen, z.B. auf Gesundheit, Liebe, Heimat u.a. Es kann äußere Objekte, Gegenstände, Töne und Klänge, Worte und Formeln konzentriert nutzen; und schließlich kann versucht werden, fest etablierte Methoden wie die Zen-Meditation oder die Transzendentale Meditation zu praktizieren. Die letztgenannten sind ausschließlich nur bei versierten Lehrern zu lernen.

Didaktische Vorüberlegungen zum Meditieren in der Gruppe

In der Suche nach praktisch durchführbaren meditativen Verfahren für unsere Rehagruppen können wir recht flexibel vorgehen und experimentieren. Dabei kommen uns u.a. die Erfahrungen aus dem Training des Autogenen Trainings zugute. Autogenes Training und Meditationen weisen einige Gemeinsamkeiten auf. In beiden Verfahren ist die Entwicklung und Ausnutzung der passiven Konzentration genauso wichtig wie das in der Anwendung maßgebliche **Geschehenlassen;** und der im Autogenen Training oft erreichte Zustand der Tiefentspannung gleicht dem der Meditation. Auch die Körperwahrnehmung, die wir aus den Entspannungsmethoden kennen, ist methodisch relevant, zumindest für einige körperorientierte Meditationen.

Normalerweise zählen meditative Übungen wie Konzentration auf die Atmung, das Wiederholen eines Mantras oder auch das intensive Betrachten von Bildern zu den Vorbereitungsübungen für die Entwicklung von spirituellen Fähigkeiten. Sie werden als Mittel der **Zentrierung** angesehen, d.h., sie gelten als vorbereitende Möglichkeiten für umfassende Meditationen. Für den geübten Meditationsmenschen, der sich bei Bedarf im Sinne des Geschehenlassens offen und unmittelbar in einen Meditationszustand versetzen kann, sind sie gegenstandslos und verzichtbar.
Wir nutzen sie hingegen als praktikable, direkte Möglichkeiten und eigenständige Verfahren, sowohl für den Alltag als auch für zweckorientierte Ziele in der Rehabilitation.

Um ein Meditieren generell zu ermöglichen, sind nach *H. Benson* (6) relativ wenige Voraussetzungen notwendig: ein ruhiger Raum, eine entspannte und bequeme Haltung, ein Wahrnehmungs- oder Konzentrationsobjekt und eine passive, ruhige Einstellung im Sinne des Geschehenlassens.

Man sollte unterschiedliche Formen ausprobieren und sich dann entscheiden, welche Methode zu einem paßt. Positiv kann es auch sein, wenn zuvor Entspannungsmethoden praktiziert wurden, ein Entspannungsverfahren mit einer Meditationsmethode zu verbinden. Es ist dann aber auch günstig, anfangs vorzugsweise lediglich ein und dieselbe Art der Meditation zu erlernen und zu üben.

Für die Praxis in den Rehagruppen und anderen Kursvorhaben, aber auch in individuellen, autodidaktischen Versuchen, sind zunächst die **folgenden Meditationsansätze** und -versuche interessant. Im folgenden wird einleitend das Prinzip des Meditierens gut verdeutlicht durch ein Beispiel aus der Eßmeditation, das *Kabat-Zinn* in anschaulicher Weise vorstellt.

Rosinenmeditation

Um falsche Vorstellungen jedweder Art gleich am Anfang zu korrigieren, empfiehlt er, »an jeden Patienten drei Rosinen zu verteilen, die langsam und bewußt, eine nach der anderen gegessen werden müssen, wobei jeder sich genau beobachten soll«.

»Zuerst werden Farbe, Haut und Beschaffenheit jeder Rosine genau betrachtet, so, als hätte man noch nie eine Rosine gesehen. Gleichzeitig versucht man, sich alle Gedanken und Assoziationen in bezug auf Rosinen ins Bewußtsein zu rufen, ob diese nun angenehm sind oder nicht. Dann lassen wir uns Zeit, um ihren Geruch wirklich wahrzunehmen, und schließlich wird sie ganz bewußt zum Mund geführt. Man konzentriert sich auf den Arm, der die Hand zum Mund führt, man registriert, daß sich vermehrt Speichel bildet.

Als nächstes nehmen wir die Rosine in den Mund, kauen sie ganz langsam und werden uns des Geschmacks dieser einen Rosine völlig bewußt. Sobald das Gefühl aufsteigt, sie hinunterschlucken zu wollen, machen wir uns auch diesen Impuls bewußt und erleben ihn vom Augenblick des Entstehens bis zu dem Augenblick, wo die Rosine aufgegessen wurde. Wir stellen uns vor, daß unser Körper nun um eine Rosine schwerer geworden ist.«

Nicht nur die letzte Aussage versucht, die Wahrnehmungen der Teilnehmer zu beschreiben, die nun mit einem leichten Schmunzeln ihren ersten Meditationsversuch abschließen.

Abschließend können einige Teilnehmer dann über ihre Erfahrungen mit dem bewußten Essen im allgemeinen und dem »Essen« der Rosinen im besonderen **berichten**. Einige nehmen sich vor, ihre Erfahrungen in den normalen Alltag des Essens zu übertragen und bewußter zu essen, auch im Sinne des richtigen Essens. So ergeben sich auch hiermit weitere Chancen für eine Diskussion über bewußte Änderungen von Einstellungen und Verhaltensweisen – nicht nur im Bereich der Ernährung.

Der Rosinenversuch kann je nach Bedarf z.B. auch mit einem Sandwich oder mit Gummibärchen ausprobiert werden. In einer lockeren Atmosphäre nahm eine Herzsportgruppe, die über längere Entspannungserfahrungen verfügt, diesen weiteren Vorschlag auf, der ursprünglich aus einem amerikanischen »Relaxation and Stress Reduction Workbook« von *Davis, Eshelman & McKay* (18) stammt.

Die Autoren beschreiben ihre Eßmeditation wie folgt:

Die Eßmeditation

- »Setz Dich vor Dein **Sandwich** und atme mehrere Male tief durch. Schau Dir Farbe, Form und Beschaffenheit an. Sagt es Dir zu und gefällt es Dir? Kannst Du Dich kaum zurückhalten, es zu verspeisen? Finde heraus, was Du jetzt, in diesem Augenblick, dabei empfindest.
- Spüre Deine Absicht, mit dem Essen zu beginnen. Bewege Deine Hand langsam in Richtung Sandwich. Und wenn Du das tust, bemerke auch, was sich dabei mental in Dir tut. Vielleicht sagst Du Dir ›ausstrecken und danach greifen‹. Indem Du Deine Bewegungen benennst, kannst Du auch den Zweck Deiner Handlung begreifen und bewußt dabei bleiben. Wenn Du das Sandwich erfaßt, dann merke, daß Du es anhebst.
- Beobachte, wie Deine Hand mit dem Sandwich sich dem Mund nähert. Spüre dabei den Geruch. Was riechst Du? Welche Gerüche bemerkst Du? Kannst Du die Mayonnaise riechen? Wie reagiert Dein Körper auf den Geruch? Läuft Dir das Waser im Mund zusammen? Versuche die Empfindungen Deines Körpers wahrzunehmen, wenn er die Speise begehrt.
- Fühlst Du beim ersten Biß, wie die Zähne in das Brot eindringen. Wie ist die Lage der Nahrung im Mund, nachdem der Biß erfolgt ist? Wohin führt die Zunge das Abgebissene? Beginne langsam zu kauen. Was spürst Du in Deinen Zähnen? In der Zunge? Wie bewegt sich die Zunge, wenn Du kaust? Welchen Geschmack hast Du dabei? Tomate? Käse? Welcher Teil der Zunge erspürt den Geschmack? Und wo ist Dein Arm? Hast Du ihn zurück auf den Tisch gelegt? Und wenn, hast Du diese Bewegung bemerkt?
- Versuche, beim Schlucken wahrzunehmen, wie die Muskeln der Speiseröhre sich zusammenziehen und sich entspannen und dabei die Speise zu Deinem Magen transportieren. Wo ist die Nahrung verblieben, nachdem Du das Schlucken beendet hast? Kannst Du etwas im Magen spüren? Wo ist Dein Magen? Wie groß ist er? Ist er leer, voll oder anders?
- Wenn Du Dein Sandwich weiterhin verspeist, versuche, so viel Wahrnehmungen und Empfindungen festzustellen, wie möglich. Versuche, jede Bewegung zu bezeichnen, wenn das Dir hilft. Wenn Du mit der Hand ißt, die Du normalerweise nicht benutzt, kann Dir diese Veränderung als Anregung helfen, Deine Aufmerksamkeit aufrecht zu erhalten. Und zur grundlegenden Meditation: wenn Gedanken auftauchen, beachte sie. Wende danach Deine Aufmerksamkeit wieder dem zu, was Du gerade ißt.« (Übertragung ins Deutsche von *E. Müller*)

Diese Eßmeditation ist als Beispiel geeignet, Prozesse, Empfindungen und Wahrnehmungen, die sich im Meditieren abspielen, zu beobachten und zu üben. Jeder Mensch hat eine Fülle von Erfahrungen bzgl. seines Essens und seines Verhaltens beim Essen im Laufe des Lebens gesammelt. Und es fällt uns nicht schwer, die o.g. Hinweise nachzuvollziehen und entsprechende Erfahrungen und Beobachtungen in andere unkomplizierte meditative Möglichkeiten zu übertragen und dort einzubauen.
Dieses soll nun in ähnlicher Weise mit der **Atemmeditation** geschehen. Die Atmung mit ihren wesentlichen biologischen Funktionen bietet sich dafür an, weil sie sowohl unbewußt ablaufen als auch bewußt individuell gesteuert werden kann. Sie spielt in allen Meditationen eine führende Rolle. Die Konzentration auf die Atmung ist wesentlich einfacher als diejenige auf geistige Inhalte, abstrakte Vorstellungen oder Bewußtseinsinhalte.

Die Atemmeditation und Bilderfahrungen

»Wir liegen oder sitzen entspannt und schließen die Augen. Wir atmen ein- oder zweimal tief ein und aus, kehren dann zu unserer normalen Atmung zurück und spüren, wie sie sich beruhigt und vertieft.

Wir beobachten den Weg der Atemluft. Wie weit können wir sie verfolgen? Welche Bewegungen spüren wir dabei im ganzen Körper. Wir vergleichen unsere Einatmung mit der Ausatmung. Wie schnell oder ruhig atmen wir? Wir spüren das Fließen und die ständige Wiederkehr von Ein- und Ausatmung. Die Atmung ist ruhig und gleichmäßig.

Wir richten die Aufmerksamkeit auf die Bauchdecke und spüren, wie sie sich beim Einatmen hebt und beim Ausatmen senkt. Atemzug um Atemzug. Wenn wir merken, daß unsere Gedanken sich verselbständigen wollen, kehren wir zur Bauchatmung zurück, spüren sie und stoppen alle abweichenden Gedanken. Das tun wir immer wieder und immer wieder, bis sie ganz verschwinden. Um unsere Konzentration auf die Atmung zu verbessern, sagen wir uns innerlich bei der **Ein**atmung ›ganz‹ und bei der **Aus**atmung ›ruhig‹.

Ganz – ruhig – ganz – ruhig – ganz – ruhig – ganz – ruhig – ganz – ruhig. Wir kehren zurück und fühlen uns wohl. Wir sind ganz ruhig.«

Indem wir uns auf das Atmen konzentrieren, können wir das Innen und das Außen unseres Seins erleben. Wir können uns und unsere Existenz ganz und total im Hier und Jetzt erleben. Unsere Teilnehmer berichten geradezu euphorisch über intensive Wahrnehmungen und angenehme Befindlichkeiten in Verbindung mit einer anhaltenden und ruhigen Konzentration auf das Atmen und mit der Introversion in den Körper.

Atemmeditationen oder Atementspannungsübungen können sich auch mit angenehmen **Bildern** und Erfahrungen mischen, z.B.:

»Wir liegen am Strand im Sand und spüren unseren Körper, der sich gelassen in der Sonne räkelt. Eine leichte Brise weht über den Strand und erfaßt unsere Stirn. Die Augen sind geschlossen, und wir hören, wie die Wellen bis zum Strand plätschern oder in der Weite des Wassers rauschen und rollen. Möven segeln schreiend und kreischend in ihrem Flug über den Sandstrand. Wir liegen warm und entspannt im Sand und fühlen die wohltuende Wärme des Sandes unter uns in der Sandkuhle.

Wir atmen tief durch, ein und aus, und spüren den Rhythmus des Atmens im Heben und Senken der Bauchdecke. Beim Einatmen sagen wir uns das Wort **»warm«** und fühlen dabei die Sonne und den warmen Sand um uns herum. Beim Ausatmen sagen wir **»schwer«** und spüren dabei unsere schweren Arme und Beine und den entspannten Körper warm im Sand liegen. Warm und schwer – warm und schwer im Rhythmus des eigenen Atmens. Schwere und Wärme, Wärme und Schwere – wir treten immer mehr ein in uns selbst, fühlen uns wohl und nehmen uns wahr bis in die Tiefen unseres Selbst.«

Beobachten Sie Ihren **Atem auch im Alltag,** wenn Sie ganz ruhig und müde sind, wenn Sie sich körperlich belasten, wenn Sie Musik hören oder anderen Menschen im Gespräch folgen, wenn Sie sich freuen oder sich ärgern, wenn Sie hoffen und bangen, überrascht oder konzentriert sind.

Und stehen Sie vor unangenehmen Situationen und psychischen Belastungen, dann atmen Sie mehrere Male konzentriert tief durch, kehren ruhig zurück zu ihrer ruhigen Atmung, spüren Ihr Gesicht und ihren Körper, nehmen sich kurz und aktiv zurück – und sind wieder da und vorbereitet, sich den Belastungen zu stellen.

Gehmeditation

Die eingangs in den Übungen zur Schulung der Körperwahrnehmung durchgeführten bewußten Hinwendungen auf bestimmte Körperteilbereiche lassen sich in gewissem Sinne auch meditativ erweitern, wenn wir unsere Achtsamkeit auf die Bewegungsabläufe des ganzen Körpers richten:

»Wir gehen durch einen Raum oder legen eine Wegstrecke im Freien, wenn möglich ungestört, im ruhigen Spaziergängertempo zurück. Dabei zentrieren wir zunächst unsere Aufmerksamkeit auf die Beine. Wir spüren das Abrollen über die Fußsohlen, den Abdruck vom vorderen Fußballen, das Nachziehen und Aufsetzen des nach vorn geführten hinteren Fußes, den Wechsel der Belastung auf die andere Körperseite und die Wiederholung von gleichen oder ähnlichen Bein- und Armbewegungen. Im ruhigen Gehen ist der Oberkörper aufrecht und der Kopf ganz leicht nach vorn geneigt und nicht zurück gebeugt. Die Arme schwingen locker gebeugt mehr neben als vor dem Körper. Zum wiederholten Male spüren wir die Fußsohlen und merken, wie sie sich gut durchpulst erwärmen und die Wärme aufsteigt in den ganzen Körper. Wir nehmen gedanklich den Rhythmus des Gehens auf, bemerken die Wiederkehr von gleichen Bewegungen im ganzen Körper.«

Dieses können wir unterstützen, indem wir uns in Anpassung an unsere Schrittfolge innerlich sagen: »**Ein** – zwei – drei – und – **aus** – zwei – drei – und – **ein** – zwei – drei – und – **aus** – zwei – drei - und – ... usw«. Das Einatmen kann auch kürzer als das Ausatmen ablaufen und damit die rhythmischen Abfolgen etwas verändern. Jedoch darf dies nicht dazu führen, daß das natürliche Atmen im Ablauf gestört wird.

Wir beziehen den gesamten Körper in unsere Bewegungswahrnehmungen mit ein, ja, wir orientieren uns auch an der Umgebung, durch die wir gehen, an den Räumen, die wir durchschreiten. Und immer konzentrieren wir uns auf das, was wir gerade sehen, spüren, riechen oder empfinden. Wir realisieren weiterhin, daß wir ruhig atmen und daß das Herz eigentlich kaum zu spüren ist oder ganz ruhig und gleichmäßig vor sich hinklopft.

Ohne die Atmung bewußt kontrollieren zu wollen, spüren wir durchweg doch das »Ein« und das »Aus« des Atmens im Gehen. Und das Simultane im Atmen und Gehen und die gesamte Monotonie der Impulse und Abläufe im Körper reichen hinein bis in unser Erleben meditativer Zustände.

Auch beim ruhigen, meditativen Gehen können sich zu viele Gedanken assoziativ ausbreiten und die meditativen Hinwendungen beeinträchtigen. Sie werden deshalb auch hier, wie schon häufig angedeutet, durch einen Gedankenstop unterbrochen. Achtsamkeiten auf innere Abläufe und die Umgebung sollten durchweg möglich sein. Und wir sollten uns immer wieder vergegenwärtigen, wie wunderbar es sein kann, auch im Gehen ruhig und entspannt zu sein und wir anhaltend genießen können, daß der ganze Körper so wundervoll »mitgeht«.

Meditatives Laufen

Aus dem meditativen Gehen wird u.U. langsames und ruhiges Joggen oder **meditatives Laufen.** Meditation ist nicht nur Konzentration und Relaxation, sondern kann auch bewußte und gelenkte Anstrengung sein, z.B. im ruhigen und gleichmäßigen Laufen, in unserem Fall mit geringen und kontrollierten Belastungsintensitäten. Im Laufen werden sicherlich die gleichen Vorgehensweisen wie im Gehen gültig. Die Körperwahrnehmungen können im Prinzip die gleichen sein, doch sicherlich mit graduellen Unterschieden. Die meditativen Orientierungen aber bleiben gleich.

Meditative Techniken werden häufig als Methoden des geistigen Trainings bezeichnet, im Laufen kann das körperliche Training noch hinzukommen. Die übliche Belastungsorientierung spielt hierbei eine untergeordnete Rolle.

Unser ruhiges Laufen ist auf keinen Fall zielorientiert an Strecke und Zeit, an Umfang, Dauer und Intensität. Attribute wie schnell und langsam sind unwichtig. **Meditatives Laufen ist Wahrnehmen und Erleben;** es genügt, jeden Schritt achtsam zu empfinden. Und Laufen kann dabei zur Stille in der Bewegung führen.
Von Bedeutung und dabei verbunden mit positiven Eindrücken ist das Gewahrwerden der rhythmischen Abläufe, die Wiederkehr von Gleichem oder Ähnlichem in den Bewegungen von Beinen und Armen, in den Arbeitsrhythmen von Herz und Atmung.
Das rhythmische und ruhige Vor-sich-hin-Laufen stimuliert uns gelegentlich, im Vierschrittrhythmus oder in einem Spannungsbogen von acht oder sechzehn Schritten eine kleine intuitiv entstehende **Melodie** zu suchen und einzubauen in den wiegenden Ablauf der Schritte. Ihre ständige Wiederholung im Lauf aktiviert und sediert zugleich – ein Widerspruch in sich selbst?

Meditatives Laufen lebt, wie sicherlich auch das meditative Gehen, von positiven Gegensätzlichkeiten und der Wirkung konträrer Befindlichkeiten und Zustände. Und aus der Einheit und der Gegensätzlichkeit entwickelt sich das Meditative. Im Laufen kann sich trotz der Belastung ein Wohlbefinden aufbauen. Der Mensch kann sich dabei in seiner Totalität erleben und sich in seinen Grenzen bewegen.
Gegensätzliche Tendenzen und konträre Bereiche werden im Laufen wirksam, z.B. Muskulatur und Kreislauf, Arme und Beine, rhythmische und monotone Abläufe, Spannung und Entspannung, Innen und Außen, Schwitzen und Abkühlen, Wahrnehmen und Vergessen, Konzentration und Distraktion, Wollen und Geschehenlassen, Anstrengung und Erholung. Doch die Einheit von Körper und Geist, das seelische und geistige Gleichgewicht bleiben bewahrt. Meditatives Laufen kann in diesem Sinne zu einem tiefen Erleben werden.
Wichtig: Trotz aller Reflexionen und idealer Vorstellungen sind und bleiben jedoch die individuellen Voraussetzungen bezüglich der Belastbarkeit und Leistungsfähigkeit relevant und zu beachten. Auch für den, der meditativ laufen möchte, ist es wie immer unerläßlich, sich selbst bzgl. seiner Befindlichkeiten richtig **einzuschätzen** und ärztlich vorgegebene **Einschränkungen** zu beachten.

Die Body-Scan-Meditation

Genau so wie bei *Lindemann* im Psychohygienetraining (57) spielt auch bei *Kabat-Zinn* (44, 45) die **Körperwahrnehmung** eine entscheidende Rolle in der Suche nach Entspannungsmöglichkeiten oder **meditativen Reaktionen.** *Kabat-Zinn* legt jedem Interessierten nahe, seinen im folgenden beschriebenen Body-Scan regelmäßig zu praktizieren und damit die Fähigkeit zu schulen, Energie in jeden Körperteil zu lenken. Unter Umständen könnten dabei auch innere Heilungsprozesse unterstützt und »ein hohes Maß an Achtsamkeit und Flexibilität entwickelt werden (...). Wird der Body-Scan gründlich und ohne Eile durchgeführt, kann sich der Körper am Ende der Sitzung buchstäblich schwerelos anfühlen, als hätte man ihn weggeatmet, als wäre er völlig durchlässig geworden oder als wäre man selbst zu Atem geworden, zu einem vollkommen ungehindert fließenden Atem«.

Der Text lautet wie folgt:

»Wir beginnen bei den Zehen des linken Fußes und bewegen uns langsam durch das ganze Bein aufwärts. Dabei versuchen wir, alle Empfindungen wahrzunehmen, während wir den Atem unbeirrt in die einzelnen Bereiche lenken. Vom Becken aus begeben wir uns in die Zehen des rechten Fußes und wieder zurück ins Becken, dann weiter aufwärts durch den Rumpf, die Lenden, den Bauch, Kreuz, Brust, bis in die Schultern.

Als nächstes atmen wir in die Finger beider Hände hinein. Dann bewegen wir uns durch beide Arme gleichzeitig aufwärts bis in die Schultern, von dort weiter in den Hals, das Gesicht, den Hinterkopf und den Scheitel, wo wir wie ein Wal durch ein imaginäres Loch ein- und ausatmen. Wir lassen den Atem im wahrsten Sinn des Wortes vom Scheitel bis zur Sohle durch uns hindurchfließen, als würde er durch die Öffnung am Scheitel in uns einströmen und durch die Zehen wieder austreten.«

Die Relaxation Response nach *Herbert Benson*

Auf der Grundlage seiner Forschungen im Bereich der Meditationen hat der Kardiologe *Herbert Benson* (4, 5, 6) die Existenz einer biologisch-physiologischen Körperreaktion nachgewiesen, die er **Relaxation Response** nennt und als Teil unseres biologischen Erbes ansieht. Diese Gegenreaktion zum Streß sei jedem Menschen gegeben und kann durch Lernen wieder wachgerufen werden. *Benson* glaubt, die »Entspannungsantwort« vor allem bei durch Streß hervorgerufenen Krankheiten anwenden zu können, wie Bluthochdruck, Herz-Kreislauf-Krankheiten sowie bei Schlaflosigkeit, Schmerzen u.a.m. In einem Interview mit der Zeitschrift »Psychologie heute« (2/93) hält er zwei Komponenten für unerläßlich, will man die Relaxation Response auslösen:

- »Einen **mentalen Fokus,** d.h. den eigenen Atem beobachten, ein Wort, ein Mantra wiederholen oder eine rhythmische muskuläre Aktivität.« Es geht seiner Meinung darum, den Strom der Alltagsgedanken zu unterbrechen und den Kopf frei zu kriegen.
- «Eine **passive Haltung** gegenüber ablenkenden oder eindringenden Gedanken: sich beispielsweise nicht darüber sorgen, ob man es richtig macht. Den Geist sanft auf den Fokus zurückdirigieren.«

Der einfachste und am wenigsten aufwendige Weg führt nach *Benson* über die folgenden Stufen:

1. »Wählen Sie ein Wort, einen Begriff, ein Gebet, das Sie als Fokus verwenden wollen, oder konzentrieren Sie sich nur auf Ihren Atem.
2. Sitzen Sie ruhig in einer bequemen Haltung.

3. Schließen Sie die Augen.
4. Entspannen Sie die Muskeln.
5. Atmen Sie langsam und natürlich, wiederholen Sie Ihr Fokus-Wort jedesmal beim Ausatmen.
6. Bleiben Sie passiv, kümmern Sie sich nicht darum, ob Sie es gut machen. Wenn Ihre Gedanken ›wandern‹, lenken Sie sie auf den Fokus zurück.
7. Halten Sie diese Prozedur 10 bis 20 Minuten durch.
8. Entspannen Sie sich nach dieser Methode ein- bis zweimal pro Tag.«

Relaxation Response

1. Wort wählen

2. Ruhig und bequem sitzen

3. Augen schließen

4. Muskeln entspannen

5. Langsam und natürlich atmen (Wort wiederholen)

6. Passiv bleiben

7. 10–20 Minuten üben

8. Ein- bis zweimal pro Tag

Entspannung durch Tanz

Im Zusammenhang mit der Musiktherapie sei auch noch kurz auf die Möglichkeiten der Tanztherapie hingewiesen. Therapie durch Tanz meint die bewußte Anwendung des Tanzes in der Behandlung und Heilung von körperlichen und geistigen Störungen. Tanz ist Bewegung, ist atmende Bewegung. Obwohl Tanz auch ohne Musik möglich ist, sind Bewegung und Musik zumeist integrative Bestandteile des Tanzes und der Tanztherapie; und beide können entspannend wirksam werden.

Therapeutisch sollten nur die Bewegungen in den Tanz eingebracht werden, die leicht erlernbar sind oder sogar spontan ausgeführt werden können. Sie sollten keine hohen Belastungsanforderungen an den Tanzenden stellen und sich der Musik anpassen lassen. Die Musik und der Rhythmus wirken als Stimulanz der Bewegungen und Emotionen. Ihre Auswahl wird auch hier zum Problem, denn bezogen auf Entspannung dürfen sie nicht treiben, nicht über das Maß hinaus zu Überlastungen führen und das Atmen verzerren, sondern sollten mehr im Sinne vagotoner Musik sedierende, nahezu meditative Wirkungen hervorrufen. Unter dem Aspekt der Entspannung ist es nicht notwendig, fixierte Bewegungsmuster oder bekannte Musik zu verwenden, sondern es ist manchmal besser, über unbekannte Vorgaben spontane und **kreative Bewegungen** zu stimulieren. In diesem Zusammenhang sei auf das Phänomen des *Autogenen Tanzes* verwiesen, in dem der Tanzende sich ganz seinen Empfindungen und Stimmungen im Tanz überläßt und sich mit spontanen Bewegungen und intuitiven rhythmischen Ausprägungen ganz der Musik anvertraut. Auch hier ist, wie in der Musikentspannung, alles individuell und das subjektive Erleben entscheidend.
Die Musik kann man von den Teilnehmern auswählen lassen und so ihren Stimmungen gerecht werden. Tanz ist ein elementares Ausdrucksmittel und kann auch hier als solches angesehen und genutzt werden. Die Umgebung, die Gruppe und das Atmosphärische in der Gruppe spielen jedoch eine entscheidende Rolle, und es braucht Zeit, bis der Teilnehmer sich durch Tanz entspannen kann. Die ideale Voraussetzung wäre gegeben, wenn Entspannungsgruppe und Koronargruppe identisch wären. Dann wäre die Entspannung durch Tanz nicht nur individuell, sondern es könnte auch zu gruppenspezifischen Entwicklungen kommen. Individualbewegungen, die durchaus sehr persönlich und eigenwillig sein können, führen sicherlich auch zu gruppenbezogenen Bewegungen im Tanz. Durch das gemeinsame Tanzen können sich in positiver Weise Sozialbeziehungen entwickeln oder vertiefen. Doch dazu braucht es Zeit und viel Engagement durch den Übungsleiter und die Gruppenmitglieder.

Für unser Anliegen bleibt jedoch bedeutsam, daß Tanz in einigen seiner Erscheinungsformen **Spannungen abbauen kann**. Im Körperlichen kommt es zu Spannungsreduktion durch Lockerungen und Entkrampfungen. Die Möglichkeit, durch die Bewegung unterdrückte Gefühle und psychische Belastungen im Tanz auszudrücken, kann zur emotionalen Spannungsminderung führen.

Es existieren in diesem Anwendungsbereich des Tanzes keine einheitlichen theoretischen Konzepte. Das Ganze hängt von den Eigenerfahrungen und Einstellungen der Teilnehmer und des Übungsleiters ab. Jedoch sollte der Möglichkeit von Entspannung durch Tanz auch in der ambulanten Koronargruppe eine stärkere Beachtung geschenkt werden.

Entspannung im Wasser

Entspannung im Wasser kann zu einem angenehmen Erlebnis werden, falls die entsprechenden Voraussetzungen sich dazu anbieten. Es ist vorteilhaft, sie aus einer ohnehin geplanten komplexen Wassergymnastik zu entwickeln, wie sie in den Rehakliniken oder in anderen bewegungstherapeutisch orientierten Gruppen durchgeführt wird. Auch im Entspannungstraining im Wasser gelten die gleichen **Voraussetzungen** und Vorsichtsmaßnahmen wie für das Schwimmen oder die Wassergymnastik. An der Wasserentspannung haben im Prinzip auch Nichtschwimmer viel Spaß – die Wassertiefe sollte in etwa nur 1,20 bis 1,40 m betragen – und sowohl übergewichtige als auch magere Teilnehmer, die sich häufig scheuen, an entsprechenden Aktivitäten teilzunehmen, können sich von der Wasserentspannung angezogen fühlen.

Schon aus der Wassergymnastik oder dem Schwimmen wissen wir, daß sich im wohltemperierten Wasser der Muskeltonus vermindert, daß Bänder, Sehnen und Gelenke wenig belastet werden, die Wirbelsäule geschont wird sowie Verspannungen und entsprechende Schmerzen reduziert und Durchblutungsstörungen abgebaut werden können. Schmerzen im Bewegungsapparat und anderen Problemzonen können sich verringern, und die Atmung kann sich vertiefen – ein angenehmer Zustand, den wir aus diversen Entspannungsmöglichkeiten kennen.

Die Übungen der Wasserentspannung sollten wie das Schwimmen und die Gymnastik in einer **Eingewöhnungsphase** vorbereitet werden, in der u.a. die Atmung besonders beachtet wird. Dabei werden zunächst solche Bewegungsformen aktuell, in denen sich der Übende im und mit dem Wasser vertraut macht. Er/Sie lernt, locker und entspannt auf dem Wasser zu liegen und sich dem Wasser anzuvertrauen. Man kann die aus anderen Entspannungsversuchen sensibilisierten Körperwahrnehmungen einbringen und vor allem das im Wasser scheinbar reduzierte Körpergewicht ausnutzen, um neue Körper- und Entspannungsempfindungen aufzubauen, auch wenn dazu unter anderem bestimmte Auftriebshilfen angewendet werden.

Die **Körperwahrnehmung** und die dabei im Wasser entstehende **Entspannung** umfaßt vor allem die Konzentration auf Arme und Beine, Rücken und Gesäß, Brustkorb, Bauch und Schultern und bezieht sich weiterhin auf diverse Körperdimensionen. In der Rückenlage werden die Entfernungen von der rechten Hand zur linken Hand, vom rechten Fuß zum linken, vom Kopf zum Gesäß, vom Kopf zu den Fußsohlen wahrgenommen. Dazu gehört des weiteren das Aufspüren von Spannung und Entspannung im Nacken, in der Hals- oder Gesichtsmuskulatur und in anderen Bereichen. Wie bei anderen Methoden wird auch hier bewußt wahrgenommen. Die angesprochenen Körperteile können sich dabei leicht und ruhig bewegen. Bei der Atmung wird beobachtet, wie mit Mund und Nase oberhalb der Wasseroberfläche ein- und ausgeatmet wird oder weiterführend dann nach dem ruhigen Einatmen ein bewußtes Ausatmen in das Wasser erfolgt – und dieses versucht man am besten in der Bauchlage auf dem Wasser oder auf einer Auftriebshilfe u.U. mit einem Schnorchel.

Weitere Wahrnehmungen beziehen sich darauf, wie in der gestreckten Rückenlage im Wasser die Arme neben dem Körper liegen oder lang über dem Kopf gehalten werden, wie Beine und Körper lang gestreckt sind oder gebeugt werden oder wie die Beine und Arme gestreckt geöffnet werden, sich also grätschen und schließen.

Im gestreckten Liegen werden auch Rotationen um die Längsachse versucht, die erleichtert werden durch das »Eingewickeltsein« in eine Gymnastik- oder Isomatte, die mit einem darumgeschnallten Gürtel festgehalten werden oder in eine Kunststoff-Folie mit Lufteinschlüssen, wie wir sie aus Verpackungen kennen.

Fortgeschrittene können sich mit langsamen Bewegungen im warmen Wasser »suhlen« oder in »Zeitlupe« wohlfühlen, indem sie langsam und träge vorwärts oder rückwärts in verschiedenen Lagen schwimmen und den Wechsel von Spannung und Entspannung erspüren, ganz gleich, ob es sich um simultane oder sukzessiv ablaufende Bewegungen handelt. All diese Übungen bedeuten schon Entspannung für den Übenden, mehr oder weniger. Zumindest kann man sich dabei sehr wohl fühlen, wenn auch die Zustände der Schwere und Wärme nicht mit denen der etablierten Entspannungsmethoden »an Land« verglichen werden können. Sie sind einfach anders und weichen wahrnehmungsmäßig davon ab, werden aber trotzdem, nachdem man mit dem Wasser vertraut geworden ist, als angenehm empfunden.

Die Körperwahrnehmung ergänzt sich durch die **Wahrnehmung des Wassers,** das den Körper angenehm umspült. Vor allem im leichten, langsamen Gleiten und im ruhigen Bewegen der Arme und Beine im warmen Wasser verdichten sich die Haut- und Körperempfindungen und verbinden sich mit dem Spüren der Temperatur. Die Grenzenlosigkeit und Räumlichkeit des Wassers eröffnen dem suchend darin Liegenden wohlige Gefühle von Entspannung und Gelöstheit. In dieser Unbeschwertheit fühlt er sich eins mit dem Wasser. Mit all diesen Wahrnehmungs- und Gewöhnungsübungen werden u.U. unterschwellig auch gewisse Ängstlichkeiten, die trotz der Auftriebshilfen entstehen können, abgebaut. Ganz Vorsichtige können die Empfehlung mitbekommen, schon mal zu Hause einige der Übungen in der Badewanne vorbereitend zu üben und die erlebten Empfindungen dann in das »große« Wasser übertragen.

Bei der Entspannung im Wasser sollte bei Herzpatienten die Wassertemperatur etwa 30° betragen. Langes Dauerschwimmen verbietet sich aus Herzkreislaufgründen dabei von selbst. Trotz dieser optimalen Temperatur kann es andererseits auch ganz individuell zu Unterkühlungen kommen, die ihrerseits zu Verspannungen der Muskulatur führen und sich negativ auf die gesamte Kreislaufsituation im Sinne von Spasmen und Kältezittern auswirken können. In jedem Fall ist darauf zu achten, daß dies nicht geschieht. Am besten, man schickt diese Teilnehmer dann unter die Dusche, um sich zu erwärmen und regenerieren zu können.

Entspannung im Wasser kann jedermann ganz **individuell** finden, ob mit unterstützenden oder tragenden Gerätschaften oder im freien gelösten und gleitendem Schweben im und auf dem warmen Wasser. In jedem Fall kann auch eine schöne Musik vom Beckenrand aus viel am allgemeinen Wohlbehagen beitragen.

Als **Auftriebshilfen** bieten sich solche aus der Geräteausstattung der Bäder an, oder es bleibt den Teilnehmern belassen, eigene Ideen zu verwirklichen und »tragende Hilfsmittel« in die Schwimmhalle oder in das Lehrschwimmbecken mitzubringen.

Dafür geeignet sind: Schwimmbretter und -stäbe, Armflügel, Auftriebsgürtel, Pull-Boys, Kunststoffplatten oder Styroporbretter, Luftmatratzen, Iso- und Gymnastikmatten (die auch gut trocknen) und auch Kunststoff-Folie mit Lufteinschlüssen. Neue Formen des Schwimmgürtels nennen sich Aqua-Belt. Und neuerdings können auch sog. Pool-Noodles, Kunststoffschlangen, das Vergnügen im Wasser erhöhen.

- Auf allen Geräten können Schwebezustände im Liegen, Sitzen, Hocken und Stehen versucht werden.
- Partnerweise kann eine ganze Palette von Möglichkeiten m. H. der Geräte erprobt werden. Ein Partner wird von ihnen getragen; der/die andere lenkt und schiebt oder unterstützt das Gleiten und Schwimmen. Er/Sie kann auch Drehungen um die Längsachse einleiten und Bewegungen von Armen und Beinen in ruhiger Weise aktivieren.
- In der Bauchlage empfiehlt sich der Gebrauch von Schnorcheln, um auch die »Unterwasserwelt« einzubeziehen. Doch auch hier immer wieder regelmäßig und ruhig atmen. Dabei kann der Körper des Gleitenden lediglich mit Folien und Streifen umgeben werden, die es erlauben, den Auftrieb zu regulieren.
- In der Rücken- und Bauchlage auf der Matte, auf der Matratze oder worauf auch immer können Bewegungen des ganzen Körpers oder auch nur kleine Impulse von Armen und Beinen die Schwimmentspannung intensivieren. In jedem Fall sollten Überforderungen vermieden und selbstverständlich das Pulsmessen nicht vergessen werden.
- Nach dem Sichlösen von den Geräten können die Gleit-, Schwebe- und Bewegungsübungen ausklingend beendet werden durch Gehen und Stehen im Wasser.
- Als eine sehr schöne Übung für alle hat sich die »wehende Weide« erwiesen. Dabei stehen alle dicht, auch mit geschlossenen Augen, mit nach oben gestreckten Armen in der Gruppe zusammen, beugen ganz leicht Arme, Kopf und Oberkörper nach links und rechts, und imitieren Wind und Wellen und das Wehen einer Brise in den Zweigen einer Weide.
- Eine Übung, in der sich zum Abschluß Spannung und Entspannung sehr schön mischen, ergibt sich aus dem Versuch aller, das Rechteck des Lehrschwimmbeckens innen im Wasser vorwärts abzugehen und dabei mit dem Schwimmbrett das Wasser vor sich her zu schieben. Sind alle Teilnehmer gleichmäßig verteilt und drücken in gleichem Tempo ihr Brett gegen das Wasser, so rotiert das gesamte Wasser und fließt gewissermaßen fast im Kreise. Ist dann die Strömung stark genug, legen sich alle geschwind auf die Schwimmbretter und lassen sich genüßlich vom Strom des Wassers vorantragen. Läßt die Strömung nach, wird erneut gemeinsam geschoben. Eine sehr lustige Übung für alle am Ende der Entspannungsstunde im Wasser.

Laufen im Wasser

In das moderne Bewegungstraining hat auch das »Laufen im Wasser« Eingang gefunden, das sog. Aqua-Jogging. Es kann gut dosiert und damit nicht nur als »Lauftraining« u.a. in der Rehabilitation genutzt werden, sondern sich auch als eine weitere Möglichkeit im Bereich des Entspannungstrainings anbieten. Dazu ist einzig und allein eine neue Form des **Schwimmgürtels** nötig, ein Aqua-Belt, der es dem Benutzer erlaubt, sich im Wasser aufrecht zu halten und sich in der Vertikalen **zu bewegen und zu »schweben«**.

Sicherlich kann das Laufen im Wasser auch leistungsorientiert betrieben werden, doch kontrollierte und langsame Bein-, Arm- und Körperbewegungen können mit Freude und Entspannung auch das bieten, was wir im entsprechend warmen Wasser suchen, nämlich Wohlbefinden und das Erleben individueller »Aqua-Fitness« oder »Aqua-Relaxation«.

Originär wird es sicherlich durchweg zur Optimierung und Therapie von Muskeln, Bändern, Sehnen und Gelenken gebraucht. Auch für die Wirbelsäule ergeben sich optimale physiotherapeutische Möglichkeiten. Die Durchblutung des Körpers und der Extremitäten wird begünstigt, und es ergeben sich optimale Fließeigenschaften. Dadurch, daß das Abstützen und Abdrücken vom Boden und das aktive Stehen **entfallen**, verringert sich die gesamte muskuläre Spannung. Dabei sind nicht Kniehebelauf-, Skipping-, Schreitlauf- und ausgreifende Gehtechniken gefragt, sondern ruhige, schöne und langsame Beinbewegungen, die aus der Hüfte heraus erfolgen und durch Gegenarmbewegungen ausgeglichen werden. Die entsprechenden Bewegungshaltungen können vom einzelnen nach kurzem Eingewöhnen individuell erspürt werden. Jede Hast und Eile, jedes Orientieren am Prinzip des Durchhaltenwollens und jedes Sichmessen am anderen entsprechen keinesfalls unseren Intentionen, die sich einzig und allein am **Entspannenkönnen** orientieren. Daß sich dabei sowohl die Herzfrequenz und der Blutdruck auch wohlfühlen können sowie die Atem- und Hilfsatemmuskulatur sich optimieren, nehmen wir wohlwollend in Kauf.

Das Schwebebad

gehört mittlerweile zu den Einrichtungen von modernen Bäderanlagen und Wohlfühleeinrichtungen. Warum sollten Entspannungssuchende sie nicht auch einmal probieren? Der Weg führt jedoch zunächst zum Arzt, um das Plazet dafür einzuholen, denn die sog. Deprivationstanks, Floatation Tanks oder Schwebebäder können ganz individuelle Probleme hervorrufen. Man liegt und schwebt in langen eiförmigen Kunststoffgefäßen in einem Wasser mit einstellbarem hohen Salzgehalt, der verhindert, daß der Körper absinkt. Nur der Kopf ist abgestützt. Man meint, im Toten Meer bei 30–34 Grad Wassertemperatur zu liegen. Eine Aufenthaltsdauer von $^1/_2$ bis 1 Stunde wird empfohlen. Es wird jedem nahegelegt, sich vorher und nachher abzuduschen.

Bei angenehmer Hintergrundmusik schwebt der Mensch schwerelos im Wasser und kann den Körper in seinen Teilen erspüren. Die Augen können offen bleiben oder sich alsbald von allein schließen. Wir lassen geschehen. Wir können visualisieren oder meditieren oder auch nur die innere und äußere Ruhe und Abgeschiedenheit genießen und mit individuellen Autosuggestionen gewissermaßen eigenen psychotherapeutischen Vorsätzen nachgehen. Erfahrene Kenner von Entspannungstechniken finden auch hier erprobte Möglichkeiten. Lediglich Klaustrophobiker sollten sich langsam eingewöhnen, das Licht in der »Entspannungshöhle« nicht ausschalten, Kontakt nach außen behalten, die Tür offen lassen und anfangs nicht allzu lange schweben wollen.

Ausblick auf weitere Entspannungsverfahren

Im folgenden sei relativ kurz auf einige weitere Entspannungsmethoden oder -systeme verwiesen, die bei entsprechender Fachkompetenz des Übungsleiters auch in den rehabilitativ orientierten Entspannungsgruppen möglich wären.

Die transzendentale Meditation

Die transzendentale Meditation wurde in jüngster Zeit allenthalben bekannt und ist weder Religion noch Philosophie oder Lebensstil. Sie ist eine Meditationstechnik zur Bewußtseinserweiterung, mit der Grenzen der Erfahrung überschritten werden und auch Streß abzubauen ist. Mit ihrer Hilfe werden Aktivitäten des Geistes frei und physiologische Prozesse, die auch aus anderen Methoden bekannt sind (s. S. 28 f.), vertiefen die Entspannung und das geistige Wachsein. Kenner sagen davon, daß es einfach funktioniere, und berichten über aufkommende innere Bedürfnisse und Qualitäten wie Entspannen, Ausdehnen, Loslassen, Dürfen, Geschehenlassen, Freisein. Im Zustand des Nichttuns, des passiven Geschehenlassens entsteht in den entsprechenden Entspannungshaltungen ein ähnliches Wohlbefinden wie in vergleichbaren Techniken.

Durch die Meditation wird ein Zustand der Tiefentspannung erreicht, aus dem u.a. eine Stärkung des Selbstvertrauens und Gefühle der Geborgenheit resultieren. Negative Emotionen, wie Ärger oder Mißtrauen, werden durch solche von Vertrauen und Freude ersetzt. Der Meditierende wird im Vergleich zum Nichtmeditierenden entspannter, glücklicher und leistungsfähiger. Er entwickelt tiefere Beziehungen zu sich und zu anderen.

Transzendentale Meditation kann nicht mit einem Buch gelernt werden, sondern ist an die persönliche Unterweisung durch einen qualifizierten Lehrer gebunden, der sich individuell um den Teilnehmer bemüht und ihm ein sog. Mantra anvertraut, ein Sanskrit-Wort, mit dessen Hilfe meditiert wird und Körper und Geist einbezogen werden.

Die Anwendungsbereiche der transzendentalen Meditation sind breit gefächert. Sie reichen von emotionalen (z.B. Unzufriedenheit) und psychischen Störungen (wie Ängste, Depressionen) bis zu psychogenen funktionellen Störungen (z.B. Hypertonie, Kopfschmerzen) und Verhaltensänderungen (z.B. bei Alkoholismus). Die transzendentale Meditation als formales System unterliegt bestimmten Eigengesetzlichkeiten, die es mit sich bringen, daß für die Teilnehmer Probleme auftreten können, die an dieser Stelle nicht diskutiert werden sollen.

Die Feldenkrais-Methode

Sie geht auf ihren Begründer *Feldenkrais* zurück. Diese Methode, die mittlerweile Auswirkungen auf unterschiedliche Bewegungstherapien hat, wird als ganzheitlich und natürlich beschrieben (24). Mittels durchdachter und variabler Lektionen versucht man, den Menschen in seinem Bewußtsein und in seinem Körper wiederherzustellen. Mit der Methode wird ein Lernprozeß in Gang gesetzt, mit dem man sich weiterentwickelt und auf das Körperbild und -bewußtsein einwirkt, das Nervensystem aktiviert, Denken und Fühlen belebt. *Feldenkrais* bietet jedem Menschen die Aktivierung seiner Fähigkeiten und ein verbessertes Wohlbefinden. Nebenwirkungen des Kennenlernens des Körperlichen sind prophylaktische und therapeutische Effekte.

Bewußtheit durch Bewegung ist Ziel dieser Methode. Da Fühlen, Erfinden und Denken mit Bewegung verbunden sind, wird im Bewegungslernen und im Kennenlernen des Organismus ein Optimum an körperlicher und geistiger Beweglichkeit erreicht. Dazu wird die Freude erlebt, sich in seinem Körper wohl und zu Hause zu fühlen.

Das anschaulich dargestellte System (24) offeriert vor allem auch dem Übungsleiter eine seltene Fülle von Möglichkeiten, mit deren Hilfe er seine Entspannungsarbeit in der Gruppe optimieren kann.

Yogaübungen

In den Entspannungsstunden der Koronargruppe taucht hin und wieder die Frage der Einbeziehung von Yogaübungen auf. Yoga enthält eine Fülle von Entspannungshaltungen und -übungen und orientiert sich u.a. vor allem an der Atmung. Für rehabilitative Zwecke können insbesondere die daraus herzuleitende Mentalität und Einstellung sowie das Atmosphärische im Umfeld dieses Systems förderlich sein.

Auch die als charakteristisch anzusehenden, langsam ausgeführten Bewegungsabläufe und das Verharren von mehr als fünf Sekunden in den erstrebten Zielübungen (Asanas), in denen eine vermehrte Blutzirkulation den jeweiligen Bereich des Körpers optimiert, sind durchaus positiv zu werten. Vitalität und Körperbewußtsein entwickeln sich, geistige Kräfte werden frei und führen zum Einssein mit dem Universum. Hier finden sich Berührungen mit religiösen und philosophischen Werten und Inhalten, die einen kompetenten Lehrer verlangen.

Für die allgemeine Praxis ist interessant, daß sich einfache Yogaübungen auch in den Gymnastikteil einer Sportstunde einbauen lassen.

Yoga bietet also ideale Möglichkeiten, die nach dem Abwägen der Vor- und Nachteile in Verbindung mit dem Arzt u.U. demjenigen eingeräumt werden können, der **vor** seiner Krankheit geübt und ausgebildet war. Im besonderen können allerdings beim Ungeübten und bei methodisch sorglosem Umgang mit den Übungen durch den Übungsleiter anfangs zu viele **Anspannungen** und Belastungen auftreten, die als negativ gelten müssen. Bei behutsamer Einführung und Handhabung könnte Yoga die Palette der Entspannungsmöglichkeiten durchaus erweitern.

Biofeedbackverfahren

Die an wissenschaftlich fundierten und objektiv nachweisbaren Entspannungseffekten interessierten Entspannungssuchenden werden in dem sog. Biofeedbackverfahren fündig. Unter Biofeedback versteht man die Rückmeldung biologischer Prozesse und Signale, die ohne diese Bestätigung nicht oder nur vage wahrgenommen würden, z.B. Herzschlag, Atmung, Blutdruck, Leitfähigkeit der Haut, Gehirnstromwellen oder Muskelaktionspotentiale. Das Verfahren beruht auf dem Prinzip der Verstärkung. Das bedeutet, daß spezifische Reaktionen, z.B. die Muskelentspannung, besser erlernbar sind, wenn sie bestätigt werden. Wird dem Trainierenden z.B. in irgendeiner Form nachgewiesen, daß er objektiv entspannt ist, dann gelingt ihm bei entsprechendem weiterem Bemühen eine stärkere Vertiefung dieses Zustandes. Dabei nimmt ein Gerät ein Biosignal auf, verstärkt es und gibt es optisch oder akustisch wieder. Die rückgemeldete und dann veränderte Funktion kann aus dem motorischen Bereich, aus dem vegetativen System oder dem zentralen Nervensystem stammen. Unter Einbeziehung apparativer Hilfen gelingt es auch, auf solche physiologische Prozesse einzuwirken, die als selbstregulativ und nicht beeinflußbar galten, und sie in gewissen Toleranzen zu verändern.

Einfache Geräte sind schon seit geraumer Zeit im Handel, z.B. solche, die sich am Hautwiderstand orientieren, werden wegen ihrer relativ einfachen Betriebsweise angepriesen.

Biofeedback kann auch in Verbindung mit dem Autogenen Training verwendet werden, z.B., wenn die Schwere- oder Wärmeübungen allein durch autosuggestive Formeln nicht gelingen. So lernt auch der Übende z.B. zwischen einem angespannten und einem entspannten Muskel zu unterscheiden, da er diesen Unterschied bestätigt bekommt.

Obwohl mit den Geräten relativ problemlos trainiert werden kann, sollte der Interessent in jedem Falle den Arzt konsultieren und dort unter Kontrolle bleiben. Er sollte da u.a. auch erfahren, daß die Biofeedbackmethode kein Heilverfahren im üblichen Sinne darstellt, sondern nur als Hilfsmittel anzusehen ist, mit dem in unserem Bereich das Entspannungslernen unterstützt und die Sensibilisierung für physiologische Prozesse verbessert werden kann.

Psychotonisches Training

Im Kontext der Entspannung wären weitere Methoden erwähnenswert. Zum Beispiel könnte man sich weiterhin am psychotonischen Training nach *de Winter* (110) orientieren und dort Anregungen finden. Es ist eine psychosomatische Methode, die in besonderem Maße von der vollkommenen Entspannung der Willkürmuskulatur ausgeht und u.a. auch zur Behandlung und Verhütung psycho-physiologischer Störungen benutzt werden kann. Mit ihrer Hilfe ist sowohl die Entspannung des ganzen Organismus, die Kontrolle der neurovegetativen Funktionen mit der daraus resultierenden Senkung des psychischen Aktivitätsniveaus als auch die Entwicklung von Fähigkeiten zur Selbstkontrolle möglich.

Für die Ausbildung eines ausbalancierten Psychotonus im Sinne der »Wohlspannung« im Bereich von Psyche und Physis werden zahlreiche Übungen und Entspannungshaltungen vorgestellt. Interessierte Übungsleiter und Entspannungssuchende finden vielerlei Anregungen für ihre Arbeit in den Gruppen bzw. für das häusliche Üben.

Sauna und Massage

Abschließend sei angemerkt, daß viele Teilnehmer in den ambulanten Koronargruppen nach Sauna und Massage fragen und auf deren Entspannungseffekte und das daraus sich entwickelnde Wohlbefinden nicht verzichten mögen. Ärztliche Konsultationen sind auch hier angezeigt, da spezifische Probleme ihre Anwendung limitieren oder verbieten können.

Postskriptum: Entspannung in der Natur

Während einer Wanderung der Mitglieder und Angehörigen der ambulanten Koronargruppe gestand ein Teilnehmer in einem Gespräch, daß er nicht viel von den genormten Entspannungsmethoden halte, wohl aber von Entspannung, und zwar durch und in der Natur.

Er wohne am Rande eines ausgedehnten Waldgebietes und empfinde wie *Goethe* in seinem Gedicht »Über allen Wipfeln ist Ruh! ...« (1780). Ihm biete die Natur das, was er als Entspannung fühle. Der Spaziergang in der freien Natur, im Wald, im Park o.ä. sei ihm das wirksamste Entspannungserlebnis. Es sei ihm zum Bedürfnis geworden, der Ruhe zu lauschen – wenn überhaupt noch möglich. Dies führe zur Innerlichkeit und zur Harmonie mit sich selbst. Das bewußte Erleben von Sonnenauf- und -untergängen sei z.B. Teil eines bewußten Lebens. Die Hinwendung auf Geräusche und Düfte beim Waldspaziergang und die Öffnung für die natürlichen Schönheiten der Umwelt, hier nicht ökologisch gemeint, sensibilisierten den Menschen und entspannten ihn. Durch die daraus entstehende Harmonie des Geistes und des Gemütes sei der Mensch in der Lage, sein Leben zu ordnen und Probleme durch sich verändernde Einstellungen anzusprechen oder zu lösen. Durch die Einbeziehung des Natürlichen in sein Leben könne der Mensch bewußter leben.

Eine solche Haltung macht nachdenklich! Und schließlich ist es offensichtlich, daß *Entspannung* stets individuell erlebt wird.

Literatur

1. *Alexander, G.:* Eutonie – Ein Weg der körperlichen Selbsterfahrung. Kösel, München 1984
2. *Alletter, K.-D.:* Die Kunst des Atmens. Sportverlag Berlin 1993
3. *Altpeter-Becüwe, M.:* Vergleiche zwischen Autogenem Training und muskulärer Entspannung nach Jacobson. In: Ambulante Koronargruppe. Wege der Patientenführung, Bd. 4. *Halhuber, C.* (Hrsg.). perimed Fachbuch-Verlagsgesellschaft, Erlangen 1981
4. *Benson, H.:* Beyond the Relaxation Response. Times Books 1984
5. *Benson, H.:* Your Maximum Mind. Hearst Corp., New York 1987
6. *Benson, H.:* The Relaxation Response. Hearst Corp., New York 1975
7. *Bertherat, T.:* Der entspannte Körper – Schlüssel der Vitalität, Gesundheit und Selbstbestimmung. Ehrenwirth, München – Regensburg 1982
8. *Biermann, F.:* Autogenes Training mit Kindern und Jugendlichen. Ernst Reinhard, München 1975
9. *Brenner, H.:* Entspannungstraining für alle. Humbold Taschenbuchverlag, München 1982
10. *Buchmann, K. E.:* Tiefmuskelentspannung (TME) – ein Verfahren für die Selbstentspannung. Sportunterricht 8 (1974), 85
11. *Buchmann, K. E.:* Sport und Gesundheit – Ansätze für eine Erweiterung. Sportunterricht 8 (1974), 264
12. *Buchmann, K. E.:* Leistung und Streß: Ansätze zur Bemächtigung durch Spiel. Sportunterricht 1 (1975), 13
13. *Cannon, W. B.:* The wisdom of the body. W. W. Norton Co., New York 1932
14. *Carrington, P.:* Das große Buch der Meditation. 1995 (4), Scherz Verlag, Bern-München
15. *Chaitow, L.:* The Stress Protection Plan. How to stay healthy under Pressure, Harper Collins Publishers, London 1992
16. *Clauss, G.:* Wörterbuch der Psychologie. Bibliographisches Institut, Leipzig 1978
17. *Coue, E.:* Die Selbstbemeisterung durch bewußte Autosuggestion. Benno Schwabe, Basel 1926
18. *Davies, M., E. R. Eshelman, M. McKay:* The Relaxation & Stress-Reduction Workbook. New Harbinger Publications, Oakland 1993
19. *Dogs, W.:* Dynamische Psychotherapie, Braun Verlag, Duisburg 1976
20. *Drever, J., W. Fröhlich:* Wörterbuch zur Psychologie. Deutscher Taschenbuchverlag (dtv 3031), München 1970
21. *Dunkel, S.:* Körpersprache im Schlaf. Droemer Knaur, München 1977
22. *Epstein, G.:* Gesund durch die Kraft der Vorstellung. Verlag Kösel, München 1992
23. *Farfel, W. S.:* Bewegungssteuerung im Sport. Sportverlag, Berlin 1977
24. *Feldenkrais, M.:* Bewußtheit durch Bewegung. Der aufrechte Gang. Suhrkamp, Frankfurt/M. 1968
25. *Florin, I.:* Entspannung – Desensibilisierung. Urban TB 293, Stuttgart 1978
26. *Frank, R. G.:* Leistungssteigerung durch Hypnose und Autogenes Training im Sport. Verlag Uni-Druck, München 1975
27. *Frester, R.:* Aktivtherapie im Sport. In: Beiträge zur Sportpsychologie, S. 194. *Doil, W. G.*, et al. (Hrsg.). Sportverlag, Berlin 1972
28. *Friedman, M., R. H. Rosenman:* Der A-Typ und der B-Typ. Rowohlt, Reinbek bei Hamburg 1975
29. *Gauß, G.:* Heilmeditationen für Krebskranke. Ratgeber Fischer 10746 Frankfurt/M. 1991
30. *Geron, E.:* Methoden und Mittel zur psychischen Vorbereitung des Sportlers. Hofmann, Schorndorf 1975
31. *Hackfort, D., P. Schwenkmezger:* Angst und Angstkontrolle im Sport. bps-Verlag, Köln 1980
32. *Halhuber, C.:* Rehabilitation in ambulanten Koronargruppen. Springer, Berlin – Heidelberg – New York 1980
33. *Heckhausen, H.:* Lehrer-Schüler-Interaktion. In: Pädagogische Psychologie 1, S. 557-558. *Weinert, F. E.* (Hrsg.). Fischer, Frankfurt 1974
34. *Heidegger, M.:* Gelassenheit. Neske, Pfullingen 1977
35. *Hewitt, J.:* Relaxation. Hodder and Stoughton, Sevenoaks, Kent 1988
36. *Hoffmann, B.:* Handbuch des Autogenen Trainings. Deutscher Taschenbuchverlag, München 1977
37. *Hörmann, K.:* Die heilende Kraft der Klänge. Psychologie heute, Dez. (1984), 41 ff.
38. *Huber, G.:* Anti-Angst-Training. Heine, München 1975
39. *Huber, G.:* Neue Kraftreserven für Führungskräfte durch Autogenes Training. WEKA-Verlag, Kissing 1979

40. *Jacobson, E.:* Entspannung als Therapie, Verlag Pfeiffer, München 1993
41. *Jacobson, E.:* You must relax. Mc Graw-Hill Book Company, New York – Toronto – London 1962
42. *Jacobson, E.:* Progressive relaxation. Univ. of Chicago Press, Chicago – London 1968
43. *Jacobson, E.:* Lassen Sie sich Zeit! Taylorix, München 1977
44. *Kabat-Zinn, J.:* Gesund und streßfrei durch Meditation. O. W. Barth Verlag Bern 1990
45. *Kabat-Zinn, J.:* Stark aus eigener Kraft. O. W. Barth Verlag, Bern 1995
46. *Kjellrup, M.:* Bewußt mit dem Körper leben. Spannungsausgleich durch Eutonie. Ehrenwirth, München 1980
47. *König, di Pol, Schaeffer:* Fibel für Autogenes Training. Gustav Fischer, Jena 1982
48. *Kurth, H.:* Das praktische Yogabuch. Goldmann, München 1974
49. *Lachnitt, E.:* Heilmeditationen im Rhythmus des Jahres. Walter Verlag, Düsseldorf 1995
50. *Lazarus, R. S.:* Psychological stress and the coping process. Mc Graw-Hill, New York 1966
51. *Lazarus, R. S., R. Launier:* Streßbezogene Transaktionen zwischen Person und Umwelt. In: Streß. *Nitsch, J. R.* (Hrsg.) Huber, Stuttgart – Bern – Wien 1981
52. *Leuner, H.:* Das katathyme Bilderleben. Huber, Stuttgart – Bern – Wien 1980
53. *Lindemann. H.:* Überleben im Streß – Autogenes Training. Bertelsmann München – Gütersloh – Wien 1973
54. *Lindemann, H.:* Was ist Psychohygiene? Jugendrotkreuz und Erzieher 9 (1975), 1–4
55. *Lindemann, H.:* Gesundheit, die ich meine ... Gesundheitsvorsorge – eine Aufgabe des Pädagogen. Jugendrotkreuz und Erzieher 11 (1975), 1–3
56. *Lindemann, H.:* Unveröffentlichte Manuskripte zum Psychohygienetraining. Meckenheim 1975–1982
57. *Lindemann, H.:* Einfach entspannen – Psychohygienetraining. Mosaik, München 1984
58. *Lorenz, K.:* Diskussionsbeitrag zum Thema »Zur Anthropologie der Angst« von H. Kunz. In: Aspekte der Angst. von *Dietfurth, H.* (Hrsg.). Fischer TB, München 1977
59. *Lowen, A.:* Bioenergetik. Rowohlt (Sachbuch 7233), Reinbek bei Hamburg 1979
60. *Lowen, A.:* Der Verrat am Körper. Rowohlt (Sachbuch 7660), Reinbek bei Hamburg 1982
61. *Meusel, H.:* Sport, Gesundheit, Gesundheitserziehung. Sportunterricht 8 (1974), 256
62. *Middendorf, I.:* Der Erfahrbare Atem. Junfermann, Paderborn 1984
63. *Miethe, M.:* Entspannung zu zweit. Umschau Buchverlag, Frankfurt/M. 1998
64. *Müller, D.:* Autosuggestion. Verlag Hermann Bauer, Freiburg 1996
65. *Müller, Eb.:* Entspannungsmethoden. In: *Rost, R.:* Sport- und Bewegungstherapie bei inneren Krankheiten. Dt. Ärzteverlag, Köln 1991
66. *Müller ,Eb.:* Gesundheit und Entspannung. Wie entstresse ich den Streß? In: *Rost, R., G. Glaeske:* Leb' mit. Echo Verlag Köln 1998
67. *Müller, Eb.:* Vom Wahrnehmungstraining zum Entspannungstraining. Didaktisch-methodische Überlegungen, in: Ztschr. Sportpraxis, H. 4, 5, 6, 1990/91
68. *Müller, Eb.:* Entspannungsmethoden in der Schule. Praxis der Leibesübungen 2 (1978), 23
69. *Müller, Eb.:* Streßbewältigung durch Entspannungstraining. Praxis der Leibesübungen 10/11/12 (1978), 183, 212, 226
70. *Müller, Eb.:* Bewegung und Gesundheit unter psychohygienischen Aspekten. Physikalische Therapie 3, 5 (1984), 137 und 4, 5 (1984), 194
71. *Müller, Eb.:* Entspannungsmethoden in der Ambulanten Herzgruppe. Sport und Gesundheit 2 (1985), 28–29 und 3 (1985), 30–32
72. *Müller, Eb.:* Entspannung in der Physiotherapie. Physikalische Therapie 5, 6 (1985), 239–243
73 *Müller-Hegemann, D.:* Autogene Psychotherapie. Rowohlt, Reinbek bei Hamburg 1981
74. *Oderich, P.:* Lebe ich richtig. Deutscher Verlag der Wissenschaften, Berlin 1984
75. *Ohm, D.:* Entspannungstraining und Hypnose bei Patienten mit koronarer Herzkrankheit in der stationären Rehabilitation. Verlag Roderer, Regensburg 1987
76. *Olschewski, A.:* Atementspannung. Haug Verlag, Heidelberg 1995
77. *Ornish, D.:* Revolution in der Herztherapie. Kreuz Verlag Stuttgart 1992
78. *Pahlen, K.:* Musiktherapie. Heine, München 1973
79. *Perls, F. S.:* Gestalt, Wachstum, Integration; Aufsätze, Vorträge, Therapiesitzungen. Junfermann, Paderborn 1980
80. *Petzold, H.:* Psychotherapie und Körperdynamik. Junfermann, Paderborn 1977
81. *Röthig, P.* (Hrsg.): Sportwissenschaftliches Lexikon. Karl Hofmann, Schorndorf 1972
82. *Rost, R.:* Sport- und Bewegungstherapie bei Inneren Krankheiten. Deutscher Ärzteverlag Köln 1995, 2. Auflage
83. *Rueger, Ch.:* Die musikalische Hausapotheke. Ariston Verlag Genf 1992
84. *Scheufele-Osenberg, M.:* Atemschulung. Econ Ratgeber 29223, Düsseldorf 1987
85. *Schilling, J.:* Phantasie-Reisen. Pattloch Verlag, Augsburg 1991
86. *Schultz. J. H.:* Das Autogene Training. 15. Aufl. Thieme. Stuttgart 1976
87. *Schwabe, C.:* Methodik der Musiktherapie und deren theoretische Grundlagen. Johann Ambrosius Barth, Leipzig 1978
88. *Schwabe, C.:* Aktive Gruppenmusiktherapie. Thieme, Leipzig 1983
89. *Schwabe, C.:* Regulative Musiktherapie. Gustav Fischer, Jena 1978
90. *Schwäbisch, L., M. Siems:* Selbstentfaltung durch Meditation. Rowohlt, Hamburg 1976
91. *Selye, H.:* Streß beherrscht unser Leben. Econ, Düsseldorf 1957
92. *Selye, H.:* Streß, Bewältigung und Lebensgewinn. Piper, München 1974

93. *Shapiro, D.:* Lebendig sein. Das Körperbewußtsein Buch, Synthesis, Essen 1994
94. *Shor, S., L. G. Fehmi:* Open Focus: The Attentional Foundation of Health and Wellbeing. In: *Diehl/Miller* (Hrsg.) Moderne Suggestionsverfahren, Berlin u.a. 1990
95. *Stokvis, B.:* Aktive Tonusregulation als Entspannungstherapie. Z. Psychother. 9 (1959), 134
96. *Stokvis B., E. Wiesenhutter:* Der Mensch in der Entspannung. Hippokrates, Stuttgart 1971
97. *Suinn, R. M., F. C. Richardson:* Anxiety management training. Behavior Ther. 2 (1971), 498–511
98. *Tarthang Tulku:* Kum Nye, Tibetische Übungen zur Stärkung der Gesundheit, Fischer Ratgeber 12578, Frankfurt/M. 1995
99. *Tausch, R.:* Hilfen bei Streß und Belastung. rororo Sachbuch 9511, Reinbek 1991
100. *Teirich, H. R.:* Musik in der Medizin. Fischer, Stuttgart 1958
101. *Thomas, K.:* Praxis der Selbsthypnose des Autogenen Trainings. Thieme, Stuttgart – New York 1983
102. *Tietze, H. T.:* Das maskierte Herz, Droemer Knaur, München 1994
103. *Tschernikova, O., O. Daschkewitsch:* Die aktive Selbstregulierung emotionaler Zustände des Sportlers. Z. Theorie Praxis der Körperkultur 9 (1972), 811
104. *Vaitl, D.:* Entspannung – Lockerung für Leib und Seele. Psychologie heute 8 (1979), 23 ff.
105. *Vaitl, D., F. Petermann:* Handbuch der Entspannungsverfahren. Bd.1, Psychologie Verlags Union, Weinheim 1993
106. *Vester, F.:* Phänomen Streß. Deutsche Verlagsanstalt, Stuttgart 1976
107. *Vopel, W.:* Lust am Leben. Phantasiereisen für Optimisten, iskopress Salzhausen 1996
108. *Willms, H.:* Musik und Entspannung. Gustav Fischer, Stuttgart – New York 1977
109. *Willms, H.:* Leichte Entspannung erwünscht? Z. Musik und Medizin 2 (1981), 39
110. *de Winter, E.:* Caracteristiques techniques de l'entrainement psychotonique. In: Weltkongreß für Sportmedizin in Hannover 12.–16. Juni 1966. Generalthema: »Funktionsminderung und Funktionsertüchtigung im modernen Leben«. *Hanekopf, G.* (Hrsg.). Deutscher Ärzteverlag, Köln – Berlin
111. *Wolpe, J.:* Praxis der Verhaltenstherapie. Hans Huber, Stuttgart – Bern – Wien 1977
112. *Wolpe, J., A. A. Lazarus:* Behavior therapy techniques. Pergamon Press, New York 1966

Sachregister